Roswitha Ertl-Schmuck | Linda Hommel (Hrsg.)

Praxisanleitung in den Gesundheitsberufen

Handlungsfelder am Lernort Praxis gestalten

Band 2

AF902386

BELTZ JUVENTA

Das Werk einschließlich aller seiner Teile ist urheberrechtlich geschützt. Jede Verwertung ist ohne Zustimmung des Verlags unzulässig. Das gilt insbesondere für Vervielfältigungen, Übersetzungen, Mikroverfilmungen und die Einspeicherung und Verarbeitung in elektronische Systeme. Die Verlagsgruppe Beltz behält sich die Nutzung ihrer Inhalte für Text und Data Mining im Sinne von § 44b UrhG ausdrücklich vor.

MIX
Papier | Fördert gute Waldnutzung
FSC® C089473

Dieses Buch ist erhältlich als:
ISBN 978-3-7799-9150-2 Print
ISBN 978-3-7799-9151-9 E-Book (PDF)
ISBN 978-3-7799-9152-6 E-Book (ePub)

1. Auflage 2025

© 2025 Beltz Juventa
Verlagsgruppe Beltz
Werderstraße 10, 69469 Weinheim
service@beltz.de
Alle Rechte vorbehalten

Satz: Datagrafix, Berlin
Druck und Bindung: Beltz Grafische Betriebe, Bad Langensalza
Beltz Grafische Betriebe ist ein Unternehmen mit finanziellem Klimabeitrag
(ID 15985-2104-1001)
Printed in Germany

Weitere Informationen zu unseren Autor:innen und Titeln finden Sie unter: www.beltz.de

Roswitha Ertl-Schmuck | Linda Hommel (Hrsg.)
Praxisanleitung in den Gesundheitsberufen

Inhalt

Einführung: Praxisanleitung und ihre Vielfalt der Gestaltung

Roswitha Ertl-Schmuck & Linda Hommel

In Band 1 widmeten wir uns in einer ersten Standortbestimmung der Praxisanleitung in den Gesundheitsberufen. Dabei wird deutlich, dass die Handlungsfelder der Praxisanleitung immer noch ein Schattendasein führen und sowohl in berufspolitischer Perspektive als auch in der Präsenz in Forschungsstudien und Veröffentlichungen erst zaghaft eine Wertschätzung erfahren. Einen enormen Schub erhält die Diskussion durch die aktuellen, novellierten Berufsgesetze verschiedener Gesundheitsberufe, in denen gesetzlich festgelegte Aufgaben im Arbeitsfeld der Praxisanleitung zum Ausdruck kommen. Insbesondere in der Pflege gewinnt die Forschung an Fahrt, da die im Pflegeberufegesetz geforderte Auftragsforschung durch das Bundesinstitut für Berufsbildung (BIBB) auch Forschungen zum Lernen im Betrieb initiiert.[1]

Mit diesem Band wenden wir uns bedeutsamen Handlungsfeldern auf der Meso- und Mikroebene in ihren vielfältigen Gestaltungsmöglichkeiten am Lernort Betrieb[2] zu. Hier eröffnen sich Fragen, die insbesondere auf den genannten Ebenen berufspädagogischen Handelns der Praxisanleitenden zu verorten sind. Der zweite Band nimmt zum einen Beiträge auf der Mesoebene auf, in denen Strukturelemente praktischer Ausbildung und Formen der Lernortkooperation exemplarisch in den Blick kommen, zum anderen wird auf der Mikroebene übergeordnet eine Theorie-Praxis-Verhältnisbestimmung vorgenommen, die mit empirischen Befunden angereichert wird. Daran schließen sich Beiträge zu Praxisanleitungsprozessen an, in denen die Komplexität der Gestaltung von Lern- und Bildungsprozessen skizziert wird. Den Abschluss bildet das Handlungsfeld Prüfen und Bewerten, wobei sich in diesem Zusammenhang sowohl Beiträge finden lassen, die einen reflexiven Zugang zur genannten Thematik einnehmen als auch konkrete Umsetzungsmöglichkeiten der Prüf- und Bewertungspraxis in den Blick nehmen.

Cornelia Lüderitz eröffnet den *ersten Teil* des Bandes mit ihrem Beitrag zu Strukturelementen der praktischen Ausbildung. Diese beziehen sich sowohl auf organisatorische Strukturen als auch auf unterstützende institutionelle Faktoren. Da in diesen die Lernortkooperation eine bedeutende Rolle einnimmt, haben wir

---

1 Vgl. dazu Bundesinstitut für Berufsbildung (BIBB): Forschung zu Pflegebildung und zum Pflegeberuf. Online: www.bibb.de/de/135917.php (Abruf: 20.01.2025)

2 Im dualen Bildungssystem findet sich der Begriff *Lernort Betrieb;* in den Gesundheitsberufen ist weitgehend der Begriff *Lernort Praxis* eingeführt. In diesem Band verwenden wir beide Begriffe synonym.

dazu zwei weitere Beiträge aufgenommen. Andrea Klätte und Claudia Hellmers thematisieren das Spannungsfeld der Lernortkooperation zwischen Hochschule und Berufspraxis im Studium zur Hebamme. Renate Heese stellt in ihrem Beitrag Möglichkeiten der Lernortkooperation im Rahmen eines dualen, primärqualifizierenden Pflegestudienganges dar. In Form eines integrativ-lernerzentrierten Modells fasst die Autorin wesentliche Elemente und Einflussgrößen der Lernortkooperation im Pflegestudium zusammen.

Im *zweiten Teil* fokussieren wir Lern- und Bildungsprozesse auf der Mikroebene berufspädagogischen Handelns. Zunächst nimmt Roswitha Ertl-Schmuck in ihrem Beitrag das Verhältnis von Wissen und Handeln in den Blick, um darüber einseitige Transferverständnisse infrage zu stellen. Der Beitrag zeigt unterschiedliche Transferverständnisse und die damit verbundenen Implikationen für Lern- und Bildungsprozesse in der praktischen Ausbildung auf. Valentin Mühlberg und Paul Dombrowski widmen sich ebenfalls dem Transfer von Wissen im Anleitungsprozess und machen in Form einer qualitativen Studie differente Sichtweisen Praxisanleitender zum Wissenstransfer sichtbar. Nach diesen theoretischen Rahmungen werden im Beitrag von Cornelia Lüderitz konkrete Vorschläge zur Ausgestaltung von Praxisanleitung aufgezeigt. Markus Flentje und Lennart Meyer stellen ebenfalls Möglichkeiten der Konzeption sowie Umsetzung von Praxisanleitung dar und beziehen sich in ihren Ausführungen dabei auf den Kontext der prähospitalen Patient:innenversorgung.

Der *dritte Teil* des zweiten Bandes bildet mit der Fokussierung des Handlungsfeldes *Prüfen und Bewerten* den Abschluss der inhaltlichen Auseinandersetzung auf der Mikroebene. Zunächst reflektiert Linda Hommel in ihrem Beitrag mögliche Spannungsfelder, in denen sich Praxisanleitende im Kontext von Bewertungssituationen bewegen. Gloria Lange, Alice Munk und Paula Tscharntke zeigen im Anschluss daran auf, welche Herausforderungen sich aus Sicht Praxisanleitender bei der Kompetenzeinschätzung der Auszubildenden ergeben. Der darauffolgende Beitrag von Stefan Burba gibt abschließend konkrete Hinweise zur Ausgestaltung von Prüfungs- und Bewertungssituationen. Der Band schließt mit einer Synopse und einem Ausblick.

Wir bedanken uns bei allen Autor:innen für ihre Beiträge und die damit verbundene Möglichkeit zum Dialog. Wir sind gespannt, wie sich der Diskurs weiterentwickeln wird. Nun wünschen wir uns Leser:innen, die sich kritisch-reflexiv mit den verhandelten Themen dieses Handbuches auseinandersetzen und weiterführende Fragen entwickeln.

Herrn Marcel Schneider danken wir für das gründliche Lesen des Manuskripts. Ein Dank geht auch an den Verlag Beltz Juventa und insbesondere Frau Dr.in Cornelia Klein für die konstruktive Zusammenarbeit.

Oppenheim und Dresden im Januar 2025
Roswitha Ertl-Schmuck & Linda Hommel

Teil 1:
Strukturelemente der praktischen Ausbildung

Praxisanleitung in den Einrichtungen sichtbar machen

Cornelia Lüderitz

1 Einführung

Die praktische Ausbildung in den Gesundheitsfachberufen bildet einen essenziellen Bestandteil zur langfristigen Sicherung des Fachkräftenachwuchses. Eine qualitativ hochwertige praktische Ausbildung trägt dazu bei, den spezifischen Anforderungen und Herausforderungen des Berufsfeldes gerecht zu werden, indem sie praxisnahe Erfahrungen ermöglicht, die im späteren Berufsalltag unerlässlich sind. Dazu sollten die Akteure, die an der praktischen Ausbildung beteiligt sind, die Besonderheiten des Lernens am Arbeitsplatz kennen und berücksichtigen. Lernen in der beruflichen Praxis findet, wie Bohrer (2023) beschreibt, in realen Arbeitsprozessen statt. Dehnbostel (1993) bezeichnet diese Form des Lernens als arbeitsplatzgebundenes Lernen. Dabei entsteht, nach Kersting (2020), ein „Spannungsgefüge" zwischen der Arbeitsrealität und der Lernsituation bzw. dem Lerngegenstand. Konkret bedeutet dies, dass Praxisanleitende in ihren Anleitungsprozessen in die Versorgung der Patient:innen eingebunden sind, denn der Lerngegenstand in der beruflichen Praxis sind die Personen in besonderen Lebenslagen (z. B. Krankheit, Schwangerschaft, Notlage). Durch das Vorhandensein dieser Situationen ist berufliches Lernen möglich. Trotz des Schaffens von komplexen Lehr- und Lernsituationen obliegt die Verantwortung für die Patient:innen den Fachkräften. Mamerow (2021, S. 89) beschreibt, dass Praxisanleitende Ausbildungssituationen bei gleichzeitig auftretenden individuellen Pflege- und/oder Betreuungssituationen verwirklichen. Geplante Lernsituationen können demnach auch vom Plan abweichen, wenn zum Beispiel die situative Versorgung der Patient:innen eine andere Vorgehensweise erfordert oder Praxisanleitende aufgrund von Notfällen die Verantwortung übernehmen müssen und somit ihre Rolle als Fachperson gegen ihre Rolle als Praxisanleitende abwägen. Diese Abweichungen bieten jedoch wiederum Lernanlässe, die mit den Lernenden situativ bearbeitet und reflektiert werden können. Die sich klar abzeichnende Ausgangslage für die praktische Ausbildung erfordert eine bewusste Wahrnehmung, eine Reflexion und eine gezielte Einbindung durch Praxisanleitende, Führungskräfte, Teams und die

Institution, denn das berufliche Lernen muss ermöglicht werden, ohne die Versorgung der Patient:innen zu gefährden.

Eine qualitativ hochwertige und effektive Praxisanleitung ist eng mit der Verfügbarkeit und Entwicklung sowohl organisatorischer Strukturelemente als auch unterstützender Faktoren in den Institutionen verbunden. Praxisanleitung erfordert demnach nicht nur eine klare Struktur, sondern auch eine Rollenklarheit bei allen an der praktischen Ausbildung beteiligten Akteur:innen sowie die Bereitstellung und Förderung von unterstützenden Rahmenbedingungen und Lernangeboten innerhalb der Institutionen. Faktoren, wie die organisatorische Struktur von Praxisanleitung, die verschiedenen Rollen und Akteur:innen in der praktischen Ausbildung sowie die curriculare Arbeit und exemplarische Lernangebote werden im folgenden Beitrag erläutert.

2 Organisatorische Strukturelemente für Praxisanleitung

2.1 Normativer Rahmen der Praxisanleitung

Den normativen Rahmen bilden die Ausbildungs- und Prüfungsverordnungen der verschiedenen Gesundheitsfachberufe und die Studien- und Prüfungsordnungen der Hebammen[1] sowie der primärqualifizierenden Pflegestudierenden.[2] Durch die Novellierung der Berufsgesetze in der Pflege, der Hebammen und Medizinischen Technolog:innen erfahren die Praxisanleitenden und die Bedingungen, die an die praxisanleitenden Personen gestellt werden, große Bedeutung.

1 Nach der Novellierung des Berufsgesetzes vom 22. November 2019 erfolgt die Ausbildung von Hebammen nicht länger im Rahmen einer schulischen Ausbildung, sondern wird im Rahmen eines dualen Studiengangs an einer Hochschule oder Fachhochschule durchgeführt. Die Studierenden sind hierbei bei einem Träger der praktischen Ausbildung angestellt.

2 Das Gesetz zur Stärkung der hochschulischen Pflegeausbildung vom 16.12.2023 zielt darauf ab, die Anzahl der primärqualifizierenden Pflegestudierenden zu erhöhen, indem die Studierenden bei einem Träger der praktischen Ausbildung angestellt sind und somit eine Ausbildungsvergütung ermöglicht wird.

Tab. 1: Rahmenbedingungen von Praxisanleitung (eigene Darstellung)

	Pflege-fach-person	Hebamme	MT-L/ MT-R/- FA	Notfall-sanitäter	Physio-therapie	Diät-assistenz	Ergothe-rapie	Logo-pädie
Jahr Ausbildungs- und Prüfungsverordnung	2018	2019	2021	2013	1994	1994	1999	1980
300 stündige berufspädagogische Qualifizierung der Praxisanleitenden gefordert	ja	ja	ja	ja	nein	nein	nein	nein
Dauer der Anleitungszeit	10%	25%	15%	keine Angabe	keine Angabe	keine Angabe	keine Angabe	keine Angabe
Forderung nach berufspädagogischer Fortbildung der Praxisanleitenden	24h/ Jahr	24 h/ Jahr oder 72 h/ drei Jahre	24h/ Jahr	24h/ Jahr	keine Angabe	keine Angabe	keine Angabe	keine Angabe

Tabelle 1 verdeutlicht den vorgegebenen gesetzlichen Rahmen von Praxisanleitung in den unterschiedlichen Gesundheitsfachberufen. Deutlich wird, dass die pädagogische Qualifizierung von Praxisanleitenden an Bedeutung gewonnen hat. In der pflegerischen Ausbildung wurde die Anwesenheit von Praxisanleitenden in der praktischen Ausbildung bereits in der Ausbildungs- und Prüfungsverordnung für die Gesundheits- und (Kinder-)Krankenpflege von 2003 explizit formuliert. Für die übrigen Gesundheitsfachberufe mit novellierter *neuerer* Ausbildungs- und Prüfungsverordnung stellen diese Qualifikationsanforderungen jedoch eine völlig neue Entwicklung dar und eröffnen den Berufstätigen eine zusätzliche Rolle innerhalb der praktischen Ausbildung.

Einhergehend mit der Aufwertung von Praxisanleitung in den Gesundheitsfachberufen der Pflege, Hebammen und den Medizinischen Technolog:innen werden in der Praxis Herausforderungen bei der Erfüllung des normativen Rahmens und den in der Pflege vorliegenden Rahmenausbildungsplänen der Fachkommission nach § 53 PflBG (2020) sichtbar:

- ausreichende Anzahl von Praxisanleitenden: in der Pflege ist es üblich, dass sich geeignete Personen zu staatlich anerkannten Praxisanleitenden weiterbilden. Quantitativ stehen Praxisanleitende zur Verfügung. Bei der praktischen Ausbildung von Hebammen und Medizinischen Technolog:innen gibt

es kaum anerkannte Praxisanleitende, da dies vor der Novellierung der Berufsgesetze nicht erforderlich war. Beide Berufsgesetze ermöglichen nun hier in Ausnahmefällen Personen einen Zugang zur Praxisanleitung, die bereits eine langjährige Erfahrung im Bereich der praktischen Ausbildung, aber keine berufspädagogische Zusatzqualifizierung vorweisen. Diese Regelung ist auf Länderebene genauer umschrieben.
- Quantität der strukturierten Anleitungszeit: gesetzlich werden eine bestimmte Dauer der Anleitung und eine *geplante strukturierte* Anleitung in der Pflege (§ 4 Absatz 1 PflAPrV) gefordert (vgl. Tabelle 1). Diese Forderung schließt die situative Anleitung als nachweisfähige Anleitung in Teilen aus. Hier fühlen sich Praxisanleitende herausgefordert, die geplanten und strukturierten Anleitungssituationen im Arbeitsalltag zu integrieren.
- Nachweispflicht: die in Tabelle 1 beschriebene Anleitungszeit muss von den Einrichtungen durch geeignete Dokumente, Nachweise und Prozesse abgebildet werden. Des Weiteren gilt es, für die Lernenden in der Pflege einen Ausbildungsnachweis zu führen (§ 3 Absatz 5 PflAPrV).

Diese Aufgaben verlangen von den Institutionen eine teilweise neue Organisationsstruktur, die im nachfolgenden Abschnitt beschrieben wird.

2.2 Organisation der Praxisanleitenden

Eine Aufgabenverteilung zwischen **zentralen/freigestellten**, **dezentralen/stationsgebundenen Praxisanleitenden** und **Praxiskoordinator:innen** scheint, so Schawe (2023) und Bär (2022), in größeren Einrichtungen empfehlenswert und sichert – so Klein et al. (2021) – eine qualitativ hochwertige praktische Ausbildung. Der Handlungsspielraum für die Organisation der Praxisanleitung ist dabei abhängig von den jeweiligen institutionellen Bedingungen und einrichtungsspezifischen Lernangeboten. Schlosser (2022) zeigt in ihrer Studie zur Praxisanleitung zwei Organisationsformen auf: Zentrale/freigestellte Praxisanleitende und dezentrale/stationsgebundene Praxisanleitende. Diese Formen werden im Folgenden differenziert dargestellt.

2.2.1 Zentrale/freigestellte Praxisanleitende

Zentrale Praxisanleitende sind Personen mit einer berufspädagogischen Zusatzqualifizierung, die für die Gewährleistung der Praxisanleitung von der direkten Patient:innenversorgung freigestellt sind. In Abhängigkeit von der Größe der Einrichtung empfiehlt sich eine unterschiedliche Anzahl von Zentralen Praxisanleitenden. Diese freigestellten Praxisanleitenden werden im Ergebnis einer Fallstudie durch Bär (2022) als förderlich für eine zukunftsfähige praktische Ausbildung benannt.

Die Aufgaben der freigestellten Praxisanleitenden reichen von der unmittelbaren Planung und Durchführung von Anleitungen über die Abnahme von Prüfungen bis hin zur Koordination der dezentralen Praxisanleitenden, der Organisation der Auszubildenden in den Einsatzbereichen sowie konzeptioneller Arbeit, der Erstellung von Dokumenten der Praxisanleitung bis zur Erstellung von Praxisaufgaben und der curricularen Arbeit und unterscheiden sich von den Aufgaben stationsgebundener/dezentraler Praxisanleitender. Zusammengefasst werden diese Aufgaben in der Abbildung 1 dargestellt.

Abb. 1: Aufgaben der zentralen/freigestellten Praxisanleitenden (eigene Darstellung)

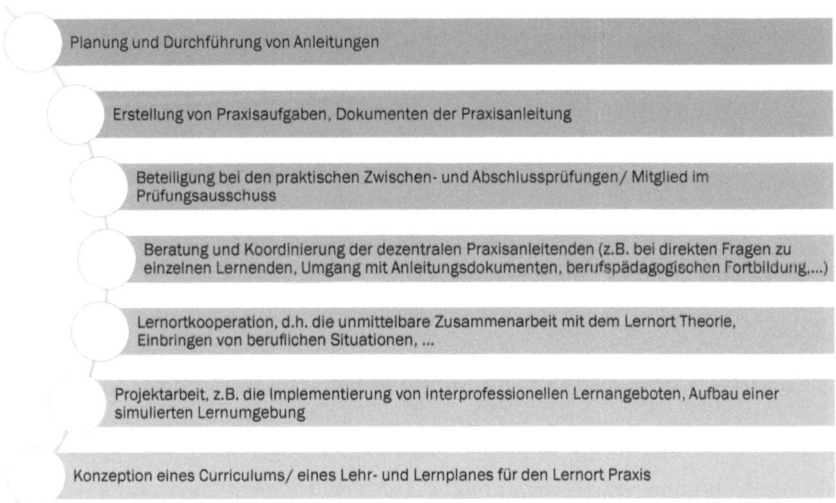

2.2.2 Dezentrale/stationsgebundene Praxisanleitende

Als *dezentrale oder stationsgebundene Praxisanleitende* werden Personen beschrieben, die nicht bzw. nur im geringen Umfang für Praxisanleitung freigestellt sind und im Team der Versorgung von Patient:innen zugeordnet bleiben (vgl. Schlosser 2022, S. 230). Sie sind im beruflichen Team aktiv und müssen den *Spagat* zwischen der Anleitung und der Versorgung von Personen bewältigen. Dieses Spannungsfeld wird von Hänel, Küttner und Strauß (2024) beschrieben und auch Schlosser (2022) benennt diesen Umstand. Bär (2022) beschreibt Praxisanleitende als „Grenzgänger" zwischen den Ansprüchen des Ausbildungs- und Versorgungssystems. Schlosser (2022) leitet daraus einen Unterschied zwischen der Rollenklarheit, die Praxisanleitende wahrnehmen und der Rollendiffusität im beschriebenen Spannungsgefüge ab. Nach Schlosser kommt dieser Umstand in der Planungsverlässlichkeit von Anleitungssituationen zum Ausdruck.

Demnach haben *zentrale Praxisanleitende* eine ausgeprägte Planungssicherheit in Anleitungssituationen und *dezentrale Praxisanleitende* bewegen sich zwischen den pädagogischen Aufgaben und den Anforderungen in der Versorgung (vgl. Hänel/Küttner/Strauß 2024).

Die nachfolgend abstrahierte Situation (eigene Darstellung) macht diesen Umstand deutlich. Eine Praxisanleiterin mit einer Vollzeitstelle arbeitet als Pflegefachperson in der stationären Akutpflege auf einer gastroenterologischen Station in drei Schichten. Sie betreut aktuell eine Auszubildende im Einsatz der stationären Akutpflege. Der heutige gemeinsame Frühdienst ist so geplant, dass beide gemeinsam eine Gruppe von Patient:innen versorgen. Durch vorangegangene Anleitungssituationen kann die Praxisanleiterin bei der Begleitung der Nahrungsgabe über eine Magensonde bei einer Patientin bereits in die beobachtende Rolle übergehen und die Auszubildende übernimmt die Behandlungspflege der Patientin. In den ersten Minuten nimmt die Praxisanleiterin wahr, dass die Patientin plötzlich blass und weniger ansprechbar wird. Die Praxisanleiterin übernimmt sofort die weitere Versorgung und leitet die Notfallmaßnahmen ein. Eine anschließende Diagnostik ist notwendig. Die Patientin wird durch die Praxisanleiterin zur Computertomografie begleitet. Die Auszubildende ist in dieser Situation sich selbst überlassen, da die Notfallversorgung der Patientin Priorität hat. Die Diagnostik der Patientin dauert so lange, dass die Praxisanleiterin die Übergabe verpasst und auch die Auszubildende bereits im Feierabend ist. Den nächsten Dienst haben beide nicht gemeinsam.

Hier zeigt sich das beschriebene Spannungsfeld, in dem Praxisanleitende und Lernende sich bewegen. Die Versorgung von Patient:innen, die Betreuung von Klient:innen versteht sich als Kernauftrag des Krankenhauses, der Institution bzw. der Einrichtung. Praxisanleitende, die stationsgebunden agieren, sind den oben beschriebenen Dilemmasituationen ausgesetzt. Sie sind aufgefordert, zwischen der Rolle als Expertin bzw. Experte des jeweiligen Gesundheitsfachberufes und der Rolle als anleitende Person hin und her zu wechseln. Damit verbunden ist, das Erwartungsmanagement an die jeweilige Rolle im Blick zu haben und gegeneinander zu priorisieren.

2.3 Praxis-/Ausbildungskoordination

Die Verantwortlichen, die sich um die Koordination der praktischen Ausbildung kümmern sowie die Bezeichnung der Organisationseinheiten sind von Institution zu Institution sehr unterschiedlich geregelt und benannt. Im Folgenden wird von der Ausbildungskoordination gesprochen, gemeint sind dabei Personen, die aus der Patient:innenversorgung herausgelöst sind und sich freigestellt um die Erstellung von z. B. Praxiseinsatzplanungen kümmern. Die Kosten dieser Stellen bzw. Stellenanteile können über die Refinanzierung der Ausbildungen, z. B. das Ausbildungsbudget in der Pflege, als gegeben betrachtet werden. Etabliert ist die Ausbildungskoordination vorrangig in den Berufen der Pflege, der Medizinischen Technolog:innen und der Hebammen. Dabei betreut die Ausbildungskoordination eine bestimmte Anzahl von Lernenden der eigenen Einrichtung sowie eine Anzahl von Lernenden von kooperierenden Einrichtungen, die bestimmte Einsatzbereiche oder Ausbildungsschwerpunkte nicht selbst abbilden. In der Regel sind diese Organisationseinheiten an den Träger der praktischen Ausbildung angedockt; dieses wird zudem durch die Novellierung der Ausbildungsgesetze in diesen Berufen obligat (§ 8 PflBG).

Vorteilhaft erweist sich hierbei die direkte Anbindung und Nähe an die Gesundheitseinrichtung, wobei die Anforderungen dieser in besonderer Weise bekannt sind und berücksichtigt werden können. In den übrigen Gesundheitsfachberufen planen häufig die theoretischen Ausbildungsstätten die praktischen Einsätze der Lernenden mit der sich teilweise ergebenden Distanz zum Lernort Praxis in Bezug auf die Bedarfe der Praxiseinrichtungen, die beruflichen Handlungssituationen oder die Akteure der praktischen Ausbildung.

Die Koordination der praktischen Ausbildung umfasst die Erstellung des individuellen Ausbildungsplanes bzw. Einsatzplanes für die Zeiten der praktischen Ausbildungsphase, die Kooperation mit Einsatzorten, die nicht beim Träger selbst abgebildet sind (zum Beispiel bei den Hebammen den freiberuflichen Hebammen oder hebammengeführten Einrichtungen, bei der Pflege beispielsweise Einrichtungen der stationären Langzeitpflege, bei den Medizinischen Technolog:innen zum Beispiel spezielle Labore oder medizinische Einrichtungen) und die Kooperation sowie enge Zusammenarbeit mit dem (hoch)schulischen Lernort. Ein weiteres Ziel der Ausbildungskoordination ist es, die Anforderungen der Einrichtungen und Bereiche mit den Bedürfnissen der Lernenden abzugleichen sowie die Interessen des Trägers der praktischen Ausbildung im Blick zu haben.

2.3.1 Erstellung des Ausbildungsplanes

Die Koordination bzw. Erstellung des praktischen Ausbildungsplanes ist abhängig von den Einsatzbereichen, die der Träger selbst abbildet und denen, die durch eine Kooperation mit einer anderen Einrichtung abgebildet werden müssen. Um eine optimale Zusammenarbeit gewährleisten zu können, bedarf es folgender Kriterien:

- **Sicherstellung des Kooperationsvertrages**, der zwischen beiden Einrichtungen geschlossen wird und die gegenseitigen Rechte und Pflichten regelt, den Lerngegenstand beschreibt und die befähigten Praxisanleitenden benennt.

- **Verantwortung der Praxisanleitenden** für die gesetzlich vorgeschriebenen Anleitungszeiten. Sie weisen eine berufspädagogische Zusatzqualifizierung von mindestens 300 Stunden nach und absolvieren eine jährliche berufspädagogische Fortbildung von 24 Stunden. Die praxisanleitenden Hebammen erbringen diese Fortbildung je nach Landesrecht mit 72 Stunden über drei Jahre. Träger der Ausbildung bzw. Einrichtungen der praktischen Ausbildung weisen jährlich diese Fortbildungsstunden gegenüber der Landesbehörde nach.
- **Förderliche Rahmenbedingungen** für die Lernenden in der Zeit der praktischen Ausbildung sind wichtig. Dabei sollten die Kooperationspartner die Themen Arbeitskleidung, Arbeits- und Lernaufgaben entsprechend des Einsatzbereiches und Lerngegenstandes sowie die gemeinsame Arbeits- und Kommunikationsweise bedenken. Für die planende Organisationseinheit sollten daneben auch die Lernenden und deren Anbindung sowie die Erreichbarkeit des Einsatzortes in die Planung einbezogen werden.

Unter Berücksichtigung dieser Grundlage entsteht ein praktischer Einsatzplan. Der konkrete Prozess der Erstellung ist im Folgenden abgebildet.

Tab. 2: Einflussfaktoren auf die Einsatzplanung

Einflussfaktoren auf die Einsatzplanung	
Institution/Träger der praktischen Ausbildung	- Kapazitäten der Einsatzbereiche, d. h. wie viele Lernende können gleichzeitig im Einsatz sein (Berücksichtigung der Praktikant:innen, Studierenden, …) - Anzahl der dezentralen Praxisanleitenden in Abhängigkeit vom Beschäftigungsgrad - Vorhalten des Lerngegenstandes in Abhängigkeit des Lernstandes (z. B. Pflege → Orientierungseinsatz → genügend Patient:innen mit einem geringen Grad an Pflegebedürftigkeit) - besondere Lernangebote/spezifische Lernangebote - Evaluation der praktischen Ausbildung
Lernende	- Berücksichtigung der Lernvoraussetzungen bei Erstellung des Einsatzplanes (z. B. gibt es Lernende, die bereits eine Ausbildung, einen Freiwilligendienst, ein Praktikum im Einsatzbereich absolviert haben) - Berücksichtigung der Wünsche von Lernenden im angemessenen Rahmen und unter Einhaltung der gesetzlichen Rahmenbedingungen - (in der Pflege stellt der Träger der praktischen Ausbildung den Einsatzplan bereits zu Beginn der Ausbildung zur Verfügung, Veränderungen sind in Einzelfällen und nach Abwägung möglich)
Lernort (Hoch)Schule	- Verzahnung des theoretischen und praktischen Curriculums/Lehrplanes - Sicherstellung der Praxisbegleitung - Berücksichtigung der gesetzlichen Grundlagen (Ausbildungsverantwortung obliegt in der Regel der Schule/Hochschule)

Prozess der Erstellung des Einsatzplanes
Best Practice: empfehlenswert ist die Nutzung einer Planungssoftware für die theoretische und praktische Ausbildung, die im besten Fall mit den Personaldaten der Einrichtung verknüpft ist.
Planung der praktischen Ausbildungsphasen 1. **Kapazitäten der einzelnen Bereiche/Einsatzstationen:** die Verantwortlichen kennen die Kapazitäten an Lernenden, die die einzelnen Einsatzbereiche in einem Zeitraum betreuen können. Diese Kapazitäten sind abhängig von der Anzahl der dezentralen Praxisanleitenden und deren Beschäftigungsgrad, dem Lerngegenstand und z. B. den räumlichen Gegebenheiten auf den Stationen. 2. **Gesetzliche Vorgaben:** Beachtet werden die geforderten Einsätze entsprechend der Ausbildungs- und Prüfungsverordnungen der einzelnen Gesundheitsfachberufe. 3. **Turnusplanung Lernort (Hoch)Schule:** der Lernort Schule gibt den Ablauf der Ausbildung mit den entsprechenden Theorie- und Praxiszeiten bekannt, in der Hochschule ist das der Semesterablaufplan bzw. der Studienablaufplan. 4. **Urlaubsplanung:** den Lernenden stehen jährliche Urlaubstage zu, die in den Praxisphasen in Anspruch genommen werden können. Diese Urlaubszeiten sollten zu Beginn der Praxisplanung berücksichtigt werden. Es ist nicht empfehlenswert, Urlaube in kurzen Einsätzen einzuplanen, da dort die vorgegebenen Lernziele ggf. nicht erreicht werden können. 5. **Planung der geforderten Einsätze:** diese sollten so geplant werden, dass die Lernziele erreicht und die gesetzlichen Vorgaben erfüllt sind. Es empfiehlt sich, einen kleinen Puffer (bis 10 %) einzubauen, wobei eine wochenweise Planung der Lernenden bevorzugt werden sollte. Beispielsweise haben die Ausbildungskoordinierenden sowohl in der pflegerischen Ausbildung als auch im Studium der Hebammenkunde die Möglichkeit, Einsätze in so genannten „freien Verfügungen“ entsprechend nachzuplanen. Ziel ist dabei die Erreichung der Einsatzzeiten entsprechend der gesetzlichen Vorgaben für die Lernenden. **Tipp:** Feiertage und Wochenenden zählen nicht als SOLL-Stunden.
Kommunikation der Einsatzpläne mit den Lernenden, den Praxisanleitenden, ggf. den Lehrenden und kooperierenden Einrichtungen
Die Einsatzpläne werden durch die Verantwortlichen an die an der Ausbildung Beteiligten kommuniziert, **die entsprechenden vertraglichen Regelungen sind zu treffen**
Nachplanung
In bestimmten Fällen ist eine erneute Planung von Einsätzen und gesamten Ausbildungsplänen sowie eine Information an die Einsatzbereiche erforderlich: - Zurückstufung der Auszubildenden - lange Erkrankung der Lernenden - Schwangerschaft und Elternzeit - Kündigung - Nichtbestehen von Abschlussprüfungen - Wunsch der Auszubildenden

2.3.2 Weitere Aufgaben der Ausbildungskoordination

Bewerber:innenmanagement

In der Regel führen die Kolleg:innen der Ausbildungskoordination den Prozess des Bewerber:innenmanagements. Dieser reicht vom Eingang der Bewerbungen bis hin zur Anbahnung der Erstellung von Ausbildungsverträgen. Dabei ist eine enge Schnittstelle zur Personalabteilung, zum Lernort (Hoch) Schule und zur Marketingabteilung der Einrichtung zu gewährleisten. Geeignete

Assessmentverfahren zu entwickeln und zu etablieren ist dabei eine Aufgabe der Ausbildungskoordination.

Netzwerkarbeit, Netzwerktreffen

Ausbildungen in den Gesundheitsfachberufen sind zumeist nicht nur in einer Einrichtung zu gewährleisten. Träger der praktischen Ausbildung gehen Kooperationen mit verschiedenen anderen Trägern ein. Sich gegenseitig auszutauschen, Reflexionsmomente zu schaffen und gemeinsam die verschiedenen Perspektiven in der praktischen Ausbildung zu diskutieren ist die Aufgabe von Netzwerktreffen. Deren Organisation sowie die Betreuung der Netzwerke obliegt der Ausbildungskoordination.

Beratung der Kooperationspartner

Die Ausbildungsanfängerquote von Menschen ohne deutsche Staatsbürgerschaft lag 2021 nach dem Bundesministerium für Bildung und Forschung bei 35,1 %. Die Kooperationspartner bei Fragen zu Auszubildenden mit Migrationshintergrund zu beraten und zu unterstützen, gilt als aktuelle Aufgabe der Ausbildungskoordination. Vordergründig können Themen der Differenzierung von Anleitungsangeboten bearbeitet werden.

24-Stunden Fortbildung

Entsprechend den Ausbildungs- und Prüfungsverordnungen der einzelnen Berufe gilt es, die Fortbildungsnachweise gegenüber den Landesbehörden nachzuweisen, einen Überblick über aktive Praxisanleitende in der Einrichtung zu gewährleisten und Praxisanleitende bei der Erbringung der erforderlichen Fortbildung zu beraten. Dabei sollte die Ausbildungskoordination sowohl die Praxisanleitenden der Institution als auch die der Kooperationspartner evaluieren.

Bedarfe der Qualifizierung

Die Ausbildungskoordination kann die Bedarfe an Qualifizierung, welche die Praxisanleitenden adressieren, an interne und externe Bildungsanbieter übermitteln und so eine Schnittstelle zwischen den Anforderungen der Praxisanleitenden und den Anforderungen des Trägers darstellen.

Beratung der Lernenden

Lernende sind entsprechend der unterschiedlichen Ausbildungs- und Prüfungsverordnungen aufgefordert, Ausbildungsnachweise zu führen. Hier können sowohl Praxisanleitende als auch die Ausbildungskoordination beratend zur Seite stehen. Des Weiteren werden Beratungen zu Themen rund um Fehlzeiten, Urlaubswünsche und Einsatzstationen und -bereichen angeboten. Hänel, Küttner und Strauß (2024) beschreiben weitere Unterstützungsbedarfe, die Auszubildende der Pflege an die Institution richten, z. B. konkrete arbeitsrechtliche Fragen oder direkte Konfliktsituationen.

Vorhalten der Ausbildungsnachweise für Behörden

Die Anforderungen der ausbildungsverantwortlichen Behörden zu erfüllen, z. B. Ausbildungsnachweise vorhalten, kann weiterhin zum Portfolio der Ausbildungskoordination gezählt werden.

3 Rollen und Akteure der praktischen Ausbildung

3.1 Rolle als Praxisanleitende

Neben den organisatorischen und strukturellen Rahmenbedingungen von Praxisanleitung ist das Gelingen von Praxisanleitung unmittelbar mit der Rolle der praxisanleitenden Personen verknüpft, die diese innerhalb der Struktur einnehmen. Dabei befinden sich, so Schlosser (2022, S. 115), die Praxisanleitenden in ihrer Rolle als Praxisanleitende in einem Spannungsfeld zwischen Versorgungsanspruch und Versorgungswirklichkeit. Konkret stellt sich für die Praxisanleitenden häufig die Frage: Kann ich berufliche Situationen so anleiten, wie ich sie mir vorstelle oder muss es aufgrund der situativen Rahmenbedingungen Abweichungen geben?

Zudem erleben sich vor allem dezentrale Praxisanleitende, wie unter 2.2.2 erläutert, in einem Handlungsraum zwischen zu erbringender Versorgungsleistung und Praxisanleitung. Um sicherzustellen, dass sich Praxisanleitende in dem beschriebenen System professionell und sicher bewegen können, ist es essenziell, dass sie ein klares und präzises Rollenverständnis haben.

Rollenklarheit zu schaffen bedeutet,

- sich selbst und die Rolle als Praxisanleitende reflektieren und ein eigenes pädagogisches Verständnis bilden (Greiwe 2019).
- Reflexionsraum für dezentrale Praxisanleitende zu organisieren, um sich miteinander auszutauschen (z. B. kollegiale Beratung).
- Rolle und die damit verbundenen Aufgaben im Team klar sichtbar machen (z. B. dezentrale Praxisanleitende haben festen Themenslot in Teambesprechungen, vgl. 3.3.4).

- Lernende sichtbar machen (z. B. über Steckbriefe an der Pinnwand im Dienstzimmer, vgl. 3.3.2).
- Spannungsgefüge zwischen Versorgungsauftrag und Praxisanleitung im Erstgespräch mit Lernenden thematisieren und feste Gesprächspunkte vereinbaren, die einen Reflexionsraum ermöglichen (z. B. ein festes Gespräch am Ende eines jeden Dienstes von circa fünf Minuten/festes Gespräch am Ende der Woche).
- feste Ansprechpartner für die Lernenden neben den Praxisanleitenden benennen.

Schlosser (2021) hält fest, dass die Rollenklarheit bei den Praxisanleitenden mit der Planungssicherheit für Anleitungssituationen einhergeht. In der Praxis bedeutet dies, dass sich Praxisanleitende sicherer in ihrer Rolle als Anleiter:in fühlen, wenn sie Anleitungssituationen gezielt planen können. Übertragen auf die unter 2.2 beschriebene Organisation von Praxisanleitung verfügen freigestellte/zentrale Praxisanleitende über eine größere Rollenklarheit als stationsgebundene/dezentrale Praxisanleitende, die unmittelbar in die Versorgungsprozesse eingebunden sind und situativ reagieren müssen.

3.2 Rolle der Kolleg:innen und Fachexpert:innen

Neben den Praxisanleitenden haben Lernende unmittelbar Kontakt zu anderen Kolleg:innen oder Fachexpert:innen, da sie innerhalb ihres Einsatzes in das Team des Einsatzbereiches eingebunden sind.

Ein Punkt, an dem die Kolleg:innen innerhalb der praktischen Ausbildung eine wichtige Rolle spielen, ist die *Nicht-Anleitungszeit*, also die Einsatzzeit der Lernenden, die nicht für die in den Berufsgesetzen geforderte Anleitung verwendet wird. Hier kann von einem Umfang von 75 % bei den Hebammenstudierenden und bis zu 90 % bei den Auszubildenden und Studierenden in der Pflege ausgegangen werden. In dieser Zeit sind die Lernenden gemeinsam mit den Kolleg:innen des Einsatzbereiches unterwegs und in der Versorgung eingebunden. Dabei können von Praxisanleitenden einzelne Tätigkeiten an die Lernenden delegiert werden oder die Lernenden arbeiten im Versorgungsbereich mit. Die Abbildung 2 verdeutlicht den großen Umfang dieser pädagogisch unstrukturierten Zeit. Jedoch können sowohl Praxisanleitende als auch Lernende davon ausgehen, dass Lernen in dieser Zeit stattfinden wird. Bohrer (2023) beschreibt diese Form des informellen Lernens am Arbeitsplatz und hält fest, dass reale Situationen, wie sie im Einsatzbereich täglich vorkommen, neben den Praxisanleitenden auch von erfahrenen Berufsangehörigen als Lernanlässe aufgegriffen werden können.

Abb. 2: Anteil der Anleitungszeit an der gesamten Einsatzzeit (eigene Darstellung)

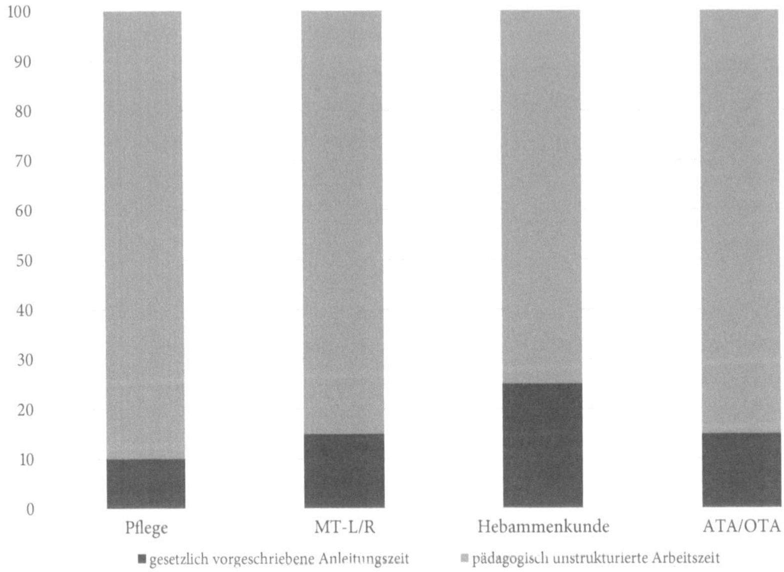

Zudem können in Anleitungsprozessen Fachexpert:innen mit spezifischen Handlungskompetenzen hinzugezogen werden. Lernende erhalten so einen fundierten und umfassenden Einblick in die Arbeits- und Tätigkeitsfelder der Einrichtung. Die Planung der Anleitung obliegt dabei den Praxisanleitenden in Einschätzung der Lernerfahrungen und -bedarfe und der Kompetenzentwicklung der Lernenden. Gleichzeitig sollte an dieser Stelle ein Bewusstsein vorhanden sein, dass den Lernenden durch Fachexpert:innen verschiedene Karrierewege des gewählten Gesundheitsfachberufes aufgezeigt werden. So können zum Beispiel Lernende der Pflege während des Einsatzes auf der angiologischen Station berufliche Handlungssituationen mit den Wundexpert:innen absolvieren und so einen tieferen Einblick in dieses Handlungsfeld erhalten. Gleichzeitig wird den Lernenden ein möglicher Karriereweg aufgezeigt. Praxisanleitende können somit ganz gezielt Anleitungssituationen bei Fachexpert:innen als Recruiting-Instrument und berufliche Karriereberatung einsetzen.

3.3 Rolle des Intraprofessionellen Teams

Die Arbeitsrealität von Berufsangehörigen in den Pflege- und Gesundheitsfachberufen findet in der Zusammenarbeit mit Kolleg:innen statt. Wie Denzel (2019) beschreibt, werden Praxisanleitungssituationen maßgeblich von Teamsituationen beeinflusst und geprägt. Dabei ist die implizite Vorbildrolle, die die Teammitglieder im Prozess der beruflichen Sozialisation der Lernenden einnehmen, ein relevanter Faktor in der Ausbildung des beruflichen Selbstverständnisses.

Zudem benötigen Praxisanleitende die inhaltliche Unterstützung ihres Teams. Betrachtet man die gesetzlich vorgeschriebene und durch Praxisanleitung strukturierte Lern- und Arbeitszeit der Lernenden, wie in Abbildung 2 dargestellt, so werden situative und nicht strukturierte Lernsituationen entstehen. Diese werden, so Vogel (2022) an das Team delegiert. Weiterhin werden Aufgaben und die Verantwortung um die Lernenden verteilt und geteilt. Hänel, Küttner und Strauß (2023) beschreiben, dass sich Teams dieser geteilten Verantwortung durchaus stärker bewusst machen sollten. Das Vorhandensein von Lernenden in den verschiedenen Einsatzbereichen kann, so Vogel (2022) weiter, eine Chance sein, die Qualität der eigenen Arbeitsweisen zu überprüfen und weiterzuentwickeln.

Mamerow (2021) hält fest, dass Teams trotz der Ansprüche an Anleitungssituationen ungestört arbeiten sollten. Dabei bedarf es des Geschickes des:der Praxisanleitenden, die Anleitungssituationen kooperativ zu planen, die zeitlichen und räumlichen Rahmenbedingungen sowie die Teamstrukturen zu berücksichtigen. Mamerow (2021) beschreibt weiter, dass Teams verstehen lernen müssen, dass Anleitung in der Regel mehr Zeit benötigt als der übliche Arbeitsrhythmus.

Praxisanleitende können für die Teams verschiedene Elemente bereitstellen, damit Lernen für die Mitarbeitenden sichtbar und bewusst wird, um so ein gemeinsames Verständnis zu schaffen.

Visualisierung von Praxisanleitung

Winter (2022) zeigt die Möglichkeit der Nutzung von laminierten Türschildern zum Anhängen an der Türklinke auf. Praxisanleitende können diese individualisiert an die eigenen Rahmenbedingungen nutzen und durch das Anhängen eine lernförderliche Umgebung herstellen.

Praxisanleitende können Whiteboards im Dienstzimmer platzieren. Dort lassen sich z. B. Steckbriefe der Lernenden, die sich aktuell im Einsatzbereich befinden, befestigen. Weiterhin kann das Whiteboard für die Terminierung der Erst-, Zwischen und Abschlussgespräche genutzt werden. Eine weitere Möglichkeit besteht darin, die Lernziele der einzelnen Lernenden sichtbar zu machen. So können auch Teammitglieder an der Erreichung des Lernzieles mitwirken, gleichzeitig erhöht es die Transparenz der Anleitungssituationen, denn die Teammitglieder wissen, was hinter den geschlossenen Türen passiert.

Fester Platz für die Ausbildungsdokumente

Lernende arbeiten direkt am Arbeitsplatz teilweise mit unterschiedlichen Methoden. Die Arbeit mit Lern- und Arbeitsaufgaben, die Erfüllung von

Beobachtungsaufträgen und die Dokumentation von Arbeitsprozessen ist für Lernende ein Teil der praktischen Ausbildungszeit. Teams können den Lernenden für die Erfüllung dieser Aufgaben und die Ablage der Materialien einen festen bzw. vorher abgesprochenen Platz zuweisen.

Praxisanleitende in Teamsitzungen

Praxisanleitende sollten in Teamsitzungen einen festen Besprechungspunkt erhalten. Dort können Themen rund um Anleitungssituationen platziert, Mitarbeitenden die Prozesse von Anleitung transparent gemacht sowie Prüfungs- und Praxisbegleitzeiten bekannt gemacht werden. Inhaltlich kann durch Führungskräfte und Praxisanleitende am gemeinsamen Verständnis von Lernen am Arbeitsplatz und dem Umgang mit Anleitungssituationen im Team gearbeitet werden.

3.4 Rolle des Interprofessionellen Teams

Neben dem intraprofessionellen Team sind Lernende in der Versorgung von Patient:innen mit Kolleg:innen anderer Professionen in Kontakt, denn die Versorgung von Patient:innen im Gesundheitssystem kann als interprofessionelle Teamaufgabe verstanden und betrachtet werden. Dabei sollte für die Lernenden am Lernort Praxis die Bedeutung des interprofessionellen Teams in der Patient:innenversorgung deutlich werden und ein eigener Lerngegenstand sein. Entsprechend der Ausbildungs- und Prüfungsverordnung der Pflegeberufe (PflAPrV) weisen die Rahmenausbildungspläne der Fachkommission nach § 53 PflBG (2020a) mit dem Kompetenzbereich III „Intra- und interprofessionelles Handeln in unterschiedlichen systemischen Kontexten verantwortlich gestalten und mitgestalten" einen eigenen Kompetenzbereich aus. Sich selbst in seiner Profession als Teil des Systems in der Gesundheitsversorgung wahrzunehmen ist für Lernende ein wichtiger Lerngegenstand. Dabei sollten Lernende die eigene Aufgabe in der Versorgung und die der interprofessionellen Kolleg:innen kennen und sich damit auseinandersetzen. Institutionen gehen dabei unterschiedliche Wege. Unumstritten ist die Tatsache, dass eine gute interprofessionelle Versorgung die Qualität der Versorgung der Patient:innen verbessert, die Patient:innensicherheit erhöht, die Patient:innenorientierung stärkt und zudem die Arbeitsplatzzufriedenheit der Gesundheitsfachberufe steigert (vgl. Jünger 2019). Konkrete Beispiele, wie Praxisanleitende interprofessionelle Lernangebote umsetzen können, werden in 4.2.1 beschrieben.

3.5 Personalführung und Personalmanagement

In Zeiten verdichteter Arbeitsprozesse sowie von Personal- und Zeitmangel sind Führungskräfte in direkter Verantwortung, Praxisanleitung zu gewährleisten. Für folgende Themen tragen Führungskräfte im Kontext der Praxisanleitung Verantwortung:

Eigene Haltung zum Thema Auszubildende als Lernende

Lernende als zukünftige Mitarbeitende und die Notwendigkeit von Praxisanleitung zu erkennen, die Lernenden in ihrer beruflichen Sozialisation zu unterstützen und im Team zu integrieren, sind zentrale Aufgaben, denen sich Führungskräfte stellen sollten. Hilfreich ist dabei die Reflexion und Aufarbeitung der eigenen beruflichen Sozialisation und die Ableitung der eigenen Verantwortung in der praktischen Ausbildung.

Organisation der Praxisanleitung im Zuständigkeitsbereich

In zahlreichen Befragungen geben Lernende an, dass sie nicht kontinuierlich Dienst mit den praxisanleitenden Personen haben. Dieser Punkt obliegt der Verantwortung der Führungskräfte.

Rahmenbedingungen und Strukturen für Praxisanleitende

Damit Praxisanleitende in ihrer Rolle tätig werden können, benötigen sie inhaltliche, zeitliche und räumliche Ressourcen. Diese Ressourcen sollten Führungskräfte zur Verfügung stellen bzw. in der Planung berücksichtigen.

Praxisanleitendennachwuchs

Führungskräfte sind aufgefordert, das Thema des Nachwuchses für Praxisanleitung kontinuierlich auf der eigenen Agenda zu haben. Der Fluktuation aus dem Beruf, der Institution und dem Einsatzbereich kann durch kontinuierliche Qualifizierung entgegengewirkt werden.

Vogel (2022) beschreibt, dass Führungskräfte die Ausbildung als eigenes Arbeitsfeld definieren sollten, um perspektivisch Auszubildende als neue Mitarbeitende gewinnen zu können. Eine gute praktische Ausbildung ist somit eine wichtige Stellschraube der Mitarbeiterrekrutierung. Ein wichtiges Element für Führungskräfte kann die Evaluation der praktischen Ausbildung sein. Strukturiert erhalten Führungskräfte eine Rückmeldung, in welchen Einsatzbereichen die praktische Ausbildung den Anforderungen der Lernenden entspricht und in welchen Einsatzbereichen Führungskräfte aktiv werden sollten, um die

Strukturen der praktischen Ausbildung zu verbessern. Es liegt an den Führungskräften, die praktische Ausbildung zu einer zentralen Aufgabe zu machen, um den Verantwortungsbereich zukunftsfähig zu gestalten.

Best Practice Beispiel: Das Universitätsklinikum Leipzig evaluiert standardisiert die praktische Ausbildung in den verschiedenen Gesundheitsfachberufen durch eine anonyme, digitalisierte und nach Ausbildungsjahren und Ausbildungsberufen differenzierte Befragung. Einmal jährlich erhalten die Führungskräfte die zusammengefasste Auswertung. So können Rückschlüsse auf einzelne Lernende ausgeschlossen werden.

Die folgenden Abbildungen zeigen die Startseite der Ausbildungsevaluation sowie die Auswertung zu drei Items, wobei die Skala von eins bis fünf reicht und die fünf die größte Zustimmung bedeutet.

Abb. 3: Evaluation der praktischen Ausbildung des Universitätsklinikums Leipzig (eigene Darstellung)

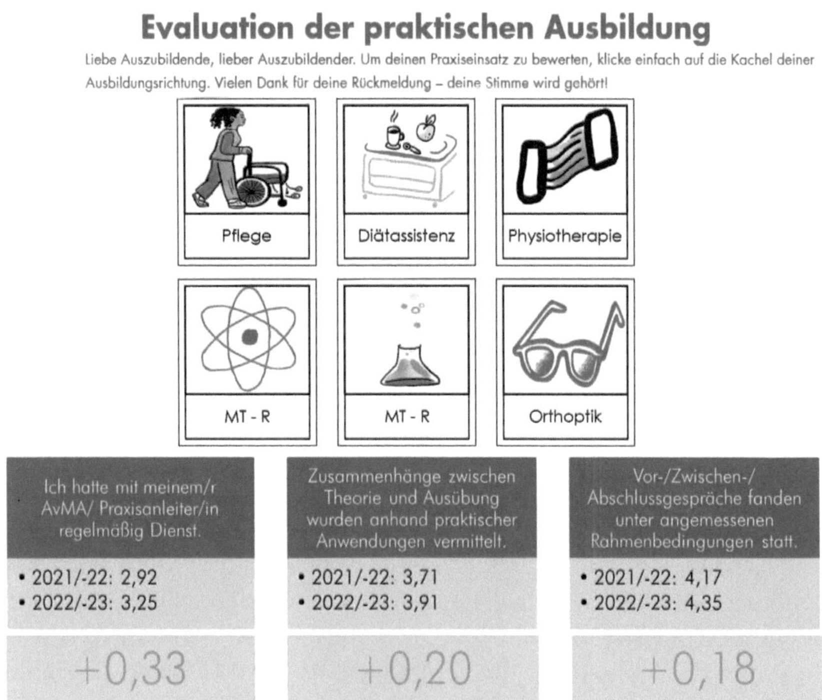

Neben der standardisierten Rückmeldung gibt es weitere fest implementierte Rückmeldemomente durch die Zentralen Praxisanleitungen und die Führungskräfte.

3.6 Rolle der Institution

Die Institution, in der Praxisanleitung stattfindet, benötigt nach Vogel (2022) ein eigenes Ausbildungsverständnis. In diesem sollte beschrieben werden, wie die Einrichtung berufliches Lernen gestaltet und welchen Stellenwert berufliche Lern- und Bildungsprozesse für die Institution haben. Erkannt wurde in den meisten Einrichtungen, dass eine gute berufliche Ausbildung in den Gesundheitsfachberufen die zukünftigen Fachkräfte sichert. Ausbildung kann dabei als Rekruitinginstrument verstanden werden. Leitbilder der Institutionen geben dabei einen ersten wichtigen Hinweis.

Neben der Schaffung struktureller Rahmenbedingungen und Lernangebote benötigen Praxisanleitende Unterstützung bei der Erfüllung der formalen Vorgaben für Praxisanleitung. Praxisanleitende werden tätig, wenn sie die Weiterbildung Praxisanleitung bzw. mindestens eine 300-stündige berufspädagogische Qualifizierung absolviert haben sowie jährlich 24 Stunden berufspädagogische Fortbildung nachweisen. Hier sind Institutionen in der Verantwortung, die Praxisanleitenden bei der Erfüllung dieser formellen Anforderungen zu unterstützen. Dabei können Institutionen neben den formellen Anforderungen Praxisanleitende in ihrer Tätigkeit unterstützen durch:

- Freistellung für berufspädagogische Qualifizierung und Fortbildung
- Freistellung für Praxisanleitung
- Ermöglichung von curricularer Arbeit und Projektarbeit
- Verfügbarkeit von Lern- und Lehrmaterial
- tarifliche Abbildung/Vergütung der Praxisanleiter:innentätigkeit

4 Curriculare Arbeit, Lernangebote und Rahmenbedingungen

4.1 Curriculum für den Lernort Praxis

Das berufliche Bildungspersonal benötigt für die Begleitung der Lernenden bei der Entwicklung der beruflichen Handlungskompetenz eine Struktur, die sich an der Logik des Arbeits- und Tätigkeitsprofils orientiert. Dazu kann ein Curriculum dienen. Oelke (2014) definiert das Curriculum als die Gesamtheit, der in der Bildungsinstitution angestrebten Lernprozesse und als die didaktische Rahmung. Mit Blick auf den Lernort Praxis und die dort agierenden Praxisanleitenden ergeben sich Besonderheiten. Die Praxisanleitenden arbeiten ggf. mit mehreren Schulen oder Hochschulen zusammen und sollten die verschiedenen Curricula der schulischen oder hochschulischen Partner in ihrer Anleitung einbeziehen.

Das ist schwer leistbar. Aus diesem Grund wird eine eigene didaktische Struktur für den Lernort Praxis empfohlen, welche die Schwerpunkte der Institution in den Mittelpunkt rückt und lernbar macht.

Das Universitätsklinikum Leipzig hat in der praktischen Ausbildung der Pflegefachpersonen diesen Weg verfolgt. In einer Projektgruppe stand die Frage im Mittelpunkt, welche pflegerischen Handlungen Lernende am Ende ihrer Ausbildung beherrschen sollten. Grundlage war dabei der in der Pflege vorliegende Rahmenausbildungsplan der Fachkommission nach § 53 PflBG (2020a), der die Entwicklung der beruflichen Handlungskompetenz strukturiert. Im Curriculum des Lernortes Praxis am Universitätsklinikum Leipzig wurde in der Erstellung nach pflegerischen Handlungen unterschieden, die in allen Einsatzorten erlernbar sind (Basishandlungen und Behandlungspflege) und solchen beruflichen Handlungen, die eine Spezifität des Einsatzortes abbilden. Die pflegerischen Handlungen wurden in Bezug zu den Rahmenausbildungsplänen der Fachkommission nach § 53 PflBG (2020a) und den Begleitmaterialien der Fachkommission nach § 53 PflBG (2020b) gesetzt und für den Lernort Universitätsklinikum Leipzig strukturiert. So erlernen Auszubildende, die auf einer Augenstation tätig sind, eine andere spezifische pflegerische Handlung kennen als Lernende, die zum Beispiel auf einer urologischen Station eingesetzt sind.

Neben der curricularen Arbeit, die Praxisanleitende leisten müssen, gibt es verschiedene Lernangebote und Rahmenbedingungen, die eine qualitativ hochwertige praktische Ausbildung ermöglichen. Diese werden nachfolgend beschrieben.

4.2 Lernangebote und Rahmenbedingungen

4.2.1 Interprofessionelle Lernangebote

Die Implementierung von interprofessionellen Lernsettings kann dabei von interprofessionellen Fallbesprechungen bis hin zu interprofessionellen Ausbildungsstationen reichen. Dabei variiert der Grad an Interprofessionalität und pädagogischer Begleitung, wie in der Abbildung 4 verdeutlicht.

Abb. 4: Interprofessionelle Lehr-Lernangebote (eigene Darstellung)

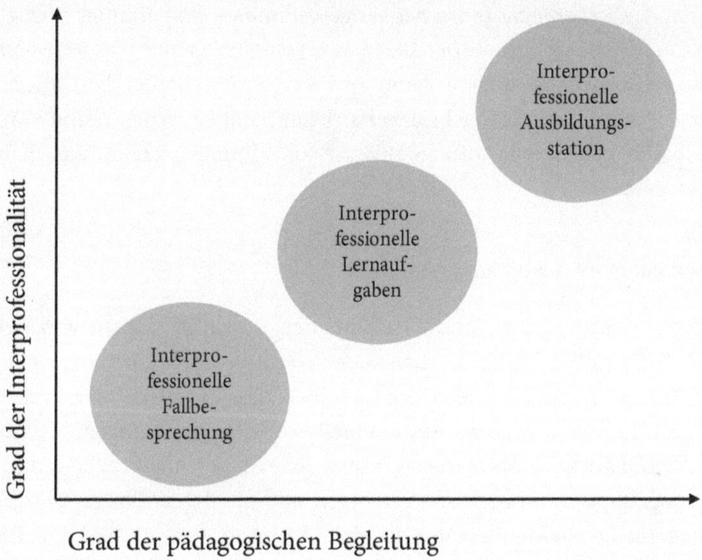

Die Interprofessionelle Fallbesprechung kann mit einem geringeren Grad und die Interprofessionelle Ausbildungsstation mit einem hohen Grad an Interprofessionalität und pädagogischer Begleitung beschrieben werden.

Interprofessionelle Fallbesprechung

Die Lernenden, die an der Versorgung eines Patienten beteiligt sind, tauschen die verschiedenen Perspektiven der Behandlung und Therapie aus, dabei werden sie von den Praxisanleitenden der verschiedenen Professionen unterstützt. Mit zunehmender methodischer Kompetenz geht die Rolle der Moderation an die Lernenden über. Die Lernendendifferenzierung kann so unterstützt werden. Die Methode „Lernende für Lernende" (Lüderitz 2013) kann darüber hinaus eingebettet werden.

Interprofessionelle Lern- und Arbeitsaufgaben[3]

Lern- und Arbeitsaufgaben beschreibt Winter (2022, S. 76) als Aufgaben, die reale interprofessionelle Arbeitssituationen abbilden und Lernende unterstützen,

3 Die Nomenklatur „Lern- und Arbeitsaufgabe" findet in den Begleitmaterialien sowie den Rahmenausbildungsplänen der Ausbildung zur Pflegefachfrau bzw. zum Pflegefachmann Anwendung. In den übrigen Gesundheitsfachberufen werden häufig synonyme Begriffe verwendet, die jedoch pädagogisch äquivalent eingesetzt werden.

arbeitsgebunden zu lernen. Der Grad der Komplexität kann dabei variieren. Beispiel für eine interprofessionelle Lern- und Arbeitsaufgabe: *Beobachten Sie Pflegende und Physiotherapeut:innen bei der gemeinsamen Mobilisation eines Patienten bzw. einer Patientin an die Bettkante. Wie gestalten Sie ihre Zusammenarbeit?*

Diese Beobachtungsaufgabe kann von den Praxisanleitenden differenziert eingesetzt werden. Die Beobachtungsdauer kann dabei variieren und von einer unmittelbaren Situation bis hin zu einem Beobachtungszeitraum von mehreren Tagen reichen.

Interprofessionelle Ausbildungsstationen

Radl (2021) beschreibt in ihrem Bericht, den positiven Aspekt von Lernstationen auf die Entwicklung der beruflichen Handlungskompetenz mit hohem Theorie-Praxis-Transfer. Konkret bedeutet dies, dass die Lernenden unmittelbar und mit einem hohen Maß an Autonomie berufliche Handlungen übernehmen und die Verantwortung dafür tragen. Vorstellbar ist, dass die Lernenden eine Patient:innengruppe vollumfänglich versorgen und die Behandlungs- und Versorgungsprozesse (z. B. eine Patientin für eine Operation vorbereiten) selbstständig steuern. Supervidiert werden die Lernenden dabei von Praxisanleitenden und Fachexpert:innen. Interprofessionelle Ausbildungsstationen erfordern ein hohes Maß an institutioneller Unterstützung, pädagogischer Begleitung und struktureller Organisation.

4.2.2 SkillsLab

SkillsLabs schaffen einen praxisnahen Lernraum, der Lernen in einem geschützten Umfeld ermöglicht und Lernenden erlaubt, in komplexen Situationen zu handeln, ohne in die unmittelbare Patient:innenversorgung mit ihren vielfältigen Anforderungen eingebunden zu sein. Damit dieses Lernen stattfinden kann, sind strukturelle Rahmenbedingungen erforderlich, die die Institution vorhält.

In vielen Kliniken und Einrichtungen richten Praxisanleitende SkillsLabs ein. Materialien zur praktischen Ausbildung können dabei in gewissem Umfang von den Krankenkassen als refinanzierbar bewertet werden. Schwermann und Loewenhardt (2021) schreiben dem Lernen im SkillsLab ein innovatives Potenzial zur Steigerung der Patient:innensicherheit und der Verbesserung des Theorie-Praxis-Transfers zu. Engelhardt (2021) attestiert das Lernen im SkillsLab als effektive und sinnvolle Methode, um Auszubildende auf das Handeln im Berufsalltag vorzubereiten. Herausfordernd werden dabei häufig die begleitenden pädagogischen Prozesse sowie die tatsächliche Realisierung beschrieben.

Ein Beispiel: Die zunehmende Ambulantisierung in der Klinik zeigt sich daran, dass auf einer Station dauerhaft Patient:innenbetten frei sind. In Absprache mit der Führungskraft schaffte es der Praxisanleitende, ein Patientenzimmer für seine Anleitungssituationen in praxisnaher Umgebung aufzubauen. Die Struktur des Zimmers blieb erhalten und der Praxisanleiter hat ein Patient:innenbett, einen Nachtschrank etc. für die Lehr-Lern-Situationen zur Verfügung. So gelingt es, berufliche Handlungssituationen zunächst patientenfern und z.B. in einer kleinen Gruppe zu üben. Im Verlauf wird zudem die Aktivität der Akteure wechseln sowie die Komplexität der beruflichen Handlung zunehmen.

Abbildung 5 verdeutlicht, wie sich die Aktivität der handelnden Personen im Anleitungsprozess verändert. Zu Beginn liegt die Hauptaktivität und die Zentrierung der Verantwortung in der beruflichen Handlung bei der praxisanleitenden Person. Im Laufe des Anleitungsprozesses und Einsatzzeitraums verschieben sich die Handlungsaktivitäten.

Abb. 5: Zentrierung auf die handelnde Person (eigene Darstellung)

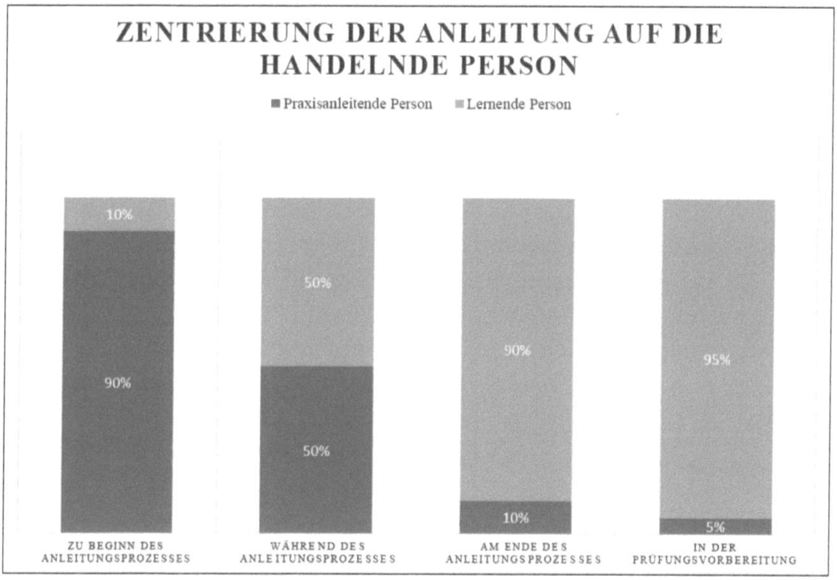

Die Steigerung wäre ein klinikinternes SkillsLab, welches die Praxisanleitenden für ihre Anleitungssituationen nutzen könnten. Dabei, so beschreibt es Schlegel (2022), müssen es nicht teure und aufwendige Einrichtungen sein. Simulierte Situationen in Teilhandlungen einer komplexen beruflichen Handlung ermöglichen die Implementierung einer Methode, die auch für den Lernort Praxis geeignet ist.

4.2.3 Seminarräume

Gruppenanleitungen sind in der praktischen Ausbildung eine probate Methode. Dafür sollten Anleitende Seminarräume nutzen können, um eine lernförderliche

Umgebung herstellen zu können. Diese strukturelle Voraussetzung gilt es in der Institution zu schaffen.

Beispiel:
Im praktischen Curriculum des Universitätsklinikums Leipzig in der Ausbildung für Pflegefachfrauen und -männer sowie in der Ausbildung der medizinischen Technolog:innen sind Praxis-Theorie-Tage (PTT) ein festes Element. Diese PTT sind in der praktischen Einsatzzeit verortet und bereits im Einsatzplan der Auszubildenden zu Beginn der Ausbildung gesetzt. Ziel der PTT ist es, Lerngegenstände für eine Lerngruppe zu vertiefen. Im geschützten Setting wird den Lernenden ein Reflexionsraum zur Verfügung gestellt, der es zeitgleich ermöglicht, die verschiedenen Perspektiven der Lerngruppe einzubeziehen.

4.2.4 Lerntreff

Am Lernort (Hoch)Schule sind die Lernenden in Gruppen eingebunden, Momente des Austausches und der Reflexion entstehen zwangsläufig oder werden sogar durch die Lehrenden initiiert. Am Lernort Praxis sind die Lernenden zwar in Arbeitsteams integriert, jedoch fehlt der Bezug zur Peer-Group am Arbeitsplatz. Hänel, Küttner und Strauß (2024) beschreiben in der Auswertung der ERPP-Studie[4] die Bedeutung der Peer-Group in der beruflichen Sozialisation der Lernenden. Davon ausgehend empfiehlt es sich, einen physischen Ort der Begegnung zu schaffen. Dieser Ort kann im Rahmen der Ausbildungskoordination strukturell eingebunden sein und durch eben diese geführt werden. Es lohnt sich, ein informelles Angebot und einen Raum der Begegnung zu schaffen.

5 Ausblick

Eine qualitativ hochwertige Ausbildung ist nicht allein von den Praxisanleitenden abhängig. Führungskräfte, Teams und Institutionen haben einen entscheidenden Einfluss auf das Gelingen der praktischen Ausbildung und somit auch an der Sicherung des Fachkräftenachwuchses. Zukünftig können neben den beschriebenen Rahmenbedingungen neue Herausforderungen auf das Gelingen der praktischen Ausbildung zukommen. Dabei stellt sicher der Fachkräftemangel eine generelle Herausforderung dar. Des Weiteren beobachten Praxisanleitende einen

4 Die ERPP- Studie „Erfahrungsraum praktische Pflegeausbildung" ist eine Begleitstudie des Projektes „Beratungsstelle Pflegeausbildung Sachsen". Sie erlaubt einen multiperspektivischen Blick auf die Herausforderungen und Gestaltungsmöglichkeiten der praktischen Pflegeausbildung in Sachsen.

steigenden Unterstützungsbedarf der Lernenden bei psychischen und sozialen Herausforderungen. Die Institution ist hier gefragt, Programme zur psychischen und physischen Gesundheitsförderung für Lernende als auch Praxisanleitende bereitzustellen. Die Heterogenität der Lernenden in den Gesundheitsfachberufen bringt neue Herausforderungen für Praxisanleitende als auch für Institutionen hinsichtlich der interkulturellen Kompetenz, Sprachförderung und Kommunikation sowie des individuellen Förderbedarfes mit sich.

Die sich in Richtung Digitalisierung verändernden Prozesse in der Gesundheitsversorgung werden Einzug in die Praxisanleitung halten. Praxisanleitende zu befähigen, neue Technologien und Prozesse anleiten zu können, kann als Aufgabe für Führungskräfte und die Institution festgehalten werden.

Literatur

Agel, Lena (2024): Praxisanleitung im Hebammenstudium. Stuttgart, New York: Georg Thieme.

Ausbildungs- und Prüfungsverordnung für Diätassistentinnen und Diätassistenten. https://www.gesetze-im-internet.de/di_tass-aprv/BJNR208800994.html (Abruf: 01.05.2024).

Ausbildungs- und Prüfungsverordnung für Ergotherapeutinnen und Ergotherapeuten. https://www.gesetze-im-internet.de/ergthaprv/BJNR173100999.html (Abruf: 01.05.2024).

Ausbildungs- und Prüfungsverordnung für Logopäden. https://www.gesetze-im-internet.de/logapro/BJNR018920980.html (Abruf: 01.05.2024).

Ausbildungs- und Prüfungsverordnung für Medizinische Technologinnen und Medizinische Technologen. https://www.gesetze-im-internet.de/mtaprv/BJNR446700021.html (Abruf: 01.05.2024).

Ausbildungs- und Prüfungsverordnung für Notfallsanitäterinnen und Notfallsanitäter. https://www.gesetze-im-internet.de/notsan-aprv/BJNR428000013.html (Abruf: 01.05.2024).

Ausbildungs- und Prüfungsverordnung für Pflegeberufe. https://www.gesetze-im-internet.de/pflaprv/BJNR157200018.html (Abruf: 01.05.2024).

Ausbildungs- und Prüfungsverordnung für Physiotherapeuten. https://www.gesetze-im-internet.de/physth-aprv/BJNR378600994.html (Abruf: 01.05.2024).

Bär, Stefan (2022): Neue Rolle in der Schnittstelle Versorgung – Ausbildung. In: Pflege Zeitschrift 11/2022, 75, S. 50–54.

Bohrer, Annerose (2023): Arbeitsgebundenes Lernen in den Gesundheitsfachberufen In: Darmann-Finck, Ingrid; Sahmel Karl-Heinz (Hrsg.): Pädagogik im Gesundheitswesen. Berlin: Springer, S. 491–511.

Bundesministerium für Bildung und Familie (2023): Berufsbildungsbericht 2023. https://www.bmbf.de/SharedDocs/Downloads/de/2023/berufsbildungsbericht-2023-kabinettfassung.pdf?__blob=publicationFile&v=2 (Abruf: 06.05.2024).

Darmann-Finck, Ingrid/Sahmel, Karl-Heinz (Hrsg.) (2023): Pädagogik im Gesundheitswesen. Berlin: Springer.

Dehnbostel, Peter (1993): Lernen im Arbeitsprozeß und neue Lernortkombinationen. https://www.pedocs.de/volltexte/2010/1529/pdf/Dehnbostel_Peter_Lernen_im_Arbeitsprozess_und_neue_Lernortkombinationen_D.pdf (Abruf: 10.11.2024).

Denzel, Sieglinde (2019): Praxisanleiter. 4. Auflage. Stuttgart: Georg Thieme.

Engelhardt, Julia (2021): Theorie-Praxistransfer in der dreijährigen Pflegeausbildung. In: Wershofen, Birgit (Hrsg.): Skillslab in Pflege- und Gesundheitsfachberufen. Berlin: Springer.

Fachkommission nach § 53 Pflegeberufegesetz (2020a): Rahmenpläne der Fachkommission nach § 53 PflBG. Rahmenlehrpläne für den theoretischen und praktischen Unterricht. Rahmenausbildungspläne für die praktische Ausbildung. Online: www.bibb.de/dienst/publikationen/de/16560 (Abruf: 15.08.2024).

Fachkommission nach § 53 Pflegeberufegesetz (2020b): Begleitmaterialien zu den Rahmenplänen der Fachkommission nach § 53 PflBG. Online: www.bibb.de/dienst/publikationen/de/16613 (Abruf: 15.08.2024).

Greiwe, Judith (2019): Ausbildungspersonal als Schlüsselfaktor in der praktischen Ausbildung. In: Klemme, Beate/Weyland, Ulrike/Harms, Jan: Praktische Ausbildung in der Physiotherapie. Stuttgart, New York: Georg Thieme, S. 105–109.

Hänel, Jonas/Küttner, Claudia/Strauß, Lucie (2023): Die praktische Ausbildung im Pflegeteam verankern. In: Pflege Zeitschrift 10/2023, 76, S. 41–44.

Hänel, Jonas/Küttner, Claudia/Strauß, Lucie (2024): ERPP-Studie Sachsen 2023. Ein multiperspektivischer Blick auf die Herausforderungen und Gestaltungsmöglichkeiten der praktischen Pflegeausbildung in Sachsen. Dresden: Technische Universität Dresden, Institut für Berufspädagogik, Professur für Gesundheit und Pflege/Berufliche Didaktik. Online: https://doi.org/10.25368/2024.14

Hebammengesetz. Online: https://www.gesetze-im-internet.de/hebg_2020/BJNR175910019.html (Abruf: 01.05.2024).

Jünger, Jana (2019): Berufsübergreifend Denken – Interprofessionell Handeln. Empfehlung zur Gestaltung der interprofessionellen Lehre an den medizinischen Fakultäten. https://www.impp.de/files/PDF/RBS_Be-richte/Berufs%C3%BCbergreifend%20Denken%20Interprofessionell%20Handeln.pdf. (Abruf: 16.08.2024).

Kersting, Karin (2020): Die Theorie des Coolout und ihre Bedeutung für die Pflegeausbildung. Frankfurt am Main: Mabuse.

Klein, Zoé/Peters, Miriam/Garcia González, Daniel/Dauer, Bettina (2021): Empfehlung für Praxisanleitende im Rahmen der Pflegeausbildung nach dem Pflegeberufegesetz (PflBG). Bundesinstitut für Berufsbildung. Leverkusen: Barbara Budrich.

Lüderitz, Cornelia (2013): Ablauf der praktischen Ausbildung. In: Voelker, Claudia (2013): Physiotherapie Die praktische Ausbildung. Berlin: Cornelsen.

Mamerow, Ruth (2021): Praxisanleitung in der Pflege. 7. Auflage. Berlin: Springer.

Oelke, Uta/Meyer, Hilbert (2014): Didaktik und Methodik für Lehrende in Pflege- und Gesundheitsberufen. Berlin: Cornelsen.

Schawe, Kira (2023): Praxisanleitung nach dem Pflegeberufegesetz. In: HEILBERUFE 11.2023/75, S. 22–24.

Schlegel, Claudia (2022): Lernen im Skillslab – es lohnt sich, in Übungsräume zu investieren. In: PADUA 17, 5, S. 255–258.

Schwermann, Meike/Loewenhardt, Christine (2021): SimNAT Pflege- Simulations-Netzwerk Ausbildung und Training in der Pflege. In: Wershofen, Birgit (Hrsg.): Skillslab in Pflege- und Gesundheitsfachberufen. Berlin: Springer.

Studien- und Prüfungsordnung für Hebammen. https://www.gesetze-im-internet.de/hebstprv/BJNR003900020.html (Abruf: 01.05.2024).

Verordnung über die Finanzierung der beruflichen Ausbildung nach dem Pflegeberufegesetz sowie zur Durchführung statistischer Erhebungen (Pflegeberufe-Ausbildungsfinanzierungsverordnung – PflAFinV. https://www.gesetze-im-internet.de/pflafinv/BJNR162200018.html (Abruf: 06.05.2024).

Vogel, Marlen (2022): Pflegeausbildung geht Führung und Management an. In: PADUA 17, 5, S. 305–305.

Winter, Claudia (2022): Pflegias Praxisanleitung. Berlin: Cornelsen.

Praxisanleitung im Handlungsfeld Lernortkooperation zwischen Hochschule und Berufspraxis im Studium zur Hebamme

Andrea Klätte & Claudia Hellmers

1 Einleitung

Mit der Reformierung des Hebammengesetzes (HebG) (2019) und der Hebammen-Studien- und Prüfungsverordnung (HebStPrV) (2020) wurde die bisherige berufsfachschulische Hebammenausbildung seit 2023 verpflichtend an die Hochschulen überführt. Dadurch verändern sich die Komplexität, die Anforderungen und die Kooperationsstrukturen in Bezug auf berufsbildende Lernprozesse, was sich auf die Entwicklung, Konzeption und Gestaltung von Studiengängen auswirkt und ebenso die Orte der praktischen Ausbildung mit neuen Aufgaben und Verantwortlichkeiten konfrontiert. Die veränderten Anforderungen bieten grundlegende Chancen für eine neue Form der Kooperation und Zusammenarbeit zwischen den Lernorten „Hochschule" und „Berufspraxis" mit dem Ziel, die berufliche Handlungskompetenz der Studierenden zu erreichen und dazu lernförderliche Bedingungen im Rahmen einer akademischen Qualifikation anzubieten. Gleichzeitig müssen sich beide Systeme mit Herausforderungen auseinandersetzen, die sich auf unterschiedlichen Ebenen zeigen.

Ziel des Beitrags ist es, die Komplexität von Lernortkooperation im Studium zur Hebamme aufzuzeigen, diese auch im Kontext der Praxisanleitung bzw. aus der Perspektive der Praxisanleitenden zu betrachten und einzelne kooperative Formen der Gestaltung vor dem Hintergrund der Entwicklung zentraler Aspekte des primärqualifizierenden Studiengangs „Hebammenwissenschaft (B.Sc.)" an der Hochschule Osnabrück exemplarisch zu erläutern.

2 Lernortkooperation und Praxisanleitung im Kontext der Reformierung des Hebammengesetzes

Die neuen gesetzlichen Regelungen übertragen der Hochschule „die Gesamtverantwortung für die Koordination der theoretischen und praktischen Lehrveranstaltungen mit den berufspraktischen Praxiseinsätzen" (§ 22 HebG 2019, S. 1764), während die (verantwortliche) Praxiseinrichtung „die Verantwortung für die Durchführung des berufspraktischen Teils gegenüber der studierenden Person" trägt (§ 15 HebG 2019, S. 1764).

Um alle Erfordernisse der reglementierten Berufsgesetze umzusetzen, muss durch die Hochschulen ein schlüssiges Studiengangkonzept mit einem modularen, kompetenzorientierten Curriculum erstellt werden, aus dem die theoretischen und berufspraktischen Anteile fundiert und verständlich hervorgehen. Dies ist notwendig, um in Ausrichtung auf das gemeinsame Studienziel (§ 9 HebG 2019) in den einzelnen Semestern einen Transfer in die didaktische Planung von Lehrveranstaltungen und Praxiseinsätzen zu gewährleisten.

Für die berufspraktischen Anteile des Studiums schließen die Hochschulen Kooperationsvereinbarungen mit sogenannten „verantwortlichen Praxiseinrichtungen“ (VPE) (§ 21 HebG 2019; § 5 HebStPrV 2020); diesen kommt eine Durchführungs- und Sicherstellungsverantwortung zu (vgl. Fischer 2024, S. 43). In Verbindung und Abstimmung mit dem modularisierten Curriculum schließen die Kooperationspartner weitere Kooperationen, insbesondere mit hebammengeleiteten Einrichtungen und freiberuflichen Hebammen. Außerdem erstellen sie für die einzelnen Studierenden Praxispläne, die durch die Hochschule zu prüfen sind. Diese Planungen bilden den Rahmen für die Praxiseinsätze, die in inhaltlicher Verbindung zum Gesamtcurriculum einer konkreten Ausgestaltung der individuellen Lernprozesse der Studierenden bedürfen. Die Studierenden gehen sowohl mit einer kooperierenden Praxiseinrichtung vertragliche als auch mit der Hochschule über Ordnungen geregelte Vereinbarungen zur akademischen Hebammenausbildung ein (der Vertrag mit einer Praxiseinrichtung ist dabei die Voraussetzung für einen Studienplatz an der Hochschule, vgl. §§ 27–42 HebG).

Gleichzeitig hat sich durch die neue Gesetzgebung der Umfang der Lernzeit der Studierenden in der Praxis verringert und ein „dritter Lernort“ für die praktischen Lehrveranstaltungen – das Skills- und Simulationslabor – wurde etabliert, das in dieser Form bisher eher nur vereinzelt oder im Kontext beruflicher Weiterbildung den Berufsangehörigen vertraut sein könnte.

Alle diese skizzierten gesetzlichen Vorgaben legen ein Grundgerüst für eine enge Verzahnung der einzelnen Lernorte und für eine notwendige Lernortkooperation, die nicht nur eine organisatorische, sondern auch eine berufspädagogische Dimension integriert. Ausgerichtet auf das gemeinsame Ziel, den Lernerfolg und die Kompetenzentwicklung der Studierenden zu unterstützen (vgl. Pätzold 2003, S. 72; HebStPrV 2020) ist es im Interesse aller, eine zielgerichtete, fundierte, konstruktive und wertschätzende Zusammenarbeit zu etablieren. Praxisanleitende stellen darin ein zentrales *Bindeglied* dar.

Die Ausgestaltung von Praxisanleitung war innerhalb der (vorherigen) berufsfachschulischen Ausbildungsstrukturen stark von Heterogenität und Unverbindlichkeit geprägt bzw. unterschied sich in Abhängigkeit der Rahmenbedingungen und der Handlungsmöglichkeiten der einzelnen Hebammenschulen (vgl. u. a. Zoege 2004; Hellmers 2002). Durch die neue Gesetzgebung erfährt Praxisanleitung anhand verbindlicher Regelungen zur Qualifikation, zum Aufgabenprofil und zum Umfang nun eine starke und hervorhebenswerte Bedeutung (vgl. §§ 13–15 HebG 2019; vgl. § 10 HebStPrV 2020). Praxisanleitende sind als Ansprechpartner:innen für die Praxiseinrichtung und für die Hochschule tätig, sie führen die Studierenden sukzessive an die Bewältigung der hebammenberuflichen Aufgaben heran und begleiten die Studierenden in ihren Lernprozessen (vgl. § 14 HebG 2019). Dabei werden sie durch die Hochschule im Rahmen von Praxisbegleitungen (§ 17 HebG 2019) unterstützt. Praxisanleitende benötigen eine einschlägige Fachkompetenz über die Berufszulassung als Hebamme, eine mindestens zweijährige Berufserfahrung, eine berufspädagogische Zusatzqualifikation im Umfang von mindestens 300 Stunden sowie kontinuierliche berufspädagogische Fortbildungen im Umfang von mindestens 24 Stunden pro Jahr (§ 10, Abs. 1, Nr. 1–3 HebG 2019). Im Zusammenhang mit den im Gesetz getroffenen Übergangsregelungen müssen allerdings diejenigen Praxisanleitenden, die zum Stichtag 31.12.2019 als Praxisanleitende tätig und dafür ermächtigt waren, den Nachweis über die Vorgaben zur Berufserfahrung und zur Zusatzqualifikation (§ 10 HebG 2019, Abs.1, Nr. 2 und 3) nicht erbringen (§ 59 HebG 2019). Diese Ausnahmeregelung betrifft jedoch nicht die Verpflichtung zur genannten kontinuierlichen berufspädagogischen Fortbildung.

Zur Ausweitung der verbindlichen Regelungen kommt hinzu, dass die Akademisierung des Hebammenberufes und der damit einhergehende fortschreitende Professionalisierungsprozess in enger Verbindung mit gestiegenen Anforderungen an die Bewältigung berufspraktischer Aufgaben stehen. Diese resultieren aus gesamtgesellschaftlichen Entwicklungen wie veränderten, gestiegenen Betreuungs- und Versorgungsbedarfen der Frauen und Familien, veränderten Arbeitsbedingungen und Versorgungsstrukturen der Hebammenarbeit, u. a. durch gesundheitspolitische Entwicklungen (Hebammenmangel, Versorgungsengpässe) sowie veränderten Anforderungen im Umgang mit der Schnelllebigkeit von Wissen und fachwissenschaftlichen Erkenntnissen als Grundlage beruflicher Handlungen (vgl. u. a. Sayn-Wittgenstein 2007; Hellmers/Lisner 2013; Mössinger/Weigl/Sayn-Wittgenstein 2019).

Vor dem Hintergrund dieser zunehmenden Komplexität und den dynamischen Veränderungen steigen somit die Anforderungen an Praxisanleitende im Zusammenhang mit ihren gesetzlich verankerten Aufgaben und Funktionen in der Lernprozessbegleitung und in der Vorbereitung der Studierenden auf die Bewältigung der teils hochkomplexen Betreuungsprozesse (vgl. § 9 HebG) und beruflichen Handlungserfordernisse (vgl. u. a. Leibig/Sahmel 2019; Quernheim 2019; Tschupke/Meyer 2020; Anselmann/Bohn/Strupeit 2022).

> „Durch die hochschulische Ausbildung kommen jetzt Studierende in die Versorgungssettings und stellen weitere Fragen, oft ganz anderer Art, beispielsweise kritisch-reflexive Fragen, die möglicherweise noch nie jemand zuvor gestellt hat – und nicht nur die PAL [die Praxisanleitenden; d. Verf.], sondern auch Teamleitungen und andere Kollegen fühlen sich unter Umständen davon herausgefordert.“ (Quernheim 2019, S. 36)

Eine Gegenüberstellung der gesetzlich verankerten Definition von Praxisanleitung (§ 14 HebG 2019) mit dem festgelegten Studienziel (§ 9 HebG 2019) soll an dieser Stelle als Ausgangspunkt dienen, um das anspruchsvolle Anforderungsprofil für Praxisanleitende näher aufzuzeigen (siehe Tabelle 1).

Tab. 1: Gegenüberstellung relevanter Aspekte gesetzlicher Vorgaben für die Praxisanleitung mit Bezug zum Studienziel (Eigendarstellung, in Anlehnung an Leibig/Sahmel 2019)

Relevante Aspekte aus der gesetzlichen Definition „Praxisanleitung" (§ 14 HebG 2019)	**Relevante Aspekte aus dem gesetzlichen „Studienziel"** (§ 9 HebG 2019)
• schrittweise Heranführung der Studierenden an die hebammenberuflichen Aufgaben • Begleitung der Studierenden während ihres Lernprozesses im jeweiligen Einsatzort • Ansprechpartner:in für verantwortliche Praxiseinrichtung und für die Hochschule	• Entwicklung fachlicher und personaler Kompetenzen für die selbstständige und umfassende Hebammentätigkeit in den verschiedenen Tätigkeitsfeldern auf wissenschaftlicher Grundlage und mit wissenschaftlicher Methodik → hebammenberufliche Aufgaben umfassen die auf dem aktuellen Stand der Erkenntnisse stehende wissenschaftsbasierte und wissenschaftsorientierte Planung, Steuerung und Gestaltung hochkomplexer Betreuungsprozesse unter besonderer Berücksichtigung der vielfältigen Lebenslagen und Lebenswelten • Kompetenzerwerb zum Erschließen aktueller Forschungserkenntnisse und forschungsgestützter Problemlösungen und Übertragung dieser in das berufliche Handeln • Kompetenzerwerb zur kritisch-reflexiven und analytischen Auseinandersetzung mit den verschiedenen Wissensbeständen aus Theorie und Praxis und zur wissenschaftsbasierten Entwicklung und Implementierung von innovativen Lösungsansätzen im beruflichen Umfeld • Kompetenzerwerb zum Erkennen von Fort- und Weiterbildungsbedarfen und zur Mitwirkung an der Entwicklung von Qualitäts- und Risikomanagementkonzepten, Leitlinien und Expertenstandards • Kompetenzerwerb zum „lebenslangen Lernen" mit dem Ziel stetiger fachlicher und persönlicher Weiterentwicklung

Daraus lassen sich drei übergeordnete Perspektiven ableiten, die wechselseitig miteinander verbunden sind und sich gegenseitig beeinflussen (siehe Abbildung 1):

1. *die Perspektive der „hebammenberuflichen Aufgaben"*, worüber auf die Komplexität beruflicher Handlungssituationen und die kontinuierliche

Qualitätssicherung/Qualitätsentwicklung sowie die Bedeutung innovativer Weiterentwicklung der geburtshilflichen Versorgung auf einer wissenschafts- und forschungsorientierten Basis verwiesen wird,

2. *die Perspektive der „Studierenden und deren Lernprozesse“*, die darauf verweist, dass die Studierenden auf der Grundlage wissenschaftlicher Methodik in ihrer Kompetenzentwicklung begleitet und unterstützt werden sollen – auch im Sinne des lebenslangen Lernens auf die Zukunft nach dem Studienabschluss hinaus gerichtet und
3. *die Perspektive der „Kooperation und Organisation“*, in der sich bedeutsame Rahmenbedingungen aufzeigen lassen – sowohl bezogen auf die ausbildende Praxiseinrichtung, die nicht nur den Raum für die Gestaltung der Lernprozesse, sondern auch die jeweilige geburtshilfliche bzw. hebammenberufliche Versorgung gestaltet, die im Studium erlernt werden soll, sowie bezogen auf Abstimmungen und Transferprozesse zur jeweiligen Hochschule.

Abb. 1: Darstellung der Perspektiven und deren Wechselbeziehungen im Anforderungsprofil von Praxisanleitenden (Eigendarstellung)

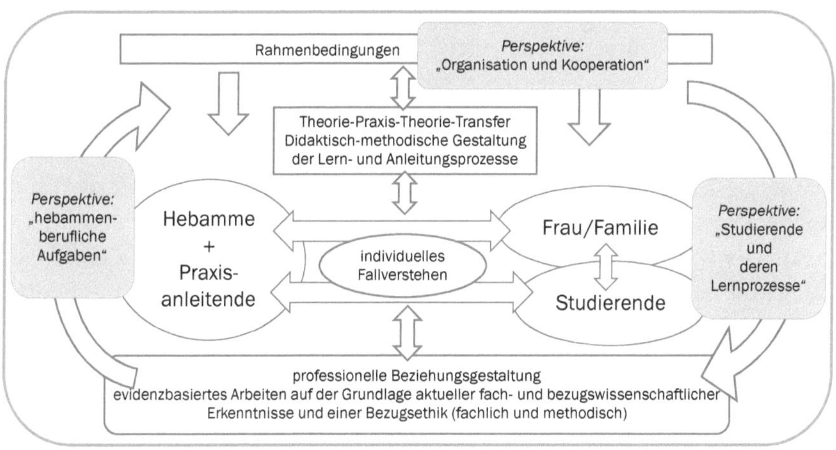

Den umfangreichen Erkenntnissen aus der Lern- und Kompetenzforschung zufolge wird den Erfahrungen im direkten Praxisumfeld und den damit verbundenen affektiven und emotionalen Vorgängen für die Kompetenzentwicklung eine hohe Bedeutung zugeschrieben (vgl. Erpenbeck/Sauter 2013, S. 191 f.). Kompetenzentwicklung benötigt wachsende Erfahrungen in der realen hebammenberuflichen Praxis und einer damit einhergehenden zunehmend ganzheitlichen Wahrnehmung beruflicher Handlungssituationen (vgl. Sommer/Hepprich/Tegethoff 2013, S. 12). „Dass Arbeitsort und Lernort beim Lernen in der Praxis identisch sind, bringt hohes Potenzial für Lernen mit sich“ (Bohrer 2013, S. 85), und dies nicht nur im unmittelbaren Kontext beruflicher Primärqualifizierung, sondern auch im Verlauf der weiteren beruflichen

Kompetenzentwicklung (vgl. Dehnbostel 2016; Dehnbostel 2020). Das aus der Arbeit resultierende Erfahrungswissen muss in kommunikativen Austausch- und Reflexionsprozessen im Kontext der individuellen Kompetenzentwicklung analysiert und bewertet werden (vgl. Erpenbeck/Sauter 2013, S. 116 f.; Bohrer 2013, S. 92). Das erfordert die Entwicklung von „kompetenzförderlichen Lernarrangements" (Arnold/Erpenbeck 2019, S. 52) in allen Lernorten, in denen die Aneignung von Wissen, die Aktivierung und die Lernbegleitung der Studierenden zielgerichtet ermöglicht werden (vgl. Reinmann 2016, S. 233 ff.). Zielgerichtet bedeutet dabei auch, formelle und informelle Lernprozesse aufzugreifen und miteinander in einen bewussten Reflexions- und Analyseprozess zu überführen (vgl. Dehnbostel 2020, S. 20 f.). In diesem Kontext zeigt sich somit im Studium zur Hebamme ein hohes Potential in Bezug auf die möglichen Lernerfahrungen und die Motivation der Studierenden in der Praxis. Es setzt zugleich sowohl bei den Lehrenden in der Hochschule als auch bei den Praxisanleitenden nicht nur eine entsprechende Auseinandersetzung mit evidenzbasiertem Wissen, sondern auch mit entsprechenden berufspädagogischen Erkenntnissen und Methoden, z. B. zur Unterstützung der Reflexionsprozesse der Studierenden und förderlichen Lernbedingungen, voraus.

Die hohe Bedeutung beruflicher Praxis in der Kompetenzentwicklung und die aufgezeigten veränderten komplexen Anforderungen an Praxisanleitende treffen jedoch auf sich kaum oder nur langsam verändernde berufspraktische Rahmenbedingungen des Gesundheitssystems. Dies führt unweigerlich zu Spannungsfeldern, die für die Etablierung konstruktiver und lernförderlicher kooperativer Strukturen der Zusammenarbeit zwischen Hochschule und Berufspraxis von hoher Bedeutung sind. Als zentral lässt sich dabei das Spannungsfeld zwischen den Anforderungen der geburtshilflichen Betreuung und den Anforderungen der Gestaltung des Lernprozesses benennen, das zudem innerhalb von Rahmenbedingungen stattfindet, in denen sich zwei Systeme mit unterschiedlichen Handlungslogiken verbinden – die Logiken beruflicher Praxis und die Logik der Hochschule (vgl. Baumhauer 2017, 2018; Kersting 2016). Dabei lassen sich Spannungsfelder, die sich innerhalb von Praxisanleitung eröffnen, nicht immer eindeutig von solchen Spannungsfeldern trennen, die in den originären Tätigkeitsfeldern der Hebammenarbeit bestehen. Einen Einblick in mögliche Spannungsfelder in der Praxisanleitung und der Hebammenarbeit sowie etwaiger zugrundeliegender Faktoren zeigt die Tabelle 2 auf; in dieser wurden Impulse aus verschiedenen Literaturbeständen für den Hebammenberuf aufgegriffen (vgl. u. a. Greb 2009; Kersting 2016; Thon 2016; Bode/Bauer/Hellmers 2016; Mössinger/Weigel/Sayn-Wittgenstein 2019; Schmidt & Wittek 2019).

Tab. 2: Exemplarische Beispiele für Spannungsfelder in der Hebammenarbeit und in der Praxisanleitung mit möglichen zugrundeliegenden Faktoren (Eigendarstellung)

Antinomien Spannungsfelder...	Bedingungsfaktoren
...zwischen veränderten Ausbildungserfordernissen aufgrund der Überführung in ein Studium und unveränderten Rahmenbedingungen der berufspraktischen Ausbildungsorte	• erhöhte Anforderungen an die Gestaltung des Studiums durch stärkere Reglementierung und Vorgaben des neuen Hebammengesetzes • notwendige Einpassung der ausbildungsbezogenen Veränderungen in (teils) unveränderte Rahmenbedingungen und mangelnde Ressourcen des Gesundheitssystems
... zwischen der Orientierung an der Heterogenität von Lernbiografien und der an Individualität von Lernen ausgerichteten Lehre, den curricularen Erfordernissen sowie den (eigenen) normativen Vorstellungen	• Diversität zugrundeliegender Verständnisse von Lehren und Lernen • Erforderliche Auseinandersetzung mit den komplexen curricularen Anforderungen vor dem Hintergrund begrenzter zeitlicher Ressourcen • eher an traditionellen Lernverständnissen ausgerichtete Rahmenbedingungen für die Gestaltung von Lernsituationen
... zwischen notwendiger Zeit für adäquate Anleitungssituationen und der Erfüllung paralleler dienstlicher Erfordernisse	• Freistellung für Praxisanleitung noch nicht flächendeckend umsetzbar, u. a. aufgrund der noch nicht verfügbaren notwendigen Anzahl an Praxisanleitenden • hohe Anzahl an gleichzeitigen Betreuungssituationen • Einfluss ökonomischer/wirtschaftlicher Bedingungen mit knappen Ressourcen
... zwischen der Notwendigkeit der Ausrichtung der Anleitungssituation am individuellen Lernstand und den aktuellen Lernbedarfen der Lernenden und den Erfordernissen einer an Individualität und den Bedürfnissen der Frau/Familie ausgerichteten Betreuung	• Vielfalt individueller Biografien, Lebenswelten und damit verbundener Ressourcen, Vorstellungen und Erwartungen – sowohl bei den Lernenden als auch den Nutzer:innen geburtshilflicher Versorgung • Unwägbarkeiten und Ungewissheiten im prozesshaften und dynamischen geburtshilflichen Betreuungsverlauf
... zwischen notwendiger Zeit für betreuungsspezifische Entscheidungen und knappen Zeitressourcen, die (hohen) Handlungsdruck hervorrufen	• hohe Anzahl an gleichzeitigen Betreuungssituationen • Erfordernis funktioneller und administrativer Tätigkeiten • Einfluss ökonomischer/wirtschaftlicher Bedingungen
... zwischen einer auf Individualität und Bedürfnisse orientierten Hebammenbetreuung und der in pathologischen Situationen entstehenden Verschiebungen auf resultierende Handlungsnotwendigkeiten	• Dynamik sich schnell verändernder geburtshilflicher Situationen und damit verbundener Erfordernisse • Uneindeutigkeiten in der Abgrenzung von Zuständigkeiten und Strukturen der Zusammenarbeit verschiedener an der Betreuung beteiligter Berufsgruppen • Erfordernis kontinuierlicher situativer Anpassungsprozesse und der damit einhergehenden notwendigen Flexibilität und Begründungsgrundlagen

Antinomien Spannungsfelder...	Bedingungsfaktoren
... zwischen bestehender fachlicher Kompetenz und Expertise und der Notwendigkeit einer kontinuierlichen Hinterfragung fachlicher Entscheidungen und Handlungen	• Unbeständigkeit und stetige Veränderung von Wissensbeständen • keine unmittelbare Übertragbarkeit theoretischen Wissens auf praktische Situationen • Individualität und „Eigenlogik" geburtshilflicher und lernprozessbezogener Situationen

Für die Entwicklung des Studiengangs stellte sich die Frage, wie es gelingen kann, solche Spannungsfelder aufzugreifen und curricular zu verankern, um eine individuelle Kompetenzentwicklung für die Sicherstellung einer qualitativ hochwertigen geburtshilflichen Versorgungsgestaltung zu ermöglichen. Gleichzeitig ist die gesetzlich verankerte Zeit für Praxisanleitung und Praxisbegleitung eine Chance, diesen Spannungsfeldern zu begegnen und sie ggf. zu entschärfen.

3 Spannungsfelder im Kontext der Studiengangentwicklung und ihre Bedeutung für die Lernortkooperation

Vor dem Hintergrund der zuvor aufgezeigten vielfältigen Veränderungen von Versorgungsbedarfen und Anforderungen an den Hebammenberuf ist es im Rahmen der Studiengangentwicklung grundlegend bedeutsam, dass (Fach-) Wissen von Unbeständigkeit und zukünftigen Ungewissheiten gekennzeichnet ist (vgl. Arnold 2015, S. 35, 73). Dies erfordert hochschulische (Aus-)Bildungsangebote, die die Entwicklung beruflicher Handlungskompetenz und wissenschaftlicher Kompetenz zielführend im Sinne einer „wissenschaftlich fundierten Beschäftigungsfähigkeit" (WR 2000, zit. n. Gerholz/Sloane 2008, S. 4; Gerholz/Sloane 2011, S. 4) und auf der Basis didaktischer und bildungstheoretischer Auseinandersetzungen mit der parallelen Förderung von Persönlichkeitsentwicklung der Studierenden verbindet (vgl. Arnold 2015, S. 35; Leiber 2016, S. 5; KMK 2017a; KMK 2017b; WR 2015; HRK 2017).

> „Persönlichkeitsentwicklung steht stets im Spannungsfeld zwischen einem Hineinwachsen in gesellschaftliche Normen und Rollenmuster auf der einen und dem Herausbilden einzigartiger Individuen in biographischen Individuationsprozessen auf der anderen Seite." (Wildt 2012, S. 269)

Persönlichkeitsentwicklung ist eng an persönlichkeitsbildende Prozesse geknüpft und „... im Kern individuelle Selbstentwicklung zur Selbstbestimmungsfähigkeit..." (Leiber 2006, zit. n. Leiber 2016, S. 3). Hierüber begründet sich das Erfordernis, sich im Rahmen von Studiengangentwicklung mit den „bildenden Aspekten" des Studiengangs auseinander zu setzen, die dialektischen

Wechselbeziehungen zwischen Bildung und Ausbildung aufzugreifen (Leiber 2016, S. 5) und diese auch im Rahmen der Lernortkooperation nutzbar zu machen. Die Förderung kritisch-konstruktiver Reflexions- und Selbstreflexionsfähigkeit, die Befähigung zum innovativen Denken und die Bereitschaft zum lebenslangen Lernen erfährt somit eine zentrale Bedeutung für die Kompetenzentwicklung im Studium. Zudem erhebt sich an die Entwicklung eines Studienprogramms Hebammenwissenschaft der Anspruch, eine „Brücke" zwischen (beruflicher) Zweckorientierung und der Förderung von Persönlichkeitsbildung auf der Basis nachhaltiger Reflexionsprozesse (vgl. Arnold 2015, S. 38 f.) und kritischer Diskurse beruflicher Praxis zu bilden (vgl. Oevermann 1997, zit. n. Kersting 2011, S. 24; Greb 2010, S. 125 f.). Fachdidaktisch konstatiert Greb (2009, S. 30) in diesem Zusammenhang „[...] berufliche Praxis kann nur dann bildend sein, wenn sie reflektiert vollzogen wird".

All diese Dimensionen erfordern in der Studiengangentwicklung eine gezielte Auseinandersetzung mit der beruflichen Praxis – im Sinne eines Denkens in beruflichen Perspektiven (vgl. Gerholz/Sloane 2008, S. 6). Ein Ziel in der Studiengangentwicklung an der Hochschule Osnabrück war jedoch nicht eine „[...] unmittelbare Ableitung von Lerninhalten und Zielen aus der beruflichen Praxis" (Greb 2010, S. 125), sondern mehrperspektivische Betrachtungen (vgl. ebd.; Greb/Fuhlendorf 2013, S. 93) auf der Basis einer didaktischen und bildungstheoretischen Fundierung vorzunehmen. In einer berufsübergreifenden fachdidaktischen Perspektive bietet die „Pflegedidaktische Kategorialanalyse" nach Ulrike Greb mit dessen zugrundeliegendem „kritischen Bildungsbegriff" ein geeignetes Instrument, um die enge Verzahnung und die wechselseitigen Bestimmungen von fachwissenschaftlich begründeter Hebammenarbeit mit gesamtgesellschaftlichen, ökonomischen, rechtlichen, ethischen sowie politischen Elementen bewusst in einen strukturierten Reflexions- und Analyseprozess zu bringen, sich die innewohnenden Spannungsfelder und Widersprüche zu vergegenwärtigen, didaktisch zu fundieren und somit bildungstheoretisch zu begründen (vgl. Greb 2010, S. 125, 143). Unterschiedliche hochschulinterne Analysen zu Kompetenzprofilen und zum Hebammen-Berufsbild (vgl. Bönig 2020a/b), deren Grundlage auch Anregungen aus dem Vorgehen zur Berufsfeldanalyse in der Pflege (vgl. Schneider/Kuckeland/Hatziliadis 2019) bildeten, bestehende fach- und hochschulische Curricula (einschließlich dem seit 2008 bestehenden ausbildungsergänzenden Studiengang „Midwifery (B. Sc.)" der Hochschule Osnabrück) sowie anderweitige fachwissenschaftliche Literatur, die Qualitätsindikatoren guter Versorgung („Framework for Quality Maternal and Newborn care", Renfrew et al. 2014) und öffentlich zugängliche reale Fälle bzw. Narrative von Frauen wurden für eine kategoriengeleitete Analyse und Ableitung bildender Inhalte im Sinne einer „Bedingungs- und einer Realanalyse" (Greb 2010, S. 125) gebündelt (vgl. Hochschule Osnabrück 2021). In mehreren dialektisch angelegten Reflexionsprozessen und Diskursen konnten

Verbindungen und Schnittstellen der Kategorien des Strukturgitters zum Subjekt- und Systembezug des beruflichen Hebammenhandelns (vgl. Greb 2009, S. 24 f., 32 ff.) für die zentralen Versorgungsbereiche Schwangerschaft, Geburt und Wochenbett (Physiologie und Pathologie) erfahrbar gemacht werden, um durch die sich anschließende „didaktische Transformation" (Greb/Fuhlendorf 2013, S. 93) der Erkenntnisse modulspezifische „Bildungsgehalte" (ebd.) als „[…] das Wesen einer Sache, das sich dem Lernenden in der bildenden Begegnung erschließt" (ebd., S. 113 f.), zu generieren (vgl. Hochschule Osnabrück 2021). Im Kontext der bestehenden Abhängigkeiten und wechselseitigen Bestimmungen zwischen den einzelnen Perspektiven (des Individuums, der Interaktion zwischen Individuum und Hebamme sowie der Institution) und den Ebenen beruflichen Handelns (der fachinhaltlichen Sachebene, der Ebene des konkreten Hebammenhandelns und der Ebene der verschiedenen Settings der Hebammenarbeit innerhalb des Gesundheitswesens) (vgl. Greb 2009, S. 24 f., 32 ff.; Greb 2010, S. 128 ff.) erschlossen sich zentrale „Schlüsselprobleme" und „objektive Widersprüche", die innerhalb beruflicher (Aus-)Bildungsprozesse in einen kritisch-reflexiven Diskurs gebracht werden müssen (vgl. Greb/Fuhlendorf 2013, S. 92 ff.). Die daraus ersichtlichen Spannungsfelder („Antinomien") (Walter 2015, S. 196) wurden gemeinsam mit den jeweiligen fachwissenschaftlichen Inhalten in die einzelnen Theorie- und Praxismodule integriert und somit curricular im Studium verankert – sowohl innerhalb der jeweiligen Modulinhalte als auch in der Erarbeitung der modulspezifischen kompetenzorientierten Lehr-Lernziele (Learning Outcomes.) (vgl. Hochschule Osnabrück 2021).

Für die Umsetzung des Curriculums im Studium bedeutet dies:

> „Ziel der Auseinandersetzung ist eine Sensibilisierung für die zentrale Bedeutung der Antinomien für die Professionalität, das Aufdecken und Reflektieren typischer individueller und kollektiver Reaktionsmuster auf Antinomien sowie das Entwerfen von Handlungsalternativen" (Walter 2015, S. 196).

Um vor dem Hintergrund der aufgezeigten komplexen Dimensionen und Herausforderungen die vielfältige und ebenso komplexe Kompetenzentwicklung der Studierenden schrittweise und gezielt zu fördern, besitzt die Struktur des Studiums eine komplexitätssteigernde Logik (vom „einfachen" zum „komplexen") für den gesamten Studienverlauf. Diese verdeutlicht sich sowohl in den fachwissenschaftlichen Anforderungen („von der Physiologie zur Pathologie"), bezogen auf den Fokus der Betreuung („von der Versorgung der Frau zur Versorgung der Familie"), das Setting der Betreuung („vom Kreißsaal zu den verschiedenen aktuellen und zu neuen Handlungsfeldern") und hinsichtlich der Dimensionen intra- und interdisziplinärer Versorgungsstrukturen („von der autonomen

Hebammenarbeit zur Interdisziplinarität") als auch bezogen auf methodische Elemente der Lernprozesse („von Lernaufgaben zu forschungsbezogenem Lernen") (vgl. Klätte et al. 2023; Hochschule Osnabrück 2021).

Vor diesem Hintergrund sind Praxisanleitende in der Berufspraxis gefordert, eine Bereitschaft zur Auseinandersetzung mit den curricularen Dimensionen zu entwickeln, komplexe Zusammenhänge zu analysieren und sich auf die kompetenzorientierten, teils auch reglementierten, Praxismodule einzulassen. In Bezug auf das in Teilen durchaus nachzuvollziehende Verwertungsinteresse der Praxis ist eine Haltung vorauszusetzen, die Studierende primär als Lernende begreift und neben der Entwicklung der Beschäftigungsfähigkeit mit der entsprechenden beruflichen Handlungskompetenz auch die Persönlichkeitsentwicklung gezielt unterstützt (vgl. Bartosch 2019).

Wie lassen sich diese Erkenntnisse nun für die konkrete Ausgestaltung des Studiums in Bezug auf Kooperations- und Netzwerkstrukturen nutzen?

4 Lernortkooperation im Sinne eines Theorie-Praxis-Theorie-Transfers im Studium

Im Rahmen der vielfältigen analytischen Prozesse in den curricularen Arbeitsprozessen mit der „Kategorialanalyse" nach Greb hat sich vor allem die Bedeutung von zielgerichteten kritisch-reflexiven Prozessen sowie der Fähigkeit zur Perspektivenbeweglichkeit gestärkt. Daraus resultiert ein Grundverständnis von Kooperation, das aktive und konstruktive Austauschprozesse sowie eine Offenheit gegenüber den verschiedenen Perspektiven, Potenzialen und etwaigen Barrieren der Lernorte fokussiert. Die zwei unterschiedlichen „Handlungslogiken" von Hochschule und Berufspraxis (vgl. u. a. Baumhauer 2017; Baumhauer 2018) und die damit einhergehenden divergierenden Blickwinkel und Leitziele (vgl. Pätzold 2003, S. 72) sind nicht auflösbar. Aber es lassen sich „Brücken bauen" (Fischer 2024, S. 46), die den Lernenden die unterschiedlichen Wege des Zugangs zu relevanten beruflichen (Lern-)Themen aufzeigen sollen. Für die Lernenden ist es notwendig, das Zusammenspiel von Theorie und Praxis lernortübergreifend zu verdeutlichen, auch vor dem Hintergrund eines gemeinsamen Bildungsauftrages von Hochschule und Praxisort. Zudem lassen sich die Bereiche Theorie und Praxis nicht isoliert einem Lernort zuordnen (vgl. Pätzold 2003, S. 69 ff.). In der Praxis sind theoretische wissenschaftliche Erkenntnisse für die Berufsausübung grundlegend notwendig; diese werden dort im Rahmen der Umsetzung im Betreuungsprozess zum Teil kontrovers diskutiert. In der Theorie ist ein „situiertes und handlungsorientiertes Lehren und Lernen" (Pätzold 2003, S. 74) ebenso bedeutsam wie der fallbezogene Transfer für das Verstehen und die Kompetenzentwicklung. Ein

Zusammenspiel der Lernorte ist somit nicht nur intendiert, sondern sinnvoll (vgl. Bohrer 2023, S. 31). Es geht bei der Lernortkooperation also nicht um das „Überhaupt“, sondern insbesondere um das „Wie“.

Ergänzend wird der Austausch zwischen diesen beiden Lernorten sowohl formell als auch informell direkt über die Studierenden transportiert. Sie übernehmen hier eine aktive Rolle. Es ergeben sich Synergien, indem die Studierenden die Erkenntnisse aus dem Studium in das berufliche Handlungsfeld einbringen bzw. gezielt in Praxisanleitungssituationen anwenden und Vorgehensweisen in der Praxis kritisch hinterfragen. Zugleich spiegeln sie ihre Praxiserfahrungen zurück in die Hochschule, sodass hier die Umsetzung wissenschaftlicher Erkenntnisse, praktische Bezüge und Handlungsalternativen deutlich werden und für die Theorie genutzt werden können.

Mehrere studentische Forschungsarbeiten im Studiengang „Midwifery (B. Sc.)“ der Hochschule Osnabrück haben sich im zeitlichen Verlauf des Akademisierungsprozesses und der Reformierung des Hebammengesetzes mit verschiedenen Themen rund um die berufspraktische Ausbildung beschäftigt. Unabhängig der jeweiligen konkreten thematischen Perspektive der qualitativen und quantitativen Untersuchungen zeigt sich für eine konstruktive Gestaltung der Kooperation zwischen den Lernorten die Etablierung respektvoller Kommunikations- und Interaktionsstrukturen und -prozesse auf der Basis eines einheitlichen Verständnisses als zentral bedeutsam (vgl. Wiegard 2019; Luks 2020; Drees 2023). Praxisanleitung und Praxisbegleitung wird darin eine verbindende Rolle zugeschrieben, für deren lern- und kompetenzförderliche Gestaltung es jedoch der Klarheit und Transparenz über Aufgaben, Erwartungen, Verantwortungsbereiche, Strukturen und Absprachen sowie Orientierung bietender Konzepte bedarf. Zudem weisen die Erkenntnisse darauf hin, dass in der Berufspraxis verschiedene Potenziale wie beispielsweise Offenheit für den kollegialen Austausch und für fachliche Diskurse sowie ein Bewusstsein über die Bedeutung von Reflexionsprozessen vorhanden sind. Ein Anschluss an diese Potenziale erscheint unabdingbar, wofür es jedoch ein Wissen und eine gegenseitige Anerkennung der jeweils bestehenden Perspektiven und Gegebenheiten bedarf (vgl. ebd.; vgl. Drees/Hellmers/Klätte 2023). Die innerhalb der Entwicklung des primärqualifizierenden Studiengangs „Hebammenwissenschaft (B. Sc.)“ an der Hochschule Osnabrück entstandenen Kooperationsformen (siehe Abbildung 2) haben das Ziel, den Theorie-Praxis-Theorie-Transfer im Kontext der Ermöglichung einer schrittweisen und individuellen Kompetenzentwicklung der Studierenden zu fördern. Hierbei soll ein didaktisch-methodisch und bildungstheoretisch begründetes Kooperationsverständnis zwischen der Hochschule und der verantwortlichen Praxiseinrichtung die Grundlage bilden, das auch strukturell verankert wird (vgl. Pätzold 2003, S. 76).

Abb. 2: Darstellung der Perspektiven und Elemente der Lernortkooperation im Studium (Eigendarstellung)

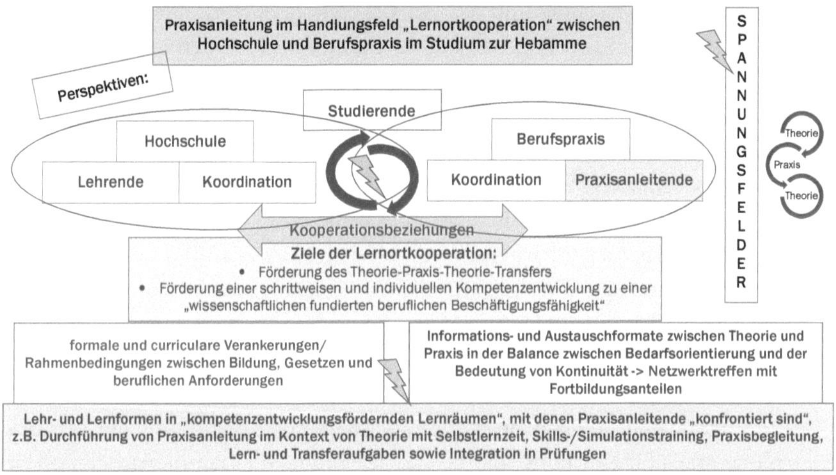
Praxisanleitung im Handlungsfeld „Lernortkooperation" zwischen Hochschule und Berufspraxis im Studium zur Hebamme
Perspektiven:
Studierende
Hochschule
Berufspraxis
Lehrende
Koordination
Koordination
Praxisanleitende
Kooperationsbeziehungen
Ziele der Lernortkooperation:
• Förderung des Theorie-Praxis-Theorie-Transfers
• Förderung einer schrittweisen und individuellen Kompetenzentwicklung zu einer „wissenschaftlichen fundierten beruflichen Beschäftigungsfähigkeit"
SPANNUNGSFELDER
Theorie
Praxis
Theorie
formale und curriculare Verankerungen/ Rahmenbedingungen zwischen Bildung, Gesetzen und beruflichen Anforderungen
Informations- und Austauschformate zwischen Theorie und Praxis in der Balance zwischen Bedarfsorientierung und der Bedeutung von Kontinuität -> Netzwerktreffen mit Fortbildungsanteilen
Lehr- und Lernformen in „kompetenzentwicklungsfördernden Lernräumen", mit denen Praxisanleitende „konfrontiert sind", z.B. Durchführung von Praxisanleitung im Kontext von Theorie mit Selbstlernzeit, Skills-/Simulationstraining, Praxisbegleitung, Lern- und Transferaufgaben sowie Integration in Prüfungen

Für die Etablierung von Lernräumen für die Studierenden, die sowohl das Lernen in der Theorie, im Skills- und Simulationslabor als auch das Lernen in der Praxis auf der Basis wissenschaftlicher Theorie und Methodik unterstützen, bestehen somit unterschiedliche Netzwerkstrukturen, die den Lernprozess flankieren, z. B. in Form von

- Lern- und Transferaufgaben für jedes Praxismodul zur Verbindung des theoretischen und berufspraktischen Lernens, die auch im Rahmen der hochschulischen Praxisbegleitung aufgegriffen werden.
- Beteiligung der Praxisanleitenden an der staatlichen Prüfung.
- einer curricularen Verankerung von Reflexions- und Transferseminaren für die Studierenden nach jeder Praxisphase.
- strukturellen neuen Stellenprofilen z. B. die Einrichtung einer Stelle zur Praxiskoordination in der Hochschule und die Etablierung einer pädagogischen Ausbildungsleitung in der Praxis.
- Strukturen der Ermöglichung eines kollegialen bedarfsorientierten und kontinuierlichen Austauschs zwischen allen Beteiligten
  - auf der Ebene von Netzwerktreffen zwischen den beteiligten Personen aus der Hochschule und den Praxisanleitenden im Sinne einer gemeinsamen Lehr-Lernpartnerschaft
  - Hospitationen im Skills- und Simulationslabor für die Praxisanleitenden
  - perspektivisch anhand der Gründung eines Koordinierungsrates mit Beteiligten aus Führungspositionen aus der Praxis und aus der Hochschule für eine gemeinsame Weiterentwicklung des Studiengangs im Sinne des Qualitätsmanagements (lernortübergreifende Gremien).

Über die Praxiskoordinationsstelle, die pädagogische Ausbildungsleitung sowie durch die regelmäßigen Netzwerktreffen zwischen den Lehrenden und Koordinator:innen der Hochschule und den Praxisanleitenden verbinden sich die Perspektiven von Lehrenden, Praxisanleitenden und Studierenden in Bezug auf die unterschiedlichen lernprozessbezogenen Ebenen und Aufgaben und im Kontext der jeweiligen Rahmenbedingungen der einzelnen Praxiseinrichtungen. Innerhalb der Netzwerktreffen besteht jedoch nicht nur ein Raum zum „formalen Informationsaustausch", sondern es wurde zudem das Angebot geschaffen, über methodisch-didaktisch aufbereitete Impulse gemeinsam an fach- und bezugswissenschaftlichen Themen zu arbeiten (vgl. Fischer 2014, S. 138). Diese gemeinsame Arbeit soll einerseits Synergien für die Gestaltung von Praxisanleitungen und die Entwicklung einer gemeinsamen Sprache und Haltung schaffen; andererseits unterstützt sie die Praxisanleitenden auch in der Erfüllung ihrer berufspädagogischen Fortbildungspflicht.

Die aufgezeigten Möglichkeiten zur systematischen Kooperation der Lernorte bieten Potentiale für eine konstruktive und verbindliche Zusammenarbeit und ein gemeinsames Verständnis der Lernprozesse von Studierenden. Sie dienen dem gemeinsamen Ziel, die Studierenden bestmöglich zu fördern. Gleichzeitig erfordern sie ein kontinuierliches Bemühen um eine Aufrechterhaltung und weitere Etablierung, auch vor dem Hintergrund von stetigen Veränderungen und sich ergebenden Herausforderungen sowie derzeit knappen personellen Ressourcen.

Neben den bereits skizzierten Spannungsfeldern zu den unterschiedlichen Systemlogiken und Anforderungen der Lernorte sind ebenso auf der operativen Ebene sich stetig ergebende Fragen von Bedeutung, z. B. zu datenschutzrechtlichen Erfordernissen in Bezug auf den Austausch über individuelle Lernprozesse der Studierenden, zu den unterschiedlichen behördlichen bzw. ministeriellen Zuständigkeiten und den damit verbundenen erforderlichen Abstimmungsprozessen (Wissenschaftsministerium und Gesundheits- bzw. Sozialministerium) sowie zu den differenzierten Ebenen der Verantwortlichkeiten der Hochschule und der Praxiseinrichtung.

Kontinuierliche Kommunikations- und Reflexionsprozesse sind in diesen Kontexten als zentral anzusehen, um eine Balance für eine konstruktive Lernortkooperation zu erreichen, die beiden Lernorten eine gewisse Autonomie zuerkennt, ohne die formalen Vorgaben zu missachten oder das gemeinsame Ziel aus den Augen zu verlieren. Wissenschaftliches Studium und Berufsbildung sollten nicht miteinander konkurrieren, sondern aufeinander abgestimmt sein. So kann eine Kultur entstehen, die auf Vertrauen basiert, verbindliche Absprachen integriert, gegenseitig die Kompetenzbereiche wertschätzt und eine echte gelebte Zusammenarbeit intendiert. Über das „Informieren" und „Abstimmen" hinaus kann im Laufe des Prozesses ein „Zusammenwirken" der Beteiligten aus der Theorie und aus der Praxis wachsen, das ausgerichtet an berufspädagogischen Grundsätzen kooperative Absichten verfolgt (vgl. Pätzold 2003, S. 72). Zur Überwindung der Gegensätzlichkeiten können die Chancen und Potenziale in den Vordergrund treten und eine aktive Gestaltung durch alle Beteiligten erfolgen.

5 Ausblick

Inwieweit Chancen und Potenziale aktiv und gezielt genutzt werden, hängt entscheidend davon ab, ob alle an den komplexen Bildungsprozessen Beteiligten die Möglichkeit haben, diese im beruflichen Alltag wahrzunehmen, zu reflektieren und Handlungsansätze zu initiieren. Es wird entscheidend sein, welche Synergien sich durch gezielte kooperative Strukturen in den einzelnen Lernorten und zwischen allen Beteiligten, einschließlich der Studierenden, entwickeln. Im Sinne eines dialektischen Verhältnisses können dadurch Impulse für die Veränderungen von Rahmenbedingungen gesetzt und Ressourcen gezielter genutzt und erweitert werden.

Mit Blick in die Zukunft erscheinen die Fragen bedeutsam, wie sich die lernortkooperativen Strukturen im Spannungsfeld zwischen Kontinuität und Veränderungsnotwendigkeit zukunftsorientiert weiter gestalten lassen und inwieweit Lern- und Bildungsangebote die Praxisanleiter:innen in ihrer Kompetenzentwicklung für die Bewältigung der sich stetig verändernden Anforderungen und Bedarfe wirksam und nachhaltig unterstützen können.

Für die Etablierung und Konsolidierung einer stabilen und verbindlichen „Lehr-Lernpartnerschaft" ist die Perspektivenvielfalt und -beweglichkeit aller Beteiligten der Lernorte Theorie und Praxis sowie der Studierenden bedeutsam. Somit können sich individuelle, strukturelle und systemische Ebenen miteinander verbinden, denn es erscheint unverändert, dass „ein systemisches Denken wichtiger geworden [ist] als je zuvor, weil eine wachsende Komplexität uns zu überwältigen droht" (Senge 2011, S. 86).

Literatur

Anselmann, Veronika/Bohn, Benjamin/Strupeit, Steve (2022): Praxisanleitende in der Pflege. Evaluation einer Weiterbildung. In: Pädagogik der Gesundheitsberufe (2), S. 76–82. DOI: 10293.000/30000-12108

Arnold, Rolf (2015): Bildung nach Bologna! Die Anregungen der europäischen Hochschulreform. Wiesbaden: Springer Fachmedien. DOI 10.1007/978-3-658-08978-8

Arnold, Rolf/Erpenbeck, John (2019): Wissen ist keine Kompetenz. Dialoge zur Kompetenzreifung. 4., unveränderte Auflage. Baltmannsweiler: Schneider Hohengehren.

Bartosch, Ulrich (2019): Hochschulbildung mit Kompetenz. Eine Handreichung zum Qualifikationsrahmen für deutsche Hochschulabschlüsse (HQR). Unter Mitwirkung von Ann-Kathrin Grygar. Online: https://www.hrk.de/fileadmin/redaktion/hrk/02-Dokumente/02-03-Studium/02-03-02-Qualifikationsrah-men/HQR_Handreichung_241019_final_ohne_HRK.pdf (Abruf: 11.01.2021).

Baumhauer, Maren (2017): Berufsbezug und Wissenschaftsorientierung. Grundzüge einer Didaktik wissenschaftlich reflektierter (Berufs-)Praxis im Kontext der Hochschulweiterbildung. Detmold: Eusl-Verlagsgesellschaft.

Baumhauer, Maren (2018): Weiterbildung an Hochschulen im Spannungsfeld von Berufsbezug und Wissenschaftsorientierung. In: Berufs- und Wirtschaftspädagogik online – bwp@ Ausgabe Nr. 34.
Bode, Annika/Bauer, Nicola/Hellmers, Claudia (2016): Arbeitszufriedenheit von Hebammen im Kreißsaal. In: Die Hebamme (29), S. 118–123.
Bohrer, Annerose (2013): In der Praxis lernen. Empirische Ergebnisse zum informellen Lernen in der praktischen Pflegeausbildung. In: PADUA, 8 (2), S. 85–93.
Bohrer, Annerose (2023): Betriebliches Lernen und Lernortkooperation. Potenziale und Anforderungen aus der Perspektive der Pflegedidaktik. In: Gahlen-Hoops, Wolfgang von/Genz, Katharina (Hrsg.): Pflegedidaktik im Überblick. Zwischen Transformation und Diffusion. Bielefeld: Transcript, S. 27–48.
Bönig, Kristina (2020a): Bestehende Hebammenkompetenzprofile. Eine Übersicht. Hochschule Osnabrück. Unveröffentlichtes internes Papier.
Bönig, Kristina (2020b): Versorgungsbereiche von Hebammen. Hochschule Osnabrück. Unveröffentlichtes internes Papier.
Dehnbostel, Peter (2016): Informelles Lernen in der betrieblichen Bildungsarbeit. In: Rohs, Matthias (Hrsg.): Handbuch Informelles Lernen. Wiesbaden: Springer Reference Sozialwissenschaften. DOI 10.1007/978-3-658-05953-8_41 (Abruf: 12.12.2024)
Dehnbostel, Peter (2020): Erfahrungslernen mit organisiertem Lernen verbinden. In: Weiterbildung (1), S. 19–21.
Drees, Alexandra (2023): Die Durchführung von Reflexionsprozessen im Rahmen des berufspraktischen Teils der akademischen Qualifikation zur Hebamme. Unveröffentlichte Bachelorarbeit. Hochschule Osnabrück.
Drees, Alexandra/Hellmers, Claudia/Klätte, Andrea (2023): Berufspraxis im Hebammenstudium. Reflexionsprozesse verinnerlichen. In: Deutsche Hebammenzeitschrift 75 (12), S. 82–86.
Erpenbeck, John/Sauter, Werner (2013): So werden wir lernen! Kompetenzentwicklung in einer Welt fühlender Computer, kluger Wolken und sinnsuchender Netze. Berlin und Heidelberg: Springer.
Fischer, Cordula (2024): Vernetzung von Theorie und Praxis. In: Agel, Lena (Hrsg.): Praxisanleitung im Hebammenstudium. Stuttgart: Thieme, S. 42–56.
Fischer, Renate (2014): Gemeinsam geht's besser. Die Bedeutung der Lernortkooperation für berufliche Identitätsentwicklung in der Gesundheits- und Krankenpflege. In: PADUA 9 (3), S. 131–138.
Gerholz, Karl-Heinz/Sloane, Peter F. E. (2008): Der Bolognaprozess aus curricularer und hochschuldidaktischer Perspektive – Eine Kontrastierung von beruflicher Bildung und Hochschulbildung auf der Bachelor-Stufe. In: Berufs- und Wirtschaftspädagogik online. Ausgabe Nr. 14, S. 1–24.
Gerholz, Karl-Heinz/Sloane, Peter F. E. (2011): Lernfelder als universitäres Curriculum? – Eine hochschuldidaktische Adaption. In: Berufs- und Wirtschaftspädagogik online. Ausgabe Nr. 20, S. 1–23.
Greb, Ulrike (2009): Der Strukturgitteransatz in der Pflegedidaktik. In: Olbrich, Christa (Hrsg.): Modelle der Pflegedidaktik. München: Elsevier GmbH, Urban & Fischer, S. 23–43.
Greb, Ulrike (2010): Die Pflegedidaktische Kategorialanalyse. In: Ertl-Schmuck, Roswitha/Fichtmüller, Franziska (Hrsg.): Theorien und Modelle der Pflegedidaktik. Eine Einführung. Weinheim und München: Juventa, S. 124–157.
Greb, Ulrike/Fuhlendorf, Anke (2013): Hochschuldidaktik – ein Exempel. In: Ertl-Schmuck, Roswitha/Greb, Ulrike (Hrsg.): Pflegedidaktische Handlungsfelder. Weinheim und Basel: Beltz Juventa, S. 90–123.
HebG (2019): Gesetz zur Reform der Hebammenausbildung und zur Änderung des Fünften Buches Sozialgesetzbuch vom 22. November 2019 (HebRefG). Gesetz über das Studium und den Beruf von Hebammen (Hebammengesetz-HebG). https://www.bgbl.de/xaver/bgbl/start.xav?startbk=Bundesanzeiger_BGBl&start=//*[@attr_id=%27bgbl119s1759.pdf%27]#__bgbl__%2F%2F*%5B%40attr_id%3D%27bgbl119s1759.pdf%27%5D__1579253646369 (Abruf: 13.05.2024).
HebStPrV (2020): Studien- und Prüfungsverordnung für Hebammen vom 8. Januar 2020 (BGBl. I S. 39), die durch Artikel 6 des Gesetzes vom 12. Dezember 2023 (BGBl. 2023 I Nr. 359) geändert worden ist. https://www.gesetze-im-internet.de/hebstprv/BJNR003900020.html (Abruf: 13.05.2024).
Hellmers, Claudia (2002): Praxisanleitung in der Hebammenausbildung. Handlungsempfehlungen für Hebammen. Aachen: Shaker.

Hellmers, Claudia/Lisner, Wiebke (2013): Bachelor-Hebammen: willkommene Kolleginnen in der Praxis? In: Hebammenforum (4). S. 308–311.
Hochschule Osnabrück – AG Hebammenwissenschaft (2021): Präambel – Modulhandbuch zum Studiengang „Hebammenwissenschaft (B. Sc.)".
HRK – Hochschulrektorenkonferenz (2017): Primärqualifizierende Studiengänge in Pflege-, Therapie- und Hebammenwissenschaften. Entschließung der 23. Mitgliederversammlung der HRK am 14. November 2017 in Potsdam.
Kersting, Karin (2011): Vom empathischen Bildungsanspruch und seiner Unterwanderung: Berufliche Hochschulbildung und Professionalisierung der Pflegeberufe vor dem Hintergrund der Kältestudien. In: Ethik und Gesellschaft. Ausgabe 1, S. 1–29.
Kersting, Karin (2016): Die Theorie des Coolout und ihre Bedeutung für die Pflegeausbildung. Frankfurt am Main: Mabuse.
Klätte, Andrea/Niessen, Karin/Hellmers, Claudia/Groß, Verena/Baumgarth, Helene (2023): Entwicklung des Studiengangs Hebammenwissenschaft (B. Sc.) an der Hochschule Osnabrück. Wissenschaftliches Poster anlässlich der Einweihung des Skills- und Simulationslabor und der Eröffnung des Studiengangs Hebammenwissenschaft. Hochschule Osnabrück. Unveröffentlicht.
KMK – Kultusministerkonferenz (2017a): Musterrechtsverordnung gemäß Artikel 4 Absätze 1-4 Studienakkreditierungsstaatsvertrag der Kultusministerkonferenz vom 07.12.2017.
KMK – Kultusministerkonferenz (2017b): Qualifikationsrahmen für deutsche Hochschulabschlüsse vom 16.02.2017.
Leiber, Theodor (2016): Persönlichkeitsentwicklung als elementares Bildungsziel. Methodische Optionen der Umsetzung und Bewertung im Hochschulbereich. In: Die Hochschullehre. Interdisziplinäre Zeitschrift für Studium und Lehre. Jahrgang 2, S. 1–21.
Leibig, Armin/Sahmel, Karl-Heinz (2019): Methodische Kompetenzen von PraxisanleiterInnen für die hochschulische Ausbildung. In: PADUA, 14 (1), S. 7–12.
Luks, Nele (2021): Praxisanleitung und Praxisbegleitung im Rahmen der akademischen Qualifikation zur Hebamme. Unveröffentlichte Bachelorarbeit. Hochschule Osnabrück.
Mössinger, Clara/Weigl, Matthias/Sayn-Wittgenstein, Friederike zu (2019): Stress bei der Arbeit – Warum freiberufliche Hebammen in Bayern die Geburtshilfe aufgeben: Eine Querschnittsstudie. In: GMS Zeitschrift für Hebammenwissenschaft, Vol. 6, S. 1–7.
Pätzold, Günter (2003): Lernfelder – Lernortkooperationen. Neugestaltung beruflicher Bildung (Dortmunder Beiträge zur Pädagogik; 30). Bochum: Projekt. DOI: 10.25656/01:1895
Quernheim, German (2019): „Ist doch eh alles das Gleiche, oder?!" Praxisanleitung für Schüler_innen und Studierende. In: PADUA, 14 (1), S. 35–41.
Reinmann, Gabi (2016): Gestaltung akademischer Lehre: semantische Klärungen und theoretische Impulse zwischen Problem- und Forschungsorientierung. In: ZFHE Vol. 11 (5), S. 225–244.
Renfrew, Marie Josephine/McFadden, Alison/Bastos, Maria Helena/Campbell, James/Channon, Andrew/Fen Cheung, Ngai/Delage Silva, Deborah/Downe, Soo/Powell Kennedy, Holly/Malata, Address/McCormick, Felicia/Wick, Laura/Declercq, Eugene (2014): Midwifery and 13 quality care: findings from a new evidence informed framework for maternal and newborn care. The Lancet Series, Midwifery 1, Vol. 384.
Sayn-Wittgenstein, Friederike zu (2007): Geburtshilfe neu denken – Bericht zur Situation und Zukunft des Hebammenwesens in Deutschland. Bern: Hans Huber.
Schmidt, Richard/Wittek, Doris (2019): Reflexion und Kasuistik. Systematisierung kasuistischer Lehr-Lern-Formate und deren Zieldimension der Reflexion. In: HLZ (2), S. 29-44. https://doi.org/10.4119/hlz-2489
Schneider, Kordula/Kuckeland, Heidi/Hatziliadis, Myrofora (2019): Berufsfeldanalyse in der Pflege. Ausgangspunkt für die curriculare Entwicklung einer generalistisch ausgerichteten Pflegeausbildung. In: Zeitschrift für Berufs- und Wirtschaftspädagogik (1), S. 6–38.
Senge, Peter M. (2011): Die fünfte Disziplin. Kunst und Praxis der lernenden Organisation. Aus dem Amerikanischen von Maren Klostermann und Hans Freundl. 11. Völlig überarbeitete und aktualisierte Auflage. Stuttgart: Schäffer-Poeschel.
Sommer, Juana/Hepprich, Silvia/Tegethoff, Dorothea (2013): Kompetenzentwicklung in der Hebammenausbildung – zwei Studien. Working Paper No. 13-01. Berlin: Charité – Universitätsmedizin.
Thon, Christine (2016): Das Fenster zur Praxis. Fallarbeit aus der Perspektive von Studierenden. In: Hummrich, Merle/Hebenstreit, Astrid/Hinrichsen, Merle/Meier, Michael (Hrsg.): Was ist der

Fall? Kasuistik und das Verstehen pädagogischen Handelns. Wiesbaden: Springer Fachmedien, S. 81–95. DOI 10.1007/978-3-658-04340-7

Tschupke, Sandra/Meyer, Ingo (2020): Professionalisierung von Praxisanleitenden in der Pflege. Ein Fall für die wissenschaftliche Weiterbildung?! In: Zeitschrift Hochschule und Weiterbildung (2), S. 27-33. DOI: 10.25656/01:21365

Walter, Anja (2015): Die hochschuldidaktische Arbeit mit authentischen Fällen in berufsbegleitenden Studiengängen. In: Klages, Benjamin/Bonillo, Marion/Reinders, Stefan/Bohmeyer, Axel (Hrsg.): Gestaltungsraum Hochschullehre. Potenziale nicht-traditionell Studierender nutzen. Opladen-Berlin-Toronto: Budrich UniPress Ltd., S. 193–210.

Wiegard, Claudia (2019): Reflexion und Analyse der Hebammenausbildung im Kontext der Vorbereitung auf die Berufspraxis: eine qualitative Untersuchung zu Ressourcen und Optimierungspotentialen aus der Perspektive von Hebammen. Unveröffentlichte Bachelorarbeit. Hochschule Osnabrück.

Wildt, Johannes (2012): Praxisbezug in der Hochschulbildung – Herausforderung für Hochschulentwicklung und Hochschuldidaktik. In: Schubarth, Wilfried/Speck, Karsten/Seidel, Andreas/Gottmann, Corinna/Kamm, Caroline/Krohn, Maud (Hrsg.): Studium nach Bologna: Praxisbezüge stärken?! Praktika als Brücke zwischen Hochschule und Arbeitsmarkt. Wiesbaden: Springer Fachmedien. DOI: 10.1007/978-3-531-19122-5_18

WR – Wissenschaftsrat (2015): Empfehlungen zum Verhältnis von Hochschulbildung und Arbeitsmarkt. Zweiter Teil der Empfehlungen zur Qualifizierung von Fachkräften vor dem Hintergrund des demographischen Wandels. Drucksache 4925-15.

Zoege, Monika (2004): Die Professionalisierung des Hebammenberufs. Anforderungen an die Ausbildung. Bern u. a.: Hans Huber.

Gestaltung einer integrativ-lernerzentrierten Lernortkooperation im Pflegestudium

Renate Heese

1 Einleitung

Die Lernortkooperation und ihre Organisation sind im spezifischen Format eines dualen, primärqualifizierenden Pflegestudiengangs, der generalistisch ausgerichtet ist, die zentralen Herausforderungen (vgl. Hill/Wallor/Dauer 2022). Im Pflegestudium[1] werden das theoretische Wissen und die praktischen Kompetenzen für die Ausübung und Weiterentwicklung des Pflegeberufs an den verschiedenen Lernorten, d. h. in der Pflegepraxis sowie an der Hochschule erworben und die Entwicklung der beruflichen Identität gefördert. Der Studiengang mündet in einen Doppelabschluss: in einen akademischen Grad und in die Berufszulassung als Pflegefachfrau/-mann. Das Pflegestudium schließt somit an das traditionelle Verständnis der Lernortkooperation an. Diese ist originär im dualen System der beruflichen Bildung und der Berufspädagogik verankert und steht für die Verknüpfung des schulischen und betrieblichen Lernens. Lernortkooperation wird entsprechend als Erfolgsfaktor für die Qualität der Ausbildung in der beruflichen Bildung gewertet (u. a. Seufert 2023; Löwenstein 2022; Schley 2022; Seufert/Guggemos 2021; Dehnbostel 2020). Die berufspädagogische Diskussion zur Lernortkooperation weist eine lange Entwicklungsgeschichte auf, die bis in die 1970er Jahre zurückreicht (vgl. Tippelt/Reich-Claasen 2010). Handelt es sich also um eine unendliche Geschichte, wie Euler (2004) in einem Artikel titelt, an die dieser Beitrag zur Lernortkooperation im Pflegestudium anknüpft? Oder erlebt die Lernortkooperation aktuell eine Renaissance (vgl. Schley 2022), die sich im Pflegestudium etwa in der Neustrukturierung der Pflegeausbildung (01.01.2020) zeigt, im Studienstärkungsgesetz (01.01.2024) und in der Digitalisierung der Hochschullehre und Pflegepraxis sowie in der digitalen Transformation aller Gesellschaftsbereiche[2] (Seufert 2022; Seufert/Guggemos 2021; Seufert et al. 2019)? Die Digitalisierung der Hochschullehre (Seufert/Guggemos 2020) und der Pflegepraxis (vgl. u. a. Rakow 2022; DVPMG 2020; Mohr et al. 2020; Horvath 2019; Kubek 2019) bewirken scheinbar eine starke Ausdifferenzierung und

1 Im Beitrag wird der Begriff Pflegestudium für das duale primärqualifizierende generalistisch ausgerichtete Pflegestudium verwendet.

2 Die digitale Transformation bezieht sich nach Seufert/Guggemos (2021) auf weitreichende Veränderungsprozesse in sämtlichen Gesellschaftsbereichen. Treiber ist hierbei insbesondere die Künstliche Intelligenz (KI).

Pluralisierung der Lernorte und in Folge auch die Aufhebung der Dualität (vgl. u. a. Seufert 2023; Seufert/Guggemos 2021; Dehnbostel 2020). Im Kontext der digitalen Veränderungsdynamik entwickelt sich zudem ein neues Verständnis des Lernortbegriffs und der Lernortkooperation.

Mit der lerntheoretischen und soziokulturellen Perspektive auf die School-Workplace-Connectivity (u. a. Seufert 2021; Aprea/Sappa 2015; Stenström/Tynjälä 2009) richtet sich der Fokus der aktuellen Diskussion und Forschung zur Lernortkooperation auf die Integration des lernortbezogenen Wissens. Der Lernende wird selbst zum integrativen Element der Lernortkooperation. Integration ist auch in der pflegedidaktischen Diskussion ein wesentliches Element des Lernortkonzepts und der Lernortkooperation neben der pädagogisch-didaktischen Differenzierung der Lernorte (vgl. Unger 2013).

Wie gelingt die Konnektivität zwischen Theorie und Praxis, zwischen abstraktem Denken und praktischem Handeln sowie zwischen der Entwicklung überfachlicher und fachlicher Kompetenzen im Pflegestudium (vgl. Stenström/Tynjälä 2009) und welchen Beitrag kann die Pflegedidaktik leisten? Die Forschungsbefunde zur Lernortkooperation zeichnen ein eher ernüchterndes Bild (vgl. Seufert/Guggemos 2021)[3], weshalb Fragen zur Lernortkooperation eher kritisch zu stellen sind. Methodisch analysiert dieser Beitrag anhand ausgewählter Arbeiten, die bereits in großer Zahl vorliegen (vgl. u. a. Seufert 2023; Wochnik et al. 2022; Dauer 2022; Ertl-Schmuck 2013; Unger 2013; Fichtmüller/Walter 2007; Landwehr 2002), in einem ersten Schritt die aktuelle Diskussion zu Lernortkooperation und Lernorten und skizziert u. a. ein modernes Verständnis des Lernortbegriffs für ein Pflegestudium. Das integrativ-lernerzentrierte Modell fasst wesentliche Elemente und Einflussgrößen einer Lernortkooperation im Pflegestudium zusammen. In einem zweiten Schritt werden auf Basis der Analyse und des Modellentwurfs didaktisch-methodische und digitale Gestaltungsformate einer Lernortkooperation vorgeschlagen und dabei pflegedidaktische Ansätze berücksichtigt. Der Beitrag schließt mit einer kritischen Reflexion zur aktuellen Diskussion.

2 Lernorte als Lern- und Erfahrungsräume

Im Format des dualen, primärqualifizierenden Pflegestudiums ist der Lernortbegriff die zentrale, didaktische Kategorie. Er ermöglicht nach Unger (2013) weiterführende Überlegungen darüber, welche Lernorte im Pflegestudium eine Rolle spielen, welche pädagogische Funktion sie einnehmen und welche Besonderheiten sie bei der Aneignung des handlungsrelevanten pflegebezogenen

3 Seufert/Guggemos (2021) beziehen sich hier auf Befunde von Pätzold/Walden (1995) und Euler (2004; 2015) sowie auf den „School-Workplace Connectivity" (Aprea/Sappa/Tenberg 2020; Stenström/Tynjälä 2009)

Wissens haben. Eine erste systematische Auseinandersetzung mit dem Lernortbegriff fand in Deutschland in der Erwachsenenbildung seit den 1970er Jahren statt (vgl. Tippelt/Reich-Claassen 2010). Die Pflegepädagogik begann sich erst etwa Ende der neunziger Jahre mit dem Lernortbegriff intensiver zu beschäftigen. Einen ausführlichen Überblick hierzu gibt u. a. Unger (2013) in ihrem Aufsatz zur Lernortkooperation aus pflegedidaktischer Perspektive. Die berufspädagogische Debatte zum Lernortbegriff weist mit der Einführung des Begriffs durch den Deutschen Bildungsrat 1974 eine hohe Dynamik auf (vgl. u. a. Unger 2013; Tippelt/Reich-Claassen 2010). Damit verbunden sind sowohl eine Ausdifferenzierung und Pluralisierung der Lernorte als auch der Wandel des Lernortbegriffs. Zur besseren systematischen Darstellung der Entwicklung wird nachfolgend zwischen traditionellem und modernem Verständnis des Lernortbegriffs unterschieden.

2.1 Traditionelles Verständnis des Lernortbegriffs

Ausgehend vom dualen Berufsbildungssystem unterscheidet man in der Regel zwischen den klassischen Lernorten Schule und Betrieb einerseits und im Pflegestudium zwischen Hochschule und Pflegepraxis andererseits. Der Deutsche Bildungsrat (1974) erweiterte das duale Verständnis um die Lernorte Lernwerkstatt und Studio, das sich auf kreatives, ästhetisches und soziales Lernen ohne genaue Inhaltsbestimmung bezieht (vgl. Deutscher Bildungsrat 1974; Unger 2013). Der Lernortbegriff steht bisher für anerkannte Bildungsinstitutionen des öffentlichen Bildungswesens mit organisierten Lehr-Lernangeboten (vgl. Deutscher Bildungsrat 1974) und vorrangig formalem Lernen (vgl. Seufert 2021). Kennzeichnend für Lernorte ist, dass sie in der beruflichen Bildung von Erwachsenen mit dem expliziten bzw. impliziten Ziel des Lernens zeitlich begrenzt aufgesucht werden (vgl. Siebert 2006) und einen gewissen Grad an Pluralität aufweisen. Nach Euler (2015) können Betriebe und Schulen über mehrere Lernorte verfügen, etwa Seminarräume, Labore, Lernwerkstätten. Das Lernortverständnis im Pflegestudium ist im Anschluss an die berufspädagogisch geprägte Entwicklungsgeschichte des Begriffs aktuell noch stark durch das duale Denken Hochschule und Pflegepraxis geprägt und erfährt eine Erweiterung durch den Dritten Lernort (vgl. u. a. Unger 2013). Hiermit angesprochen sind Lernwerkstätten (ausführlich hierzu Ertl-Schmuck 2013), SkillsLabs oder komplexe Formen des Lernens wie Problemorientiertes Lernen (vgl. Landwehr 2002). Der Dritte Lernort steht in einem engen Kontakt mit den beiden Lernorten Praxis/Betrieb und Schule/Hochschule (vgl. Landwehr 2002) und ist diesen organisatorisch zugeordnet (vgl. Abb. 1). Die konstruktive Verbindung von Lern- und Anwendungssituation im Dritten Lernort ermöglicht eine besonders intensive und nachhaltige Form der Lernortkooperation (vgl. Unger 2013).

Implizites Lernen nimmt beim Lernen in der beruflichen Praxis eine besondere Rolle ein und wird im traditionellen Verständnis des Lernortbegriffs, der durch formales Lernen geprägt ist, kaum berücksichtigt. Die Freiheitsgrade für Lernende beim formalen Lernen sind gering, ebenso die Möglichkeit zur aktiven Beteiligung am Aneignungsprozess von Wissen (vgl. Abb. 1). Der im Zusammenhang mit dem Lernortbegriff und Lernortkooperation diskutierte Theorie-Praxis-Konflikt bzw. das Transfer-Problem resultiert aus der Trennung von Theorie/Schule und Praxis/Betrieb (vgl. Abb. 1). Die idealtypische Vorstellung vom Theorie-Praxis-Verhältnis geht zumeist von einer richtigen Reihenfolge des Lernens aus. Demnach wird zuerst in der Schule die Theorie (= explizites Wissen) gelernt und diese anschließend in der Praxis angewendet (vgl. Unger 2013; Fichtmüller/Walter 2007). Damit wird eine Vorstellung erkennbar, die einer Integration beider Wissensbereiche sowie einer gelingenden Lernortkooperation eher entgegensteht. Mit dem Theorie-Praxis- und Praxis-Theorie-verbindenden Ausbildungsauftrag des Dritten Lernorts (vgl. Landwehr 2002) wird diesem Denkmuster ansatzweise gegengesteuert.

2.2 Modernes Verständnis des Lernortbegriffs: Lern- und Erfahrungsraum

Ein neues Lernortverständnis mit stärkerer Ausdifferenzierung und Pluralisierung entwickelte sich in der Diskussion zum lebenslangen Lernen, zum Wandel der Lernkultur und der Kompetenzentwicklung (vgl. Seufert 2021; Tully 2004, 1994), zur Bedeutungszunahme des informellen und impliziten Lernens in der beruflichen Bildung (vgl. Tynjälä 2009; Griffiths/Guile 2004) und zur digitalen Transformation in allen Gesellschaftsbereichen (vgl. Seufert/Guggemos 2021). Die digital bedingte Veränderungsdynamik führt dazu, dass sich die Lernorte hinsichtlich Struktur und Qualität, Realitätsgrad (real, virtuell, hybrid) und Erfahrungs-, Wissens- und Lernformaten (Aprea/Sappa 2015; Stenström/Tynjälä 2009; Tynjälä 2009) unterscheiden. Dadurch gewinnt die räumliche Dimension des Lernortbegriffs, die bereits 1974 Bestandteil des Lernortkonzepts des Deutschen Bildungsrats war, an Bedeutung (vgl. Dehnbostel 2020). Infolge der Öffnung des Lernortbegriffs wird auch die Dualität aufgehoben (vgl. Abb. 1).

Die aktuelle Diskussion nimmt eine pädagogisch-didaktische sowie soziokulturelle Perspektive auf die School-Workplace-Connectivity ein (u. a. Seufert 2021; Aprea/Sappa 2015; Stenström/Tynjälä 2009). Die Lernenden und die Integration des lernortbezogenen Wissens stehen verstärkt im Fokus der aktuellen Diskussion und Forschung zu Lernortkooperation und Lernorten. Als Gestalter ihres Lernens fungieren die Lernenden selbst als integrativer Teil der Lernortkooperation. Sie eröffnen oder schließen für sich die vielfältigen Erfahrungs-,

Handlungs- oder Lernräume (vgl. Faulstich/Haberzeth 2010). Sie sind immer im Raum und gleichzeitig in der Zeit, also an Orten situiert (vgl. ebd.). Tynjälä (2009) unterscheidet zwischen zwei grundlegenden Wissensformen, dem theoretischen, d. h. formalen, expliziten Wissen am Lernort „Schule“ und dem praktischen, d. h. impliziten, intuitiven und einzelfallbezogenen Wissen am Lernort „Betrieb“ (vgl. ebd.). Zentral für die Integration beider Wissensformen sind nach Tynjälä (2009) Konnektivität und Transformation. Erstere bezieht sich auf Wissensformen, die früher getrennt waren und jetzt zusammengebracht werden, letztere hingegen bezieht sich auf die Veränderungen, die sich aus der Konnektivität ergeben (vgl. Tynjäla 2009).

Abb. 1: Vergleich traditionelles vs. modernes Verständnis von Lernorten im dualen Pflegestudium (eigene Darstellung in Anlehnung an einen Modellentwurf von Seufert 2022; Seufert/Guggemos 2021)

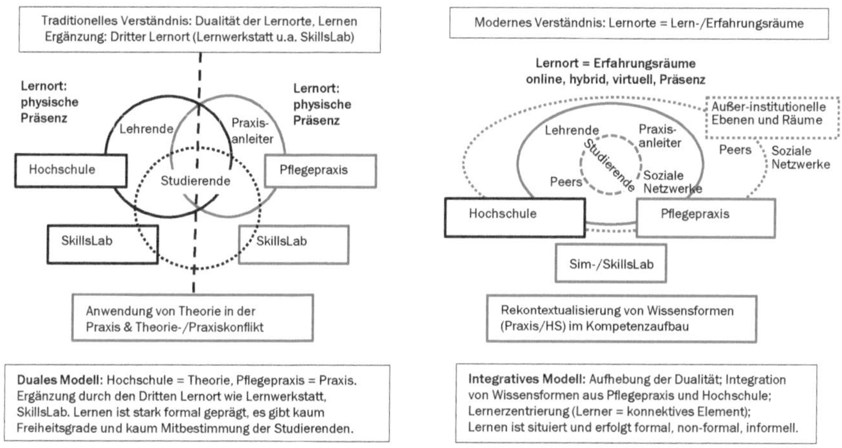

Im konnektiven Modell von Griffiths/Guile (2004) sind alle Formen des Lernens situiert. Lernen erfolgt formal, non-formal und informell. Wissen wird in Interaktion mit der sozialen Umwelt konstruiert und transformiert (ebd. 2005; Tynjälä 2009). Eine besondere Rolle nehmen hier die Mitstudierenden bzw. Peers ein.

Das Theorie-Praxis-Verhältnis ist wie im traditionellen Lernortverständnis Thema der aktuellen Diskussion. Im konnektiven Modell von Griffiths/Guile (2004) ist die Einschätzung des Transferkonzepts besonders interessant, da angenommen wird, dass dieses scheinbar nichts zur Integration des raumbezogenen Wissens beiträgt. Nach Griffith/Guile (2004) ist das traditionelle Transferkonzept sehr vereinfacht und mechanistisch, weshalb der Transferbegriff rekontextualisiert, d. h. neu verstanden bzw. aufgefasst werden muss: „Instead of viewing transfer as a matter of reapplying knowledge and skill acquired in one context (a workplace) to another workplace, it becomes more helpful to view transfer as a process of boundary crossing involving consequential transition" (ebd., S. 18). Boundary crossing bedeutet in diesem Zusammenhang, dass sich die Studierenden zwischen den verschiedenen Lern- und Erfahrungswelten, Arbeitsplätzen und Kontexten bewegen. Dies schließt außerinstitutionelle Ebenen und Räume mit ein, aus denen Lernende individuelle Erfahrungen mit einbringen (vgl. Abb. 1). Hierzu benötigen sie ausreichende Selbststeuerungsfähigkeiten sowie Freiräume für individualisierte, wissensbezogene Integrationsleistungen. Sie erweitern dabei ihre Kenntnisse und Fertigkeiten (vertikale Entwicklung) und erwerben die Fähigkeit, in verschiedenen Kontexten zu arbeiten (horizontale Entwicklung, vgl. Stenstörm/Tynjälä 2009). Die Lernortkooperation findet gewissermaßen in den Köpfen der Lernenden statt, wie Rohs (2020) resümiert. Hierdurch werden Lernortgrenzen aufgehoben und folglich auch die Dualität bzw. die traditionelle Trias aus Praxis, (Hoch-)schule und Drittem Lernort. Mit dem Aufbau sogenannter „Boundary Crossing Skills" (vgl. Griffiths/Guile 2004; Tynjälä 2009) ermutigen Lehrende und Berufsbildner:innen, so Seufert/Guggemos (2021), die Lernenden, theoretisches Wissen, Erfahrung und Selbstregulierung zu kombinieren (Aprea/Sappa 2015). Lerntheoretisch ist das räumlich erfahrungsorientierte Lernortverständnis konstruktivistisch ausgerichtet und in hohem Maße subjektorientiert. Damit ist ein „starkes Subjekt" gefordert, das kompetent und aktiv Lernsituationen selbstgesteuert und selbstbestimmt mitgestaltet und die erforderliche Integrationsleistung erbringt. Die komplexen, hier nur knapp skizzierten Veränderungen des Lernortverständnisses einschließlich des Verständnisses des Transferkonzepts sind für das duale, primärqualifizierende generalistische Pflegestudium in Abb. 1 dargestellt.

Zusammenfassend können als Lernorte in Anlehnung an Tippelt/Reich-Claassen (2010) letztlich alle räumlichen Einheiten verstanden werden, die Lernende pädagogisch stimulieren – sowohl im Kontext formal-organisierter Einrichtungen als auch im Rahmen informeller Lernprozesse (vgl. ebd., S. 11) – und vielfältige lernortübergreifende Erfahrungen ermöglichen. Die räumliche Öffnung der Lernorte zu Erfahrungsräumen findet ihre Begründung in der Digitalisierung, in der aktuell diskutierten lern- und bildungstheoretischen Perspektive auf Lernortkooperation und Lernorte und in dem Einfluss neo-institutioneller Theorien (vgl. Tippelt/Reich-Claassen 2010). Im Kern bleibt die zentrale Frage nach lernförderlichen Orten, also die Frage nach Orten, an denen Themen leichter angeeignet, Vorhandenes besser entdeckt und Wissensaneignung unterstützt werden können (vgl. Faulstich/Haberzeth 2010). Eine Herausforderung für die Pflegedidaktik, in der die Anbahnung pflegeberuflichen Könnens ein zentrales Thema ist (u. a. Bohrer 2023; Ertl-Schmuck 2023; Fachkommission 2020; Sahmel 2015; Ertl-Schmuck/Greb 2013; Darmann-Fink 2010).

Eine integrative Pädagogik[4], wie u. a. Tynjälä (2009) sie vorstellt, kann einen Beitrag zu einer erfolgreichen Integration der vielfältigen Lern- und Erfahrungsräume leisten. Selbstreguliertes Lernen und Mediatoren (z. B. Mentor:innen, Coaches) wie auch die Explikation und Konzeptualisierung praktischen Wissens spielen dabei eine wichtige Rolle (vgl. Tynjälä 2009, S. 19).

3 Modell einer integrativ-lernerzentrierten Lernortkooperation

Auf der Makroebene ist die Umsetzung der Lernortkooperation mit der Neustrukturierung der Pflegeausbildung zum 01.01. 2020 durch das PflBG verpflichtend geregelt (vgl. § 6 Abs. 4 und § 38 Abs. 4 PflBG). Die Lernortkooperation ist allerdings kein neues Phänomen in der Pflegebildung und wird seit längerem bereits mittels traditioneller Instrumente pflegedidaktischen Handelns umgesetzt, etwa Praxisbegleitung, Praktikumsaufträge oder Praxisanleiter:innen-Tage (vgl. Unger 2013). Die hohe Transformationsdynamik der Lernorte beeinflusst erwartungsgemäß auch das Verständnis der Lernortkooperation. Die Veränderung der Lernorte geht einher mit einer Reorganisation der Lernortkooperation auf der Makro-, Meso- und Mikroebene der pflegedidaktischen Handlungsfelder (vgl. Ertl-Schmuck/Fichtmüller 2009). Auf der institutionell-organisatorischen Ebene (vgl. Abb. 2) sind Verbünde, Netzwerke und neuerdings konnektivitätsbezogene digitale Kooperationen Ausdruck der Reorganisation der Lernorte und der Zusammenarbeit zwischen den unterschiedlichen Akteur:innen (vgl. Dehnbostel 2020). Die Zusammenarbeit zielt auf Qualifizierung und Kompetenzentwicklung ab. Daher sind für eine Lernortkooperation vor allem **Qualifikationsnetzwerke** relevant. Kooperationsaktivitäten umfassen u. a. ein Informieren, organisatorisches und didaktisch-methodisches Abstimmen sowie ein gemeinsames Erarbeiten von Konzepten und Materialien (vgl. ebd.). Informieren, Abstimmen und Zusammenwirken bestimmen nach Euler (2004) die Intensität der Kooperationsbeziehung.

Im Fokus der Reorganisation der Lernortkooperation steht die Integration (vgl. Tynjälä 2009) der vielfältigen Lern- und Erfahrungsräume von Ausbildungseinrichtungen wie Hochschulen und der Arbeitswelt bzw. Pflegepraxis und die damit verbundenen Wissensformen (vgl. Kap. 2.2). Die **Integration** bzw. **Konnektivität** kann auf verschiedenen Ebenen und über diese hinweg hergestellt werden. Zentrales konnektives Element der Lernortkooperation ist die **interpersonelle Kommunikation** (vgl. Abb. 2), idealerweise in digitaler Form (vgl. u. a. Faßhauer 2018; Aprea/Sappa 2015; Euler 2004; Pätzold 2003). Digitale Kommunikationsmöglichkeiten wie Webkonferenzen gehören mittlerweile zum

4 Integrative Pädagogik meint hier nicht ein auf Inklusion, sondern ein auf die Integration verschiedener Wissensformen ausgerichtetes pädagogisches Handeln.

Standard auch an den Präsenzhochschulen, mit offenbar positiver Wirkung auf die Qualität der Lernortkooperation. Rietzke et al. (2022) belegen in ihrer Studie einen positiven Zusammenhang zwischen der Häufigkeit der digitalen Kommunikation und dem Item Zufriedenheit mit der Qualität in der Lernortkooperation (vgl. ebd.). Auf der personellen bzw. individuellen Ebene (vgl. Abb. 2) sind darüber hinaus auch das **subjektive Wollen**, die **Einstellungen** und **Haltungen** der beteiligten Personen gegenüber der Lernortkooperation sowie deren kommunikationspraktisches **Können** (vgl. Pätzold 2003) starke Einflussfaktoren. Der **biografische Hintergrund** der Akteur:innen spielt zudem eine Rolle. All diese Faktoren können sich auf die Akademisierung der Pflege sowie auf das Zustandekommen und die Ausgestaltung von Kooperationen mit Hochschulen auswirken. Die Klärung personaler Einflussfaktoren sollte somit auf der Agenda von Kooperationsverhandlungen stehen. Aus lehr-lerntheoretischer Perspektive hängt das Gelingen einer Integration von Wissen aus verschiedenen Lern- und Erfahrungswelten von der **Gestaltung geeigneter Lehr-Lernsettings** ab (Abb. 2). Grundlagen hierfür sind u. a. das konnektive Modell von Griffiths/Guile (2004) und die integrative Pädagogik von Tynjälä (2009) (vgl. Kap. 2.2).

Für die Lernortkooperation beschreibt Pätzold (2003, S. 75 f.) vier Ebenen des Kooperationsverständnisses: Ein *pragmatisch-formales Kooperationsverständnis (1)*, in dem die Kooperation formal veranlasst und obligatorisch ist (z. B. gemäß § 38 PflBG) und über Pflichtpunkte hinaus gibt es keine weitergehende Zusammenarbeit. Ein *pragmatisch-utilitaristisches Kooperationsverständnis (2)*, das von einem einseitigen Bedarf bestimmt wird und an den erwarteten institutionellen bzw. persönlichen Nutzen der Kooperation ausgerichtet ist. Ein *didaktisch-methodisch begründetes Kooperationsverständnis (3)*, das „auf der Auseinandersetzung mit Begründungszusammenhängen berufsbezogenen Lernens“ basiert und sich aus „didaktisch-methodischen Konzepten beruflichen Lernens“ ableitet (ebd., S. 76). Ein *bildungstheoretisch begründetes Kooperationsverständnis (4)*, das sich auf „eine umfassende Bildungstheorie stützt, aus der entsprechende Zielperspektiven für das gesellschaftliche Handeln abgeleitet sind“ (ebd.). Für die lerntheoretische und soziokulturell verstandene Lernortkooperation ist insbesondere ein didaktisch-methodisches Kooperationsverständnis des beruflichen Lernens, das durch eine umfassende Bildungstheorie gestützt wird, von Bedeutung. Das **didaktisch-methodische und bildungstheoretische Kooperationsverständnis** wird so zu einem weiteren konnektiven Element der Lernortkooperation.

Für die Analyse und Gestaltung der Lernortkooperation sind somit **mehrdimensionale Bezugsrahmen** zentral (vgl. Seufert/Guggemos 2021; Aprea/Sappa 2015; Stenström/Tynjälä 2009; vgl. auch Abb. 2). Stenström/Tynjälä (2009) unterscheiden drei Ebenen des Lernens für die School-Workplace-Connectivity:

die systemische, institutionell-organisatorische und individuelle (vgl. Abb. 2).[5] Die drei Ebenen sind durch die theoretischen Konzepte der Konnektivität und Transformation verknüpft (vgl. Tynjälä 2009). So findet die School-Workplace-Connectivity im Pflegestudium auf der **systemischen Ebene** statt. Konnektivität bezieht sich dabei auf Hochschulen und die Pflegepraxis mit ihren vielfältigen Lern- und Erfahrungsräumen sowie auf den pflegebezogenen Arbeitsmarkt. Die Transformation umfasst die Bildungspolitik und die Pflegepraxis. Infolge der zunehmenden Ausdifferenzierung des Pflegeberufes und der Akademisierung verändert sich auch die Pflegepraxis. Schwierigkeiten bei der Lernortkooperation können auch die Folge von **getrennten Zuständigkeiten auf systemischer Ebene** sein. Während der Bund die berufliche Ausbildung regelt, sind die Länder für die Hochschulausbildung zuständig (Abb. 2). Nach Rauner (2017) resultiert hieraus das Fehlen der Grundlagen für eine intensive Lernortkooperation auf organisatorischer und individueller Ebene.

Lernen entsprechend der School-Work-Connectivity findet zudem auf der **institutionell-organisatorischen Ebene** statt. Die Konnektivität betrifft hier die Interaktion und Kommunikation zwischen den Akteur:innen der Hochschule (Lehrende) und Pflegepraxis (Praxisanleitende) sowie den Lernenden, die zwischen den Lernumgebungen gemäß des Boundary Crossing wandern (vgl. Abb. 2). Die organisatorischen Strukturen und Bedingungen der Lernumgebungen in Hochschule und Praxiseinrichtungen beeinflussen nicht nur die Interaktion und Kommunikation, sondern v. a. auch die Art und Weise, wie gelernt wird und damit die Möglichkeit, Wissensformen aus den verschiedenen Bereichen zu integrieren. Von Bedeutung ist, dass auch implizites Wissen aus dem Arbeitskontext theoretisch eingeordnet und erklärt wird (Konzeptualisierung), um ein professionelles, pflegebezogenes Kompetenzprofil aufzubauen (vgl. Tynjälä 2009). Zudem sind reflexions- und metakognitive Prozesse notwendig, um die verschiedenen Lernerfahrungen zu einem sinnvollen Ganzen zusammenzufügen (vgl. Aprea/Sappa 2015). Auch die Einstellungen und der biografische Hintergrund von Lehrenden und Praxisanleitenden spielen eine bedeutende Rolle.

5 Seufert/Guggemos (2021) beschreiben in ihrer Arbeit zu neuen Formen der Lernortkooperation mit KI einen mehrdimensionalen Bezugsrahmen mit vergleichbaren drei Ebenen: Makroebene (= Systemebene), Mesoebene (= institutionelle Ebene) und Mikroebene (= instruktionale Ebene).

Abb. 2: Modell der integrativ-lernerzentrierten Lernortkooperation (eigene Darstellung)

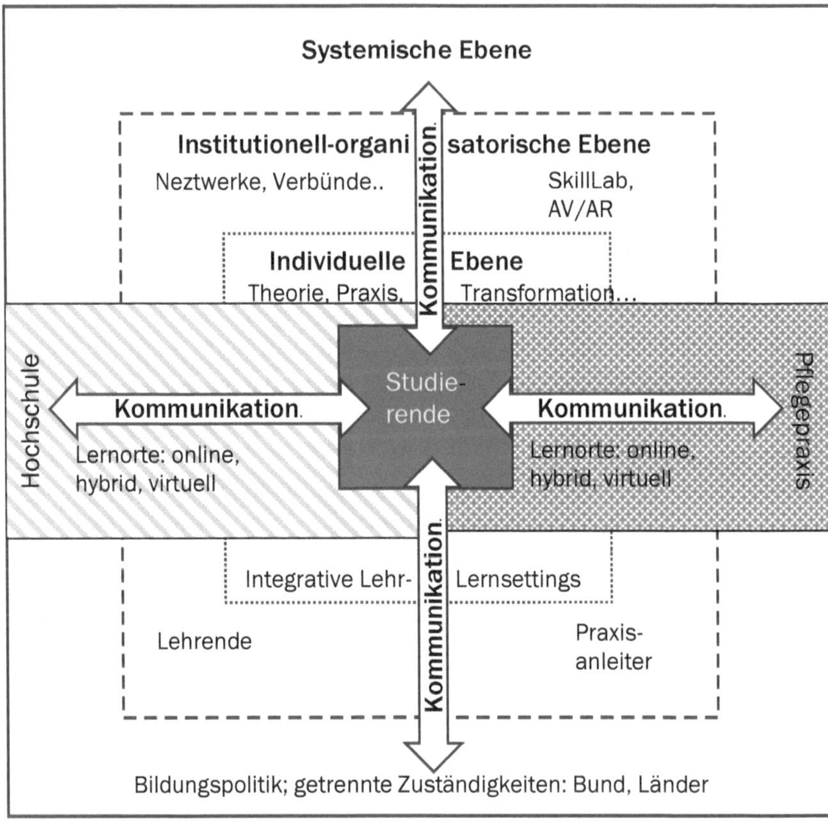

Die Konnektivität der dritten Ebene, der individuellen Ebene, bezieht sich auf Theorie und Praxis, auf Selbstregulation und Transformation hinsichtlich Denken und Handeln. Auf dieser Ebene wird danach gefragt, wie hochschulische und betriebliche Lehr-Lernsettings gestaltet sein müssen, um die integrative Kompetenzentwicklung der Lernenden optimal zu fördern (vgl. Abb. 2). Die drei Ebenen bilden den Rahmen für das integrativ-lernerzentrierte Modell (vgl. Abb. 2) und damit auch den Rahmen für die Gestaltung der Lernortkooperation.

Studierende, Lehrende und Praxisanleitende nehmen im neuen Lernortverständnis und im anspruchsvollen Modell einer integrativ-lernerzentrierten Lernortkooperation neue Rollen ein: Die Lernenden nutzen als Gestalter ihres Lernens selbstgesteuert und selbstbestimmt die Lernchancen in den vielfältigen Lern- und Erfahrungsräumen (real, simuliert, real-virtuell), um lernortübergreifend fachliche und überfachliche Kompetenzen zu entwickeln. Lehrende und Praxisanleitende werden zu Lernbegleiter:innen bzw. Mediator:innen (vgl. Seufert 2023). Die verschiedenen Akteur:innen einer Lernortkooperation müssen im Kontext der Digitalisierungsprozesse über ausreichende digitale und berufspädagogische Kompetenz verfügen, damit die Lernortkooperation auch in Zukunft effektiv umgesetzt werden kann. Lernende benötigen ferner ein hohes Maß an Selbstlernkompetenz und Frustrationstoleranz, da Individualisierung auch stets das Risiko des Scheiterns birgt. Damit sind wesentliche Einflussfaktoren zur Gestaltung einer Lernortkooperation genannt.

4 Integrative Gestaltung der Lernortkooperation

Ausgehend von einem mehrdimensionalen Modellentwurf für eine integrativ-lernerzentrierte Lernortkooperation (vgl. Abb. 2) sowie von dem modernen, räumlichen erfahrungsorientierten Lernortbegriff (vgl. Abb. 1) werden im letzten Abschnitt Gestaltungsmöglichkeiten der Lernortkooperation im Pflegestudium vorgestellt. Mit Blick auf die zentralen Aspekte der Konnektivität und Transformation bewegen sich die Vorschläge vor allem auf der Mikroebene pflegedidaktischen Handelns mit ausgewählten Vorschlägen zur didaktisch-methodischen Gestaltung der Lernortkooperation. Dies schließt die digitalen Möglichkeiten einer Lernortkooperation mit ein. Selbige können einen positiven Einfluss auf deren Qualität und auf die Zufriedenheit der beteiligten Akteur:innen haben und zu einer Entlastung der Lernortkooperation beitragen (vgl. Rietzke et al. 2022). Im Kontext von Lehre und Lernen müssen auch die Gestaltung der institutionell-organisatorischen Rahmenbedingungen auf der Mesoebene sowie die Bedingungen der Makro- und Systemebene (vgl. Abb. 2) berücksichtigt werden – Aspekte, die dieser Beitrag nur kurz ansprechen kann.

4.1 Didaktisch-methodische Gestaltung der Lernortkooperation

Übergeordnetes Ziel der didaktisch-methodischen Gestaltung einer Lernortkooperation ist es, die Integration der verschiedenen Wissensformen aus Hochschule und Pflegepraxis i. S. der School-Workplace-Connectivity zu fördern und die verschiedenen Lern- und Erfahrungsräume zu verknüpfen. Der Lernende wird in den konnektiven und transformatorischen Modellentwürfen selbst zum konnektiven Element und wandert zwischen den verschiedenen Lern- und Erfahrungsräumen i. S. des Boundary Crossing hin und her. **Pädagogische Modelle**, die sich auf die School-Workplace-Connectivity beziehen, sollen nach Aprea/Sappa (2015)[6] sowohl Lernaktivitäten umfassen, in denen theoretisches Wissen in praktischen Fällen kontextualisiert wird, als auch solche, in denen implizites Wissen aus Arbeitserfahrungen theoretisch eingeordnet und erklärt werden muss (Konzeptualisierung). Zudem sind reflexions- und metakognitive Prozesse

6 Apra/Sappa (2015) beziehen sich mit dieser Aussage auf die Arbeit von Tynjälä (2009).

notwendig, um die verschiedenen Lernerfahrungen zu einem sinnvollen Ganzen zusammenzufügen (ebd., S. 27). Der Transferbegriff wird in diesem Kontext als Prozess der subjektbezogenen Grenzüberschreitung zwischen den Systemen verstanden: „[I]t becomes more helpful to view transfer as a process of boundary crossing involving consequential transition“ (Griffiths/Guile 2004, S. 18). Ferner bezieht sich die Transformation nach Tynjälä (2009) auf die konkreten Veränderungen.

Die **integrative Pädagogik**, wie sie u. a. von Tynjälä 2009 vorgestellt wurde, verbindet theoretisches Wissen und praktisches Erfahrungslernen u. a. mittels Mediationstools und -prozessen (Seufert/Guggemos 2021). Insgesamt weisen die lerntheoretischen Konzepte der aktuellen Diskussion eine Nähe zum Konstruktivismus auf. Konstruktivistisch orientierte didaktische Methoden sind u. a. problemorientiertes Lernen (POL), projektorientiertes Lernen, kooperatives Lernen sowie Reflexionsphasen. Tynjälä (2009) geht davon aus, dass „formal knowledge is turned into skills when it is used to solve practical problems and into informal knowledge when it is used to solve problems of understanding“ (ebd., S. 20).[7] Die Initiierung von **Workplace-Learning-Projekten**, mit denen bei Studierenden die wissenschaftliche Bearbeitung von pflegepraktischen Themen und **fallbasierten Fragestellungen aus der Praxis** gefördert wird (Oetting-Roß et al. 2024), erscheint für eine integrative Lernortkooperation als besonders geeignet. Die in der Pflegeausbildung tradierten **Arbeits- und Lernaufgaben** und **Lern- und Arbeitsaufgaben**[8] (vgl. Bohrer 2023, S. 35) sind i. S. einer Integrationsförderung gut einsetzbar. Authentische Lern- und Testumgebungen (z. B. Simulationssysteme oder Augmented, Virtual, Mixed Realities-Anwendungen) erhöhen die Konnektivität zusätzlich (vgl. Seufert 2022, S. 5). Konsequenterweise sollte **Konnektivität in allen Lehrveranstaltungen, Praxisanleitungen und Prüfungen** verstärkt genutzt werden, damit die integrative Lernortkooperation gelingt. Weitere pflegedidaktische Ansätze bzw. Weiterentwicklung zu Lernortkooperation finden sich u. a. zu Lernwerkstätten bei Ertl-Schmuck (2013), zu POL bei Schwarz-Govaers (2013), Situiertem Lernen bei Holoch (2013) und Lernprojekten bei Fichtmüller (2008) sowie Erfahrungslernen mittels szenischen Spiels bei Oelke/Wedekin/Haas (2013).

---

7 Tynjälä (2009) bezieht sich hier auf Bereiter/Scardamalia 1993, S. 66.

8 Die Fachkommission nach § 53 PflBG (2020) unterscheidet zwischen Lern- und Arbeitsaufgaben, die von Seiten der Schulen in die Berufspraxis als Lernaufgabe mitgegeben werden und Arbeits- und Lernaufgaben, die in der Berufspraxis beispielsweise von freigestellten, hochschulisch qualifizierten Praxisanleitenden entwickelt werden.

4.2 Lernortkooperation – vom Studierenden aus denken und Lernprozesse flexibilisieren

Werden Lernende als Gestalter ihres Lernens selbst zum konnektiven Element der Lernortkooperation, muss die integrative Lernortkooperation von ihnen aus gedacht werden (vgl. Seufert/Guggemos 2021). Eine gelungene Integration verschiedener Wissensformen und der Aufbau beruflicher Handlungskompetenz erfordern **selbstgesteuertes und selbstbestimmtes Lernen** sowie geeignete **(Lern-)freiräume. Ergebnis- und Reflexionsportfolios** fördern die aktive Auseinandersetzung mit erworbenen Kompetenzen im Rahmen einer Kombination von Wissen, Erfahrungen und selbstreguliertem Lernen (vgl. Seufert/Guggemos 2021); zudem tragen sie zur wissensbasierten Verknüpfung der verschiedenen Lernorte bei (vgl. Seufert 2023). Idealerweise ist die Portfolioarbeit online-basiert, so dass neben den Lehrenden auch Peers sowie Praxisanleitende Zugriff darauf haben. Fragen zu stellen und ausgewählte Themen kontrovers zu diskutieren ist Grundlage sowohl der Portfolioarbeit also auch jeder Lehrveranstaltung und Praxisanleitung. Methoden wie **Flipped Classroom Learning** fördern diese Kompetenzen und sind in hohem Grad lernerzentriert. Ein **Pool an wissenschaftsbasierten Lernimpulsen und Praxisaufgaben** (vgl. Oetting-Roß et al. 2024) unterstützt eine zeitlich, örtlich und inhaltlich flexible Gestaltung des Praxislernens und hierüber das selbstorganisierte Lernen der Studierenden.

Konnektivität im Studium kann ferner durch eine **erhöhte Flexibilität im Studium** verstärkt werden. Erweiterte (Lern- und Erfahrungs-)Freiräume ermöglichen Flexibilität. Hierzu trägt u. a. ein **offener Zugang zu SkillsLabs und Bibliotheken** bei, da der bedarfsweise Wechsel zwischen Lern- und Erfahrungsräumen ein zeitnahes, aktives Lernen bzw. ein selbstgesteuertes Lernen unterstützt. Flexibel sollte auch der **Wechsel zwischen dem System Hochschule und der Praxis** gestaltet sein, um individuelles Lernen zu ermöglichen. Idealerweise können Studierende auch während einer Lehrveranstaltung Lernchancen der Pflegepraxis nutzen und umgekehrt. Die Pflichtstunden in Theorie und Praxis nach PflBG sind jedoch einzuhalten. Hierfür trägt die Hochschule die Verantwortung. Flexibilisierung wird auch durch **E-Learning-Module** unterstützt, da sie ein zeitlich und örtlich flexibles Lernen ermöglichen. Idealerweise sind diese in begleitende Präsenzphasen eingebettet und werden durch Reflexionsaufgaben unterstützt. **Online-Plattformen** mit kollaborativen Tools (z. B. Moodle) sind eine ideale Ergänzung für E-Learning-Phasen. Kollaborative Tools erlauben es den Studierenden, gemeinsam an Projekten zu arbeiten, Materialien zu teilen und Ideen auszutauschen. **Virtuelle Praktika** sind eine flexible Ergänzung zu analogen Formen bzw. Präsenz. Simulationen etwa mittels Virtual und Augmented Reality (AV/AR) fördern ein flexibles Lernen durch Ortsunabhängigkeit sowie ein lernortübergreifendes Lernen.

4.3 Kommunikation als konnektives Element

Kommunikation ist für eine gelingende Lernortkooperation von zentraler Bedeutung und weit mehr als bloßes gegenseitiges Informieren. Austausch und Abstimmung etwa zu gemeinsamen Zielen und Lerninhalten, zur Entwicklung von Praxiscurricula oder Lernaufgaben sowie personale Einflussfaktoren wie Einstellungen, Haltungen und biografische Vorerfahrungen spielen eine große Rolle (vgl. Kap. 2). Neben Telefon, E-Mail und Praxistagen (virtuell und analog) kommen zunehmend digitale Instrumente wie **Videokonferenzen und Webinare** zum Einsatz und ermöglichen einen vielfältigen Austausch zwischen allen Beteiligten sowie gemeinsame Fortbildungen.

4.4 Künstliche Intelligenz für digitale Ökosysteme zur Stärkung der Lernortkooperation

Die Umsetzung der Lernortkooperation erfolgt bereits mithilfe zahlreicher digitaler Methoden und Tools (vgl. Kap. 2 und 3.2)). Künstliche Intelligenz (KI) im Bildungsbereich eröffnet die Chance, die Konnektivität zwischen den Lernorten und personalisiertem Lernen zu stärken (vgl. Seufert/Guggemos 2020). Hierbei wird der gesamte Lehr-Lernprozess erfasst, von der Planung über die Umsetzung bis hin zur Lernbegleitung. Mit Learning-Experience-Plattformen stehen Lernende stärker im Mittelpunkt (vgl. Seufert 2023; Seufert/Guggemos 2020). Um die Potenziale der fortgeschrittenen Digitalisierung (v. a. Data Analytics und Künstliche Intelligenz) besser nutzen zu können, schlägt Seufert (2023)[9] vor, ein lernerzentriertes digitales Ökosystem für die Berufsbildung als Rahmen aufzubauen. Elemente sind dabei u. a. KI-basierte, lernortintegrierende E-Portfoliosysteme, KI-basierte Support-/Assistenzsysteme zur Entlastung, adaptives Coaching und die OER-Strategie: MOOCCs für transversale Kompetenzentwicklung, Augmented Reality (AR) und Virtual Reality (VR) (vgl. u. a. Seufert 2023; Seufert/Guggemos 2020). Eine KI-gestützte Lernortkooperation erfordert allerdings große Datenmengen für die Entwicklung einer funktionierenden Netzwerkökonomie.

4.5 Reflexion und Evaluation

Reflexion und Evaluation tragen dazu bei, eine hohe Qualität und Effizienz der Lernortkooperation dauerhaft zu sichern. Die Forschungsbefunde zur Lernortkooperation und der School-Workplace-Connectivity vermitteln jedoch ein

9 Vgl. „Zukunftsmodelle Lernortkooperation mittels KI“; Projektseite: Berufsbildung 2030 I Projekt Lernortkooperation I HSG (Abruf: 20.08.2024)

eher ernüchterndes Bild hinsichtlich einer erfolgreichen Kooperation zwischen Schule/Hochschule und Betrieb; daher müssen auch die Bedingungen für eine erfolgreiche Lernortkooperation im Zuge der digitalen Transformation kritisch betrachtet werden (vgl. Seufert/Guggemos 2021). Die Evaluation kann mithilfe digitaler Tools entwickelt, durchgeführt und betrachtet werden.

5 Fazit

Vor dem Hintergrund der hohen Veränderungsdynamik in der akademischen und beruflichen Pflegeausbildung sowie der aktuellen Diskussion zur Lernortkooperation in der Berufs- und Pflegepädagogik versteht sich der vorliegende Beitrag als Momentaufnahme. Die skizzierten Veränderungsprozesse, insbesondere im dualen, primärqualifizierenden, generalistischen Pflegestudium, stehen noch am Anfang. Kritisch ist abschließend die Frage zu stellen, ob die Ergebnisse der hier vorgelegten Analyse in der Praxis umgesetzt werden können. Das skizzierte mehrdimensionale Modell einer integrativ-lernerzentrierten Lernortkooperation (vgl. Kap. 3, Abb. 2) und die daraus abgeleiteten didaktisch-methodischen Gestaltungsmöglichkeiten geben ein eher idealisiertes Bild der Lernortkooperation wieder. Studierende, Lehrende und Praxisanleitende nehmen in diesem anspruchsvollen Konzept neue Rollen ein, für die sie hinreichende Kompetenzen benötigen. Angesichts der Digitalisierungsprozesse ist damit zunächst die digitale Kompetenz angesprochen. Darüber hinaus sind auf Seiten der Lehrenden und Praxisanleitenden umfassende berufspädagogische Kompetenzen erforderlich. Die Individualisierung der Lernortkooperation, die auch zu einem Scheitern führen kann, bedingt von Anfang an ein hohes Maß an Selbstlernkompetenz, Frustrationstoleranz und Kommunikationsfähigkeit auf Seiten der Lernenden. Da nicht alle Lernenden diese Kompetenzen in ausreichendem Maß mitbringen, ist eine Unterstützung durch Lehrende und Praxisanleitende erforderlich. Lehrende und Praxisanleiter:innen müssen sich den neuen Anforderungen stellen und ihr bisheriges didaktisch-methodisches Handeln reflektieren. Das erfordert eine dezidierte Beschäftigung mit der konstruktivistischen Didaktik, mit der Begrenzung des selbstgesteuerten und selbstbestimmten Lernens sowie mit den Möglichkeiten virtuellen und simulierten Lernens und der KI. Es bedarf einer vertieften pflegepädagogischen Auseinandersetzung mit den Lernorten im Pflegestudium und deren Besonderheiten bei der Aneignung des handlungsrelevanten pflegebezogenen Wissens (vgl. Unger 2013) sowie einer Rekontextualisierung des Theorie-Praxisbezugs (vgl. Griffith/Guile 2004). Geeignete didaktische Methoden und Angebote für eine beratende Begleitung müssen entwickelt werden. Ergänzend ist eine Auseinandersetzung mit der digitalen Transformation und ihren begleitenden Aspekten (z. B. Datensicherheit, ethische Fragen) sinnvoll (vgl. Seufert/Guggemos 2021).

Mit den sich hier abzeichnenden Anforderungen steht die Chance günstig für eine Weiterbildung der Mitarbeiter:innen an Hochschulen und in der Pflegepraxis (vgl. Schley 2022). Ob KI entlastende Unterstützung für eine Lernortkooperation bieten kann, bleibt abzuwarten. Seufert/Guggemos (2021) merken zur Digitalisierung der Lernortkooperation an, dass sie einerseits zwar die Koordinationskosten verringert, andererseits aber den Druck dafür erhöht, dass flexiblere, agilere und stärker digitalisierte Arbeits- und Lernformen in der Berufsbildung entwickelt, erprobt und deren Qualität nachhaltig gesichert werden (vgl. ebd., S. 208). Lernprozesse müssen institutionell wie personell stets optimal geplant und organisiert werden. Ergänzend zur lehr-lerntheoretischen und zur soziokulturellen Perspektive muss auch stets der institutionell-organisatorische Blickwinkel Berücksichtigung finden. Er stellt den Rahmen für die didaktisch-methodische Lernortkooperation auf der Makro- und Mikroebene bereit, ist aber selbst Transformationsprozessen unterworfen.

Literatur

Aprea, Carmela/Sappa, Viviana/Tenberg, Ralf (2020): Konnektivität und integrative Kompetenzentwicklung. Einleitung zum Themenheft. In: Aprea, Carmela/Sappa, Viviana/Tenberg, Ralf (Hrsg.): Konnektivität und lernortintegrierte Kompetenzentwicklung in der Berufsbildung. ZBW, *Sonderheft, 29*, S. 9–13.

Aprea, Carmela/Sappa, Viviana (2015): School-Workplace Connectivity: Ein Instrument zur Analyse, Evaluation und Gestaltung von Bildungsplänen der Berufsbildung. BWP – Berufsbildung in Wissenschaft und Praxis, 44 (1), S. 27–31.

Bohrer, Annerose (2023): Betriebliches Lernen und Lernortkooperation. Potenziale und Anforderungen aus der Perspektive der Pflegedidaktik. In: von Gahlen-Hoops, Wolfgang//Genz, Katharina (Hrsg.): Pflegedidaktik im Überblick: Zwischen Transformation und Diffusion (Pflege – Bildung – Wissen, 1). Bielefeld: Transcript, S. 27–48.

Bereiter, Carl/Scardamalia, Marlene (1993): Surpassing ourselves: An inquiry into the nature of expertise. Chicago: Open Court Publishing Company.

Dauer, Bettina (2022): Lernortkooperation im Kontext der hochschulischen Pflegeausbildung. BIBB: Bonn.

Darmann-Finck, Ingrid (2010): Eckpunkte einer Interaktionistischen Pflegedidaktik. In: Ertl-Schmuck, Roswitha/Fichtmüller, Franziska (Hrsg): Theorien und Modelle der Pflegedidaktik. Eine Einführung. München und Weinheim: Juventa, S. 13–54.

Deutscher Bildungsrat/Empfehlungen der Bildungskommission (1974): Zur Neuordnung der Sekundarstufe II. Konzept für eine Verbindung von allgemeinem und beruflichem Lernen. Bonn: Klett.

Dehnbostel, Peter (2020): Lernorte und Lernortkooperation – Erweiterungen und Entgrenzungen nicht nur in digitalen Zeiten. Berufsbildung in Wissenschaft und Praxis (BWP), Sonderheft Kooperation der Lernorte, 4, S. 13–18.

DVPMG (Digitale–Versorgung–und–Pflege–Modernisierungs–Gesetz) (2020): www.bundesgesundheitsministerium.de/fileadmin/Dateien/3_Downloads/Gesetze_und_Verordnungen/GuV/D/Referentenentwurf_DVPMG.pdf (Abruf: 23.08.2024).

Ertl-Schmuck, Roswitha (2013): Lernwerkstatt. In: Ertl-Schmuck, Roswitha/Greb, Ulrike (Hrsg.): Pflegedidaktische Handlungsfelder. Beltz Juventa: Weinheim und Basel, S. 315–335.

Ertl-Schmuck, Roswitha (2023): Subjektorientierte Didaktik in den Gesundheitsberufen. In: Darmann-Finck, Ingrid/Sahmel, Karl-Heinz (Hrsg.): Pädagogik im Gesundheitswesen (Springer Reference Pflege – Therapie – Gesundheit), Heidelberg, Berlin: Springer, S. 247–259.

Ertl-Schmuck, Roswitha/Greb, Ulrike (Hrsg.) (2013): Pflegedidaktische Handlungsfelder. Weinheim und Basel: Beltz Juventa.

Euler, Dieter (2015): Lernorte in der Berufsausbildung zwischen Potenzial und Realität. In: BWP 1/2015, S. 6–9.

Euler, Dieter (2004). Lernortkooperation – Eine unendliche Geschichte? In: Euler, Dieter (Hrsg.), Handbuch der Lernortkooperation – Theoretische Fundierung; Bd. 1. Bielefeld: Bertelsmann, S. 12-24.

Euler, Dieter (1999): Lernortkooperation in der beruflichen Bildung. Stand und Perspektiven aus Sicht wirtschaftspädagogischer Forschung. In: Zeitschrift für Pädagogik. 40. Beiheft, S. 249–273.

Fachkommission nach § 53 Pflegeberufegesetz (2020): Begleitmaterialien zu den Rahmenplänen der Fachkommission nach § 53 PflBG. Online: https://www.bibb.de/dienst/publikationen/de/16613 (Abruf: 17.12.2024).

Faulstich, Peter/Haberzeth, Erik (2010): Integrative Lernorte: über die Inszenierung von Lernmöglichkeiten. Erwachsenenbildung, Vierteljahresschrift für Theorie und Praxis, 56 (3), S. 130–135.

Fichtmüller, Franziska/Walter, Anja (2007): Pflegen lernen. Empirische Begriffs- und Theoriebildung zum Wirkungsgefüge von Lernen und Lehren beruflichen Pflegehandelns. Göttingen: V& R unipress.

Fichtmüller, Franziska (2008): Selbstorganisierte Lernprojekte in der Praxis – Überforderung oder Notwendigkeit? PADUA, 3. Jg., H. 2, S. 40–45.

Gesetz über die Pflegeberufe PflBG (Pflegeberufegesetz), Ausfertigungsdatum: 17.07.2017. www.gesetze-im-internet.de/pflbg/ (Abruf: 14.01.2024).

Griffiths, Toni/Guile, David (2004): Learning through work experience for the knowledge economy Issues for educational research and policy. Cedefop Reference series; 48 Luxembourg: Office for Official Publications of the European Communities. Online: www.cedefop.europa.eu/files/3034_en.pdf (Abruf: 04.08.2024).

Hill, Lukasz/Wallor, Laura/Dauer, Bettina (2022): Strukturelle Rahmenbedingungen in der hochschulischen Pflegeausbildung. Erfolgsfaktoren hinsichtlich der Lernortkooperation und Organisation. In: Wissenschaftsmanagement, 27 (2022) Jahresband, S. 82–87.

Holoch, Elisabeth (2013): Situiertes Lernen. In: Ertl-Schmuck, Roswitha/Greb, Ulrike (Hrsg.): Pflegedidaktische Handlungsfelder. Weinheim und Basel: Beltz Juventa, S. 241–260.

Horvath, Natalie (2019): Pflege und VR – Werden virtuelle Trainings bald auch in der Pflege-Branche zur alltäglichen Realität? In: Pflege Professionell, September 21, 2019. Online: www.pflege-professionell.at/pflege-und-vr-werden-virtuelle-trainings-bald-auch-in-der-pflege-branche-zur-alltaeglichen-realitaet (Abruf: 13.01.2024).

Kubek, Vanessa/Velten, Sebastian et al. (2020): Digitalisierung in der Pflege: Zur Unterstützung einer besseren Arbeitsorganisation. Springer: Heidelberg.

Landwehr, Norbert (2002): Der dritte Lernort. In: Goetze, Walter et al. (Hrsg.): Der dritte Lernort. Bildung für die Praxis, Praxis für die Bildung. h.e.p.verlag ag: Bern/Schweiz.

Meyer, Renate/Hammerschmidt, Gerhard (2006): Die Mikroperspektive des Neo-Institutionalismus. In: Senge, Konstanze/Hellmann, Kai-Uwe/Scott, W. Richard (Hrsg.): Einführung in den Neo-Institutionalismus. Wiesbaden, S. 160–171.

Mohr, Jutta/Riedlinger, Isabelle/Reiber, Karin (2020): Die Bedeutung der Digitalisierung in der Neuausrichtung der pflegerischen Ausbildung – Herausforderungen für die berufliche Pflege im Kontext der Fachkräftesicherung. In: Wittmann, Eveline/Frommberger, Dietmar/Weyland, Ulrike (Hrsg.): Jahrbuch der berufs- und wirtschaftspädagogischen Forschung 2020. Opladen; Berlin; Toronto: Barbara Budrich, S. 165–182.

Oelke. Uta/Wedekin, Andreas/Haas, Sonja (2013): Szenisches Lernen. In: Ertl-Schmuck, Roswitha/Greb, Ulrike (Hrsg.): Pflegedidaktische Handlungsfelder. Weinheim und Basel: Beltz Juventa, S. 186–214.

Pätzold, Günter/Walden, Günter (1995). Anspruch und Wirklichkeit der Lernortkooperation. In: Pätzold, Günter/Walden, Günter (Hrsg.): Lernorte im dualen System der Berufsbildung. Bielefeld: Bertelsmann, S. 11–22.

Pätzold, Günter 2003): Lernfelder – Lernortkooperationen. Neugestaltung beruflicher Bildung. 2. Auflage. (Dortmunder Beiträge zur Pädagogik; 30). Bochum: Projektverlag: Verlag für Wissenschaft & Kultur.

Rauner, Felix (2017): Die Berufsschule – warum aus dem Juniorpartner ein Partner in der dualen Berufsausbildung werden sollte. denk-doch-mal.de: Online-Magazin für Arbeit – Bildung – Gesellschaft (2017), H. 3. www.res.bibb.de/vet-repository_765878 (Abruf: 21.09.2024).

Rakow, Caroline (2022): Digitalisierung als relevante Schnittstelle zwischen Theorie & Praxis: Ein möglicher Ansatz für die Implementierung in der Ausbildung zum Pflegefachmann/-frau. GMS Med Bibl Inf. 2022; 22 (1).

Rietzke, Denise/Bernhardt, Sarah/Grieshop, Melita (2022): Digitalisierung in der Lernortkooperation dualer Studiengänge – Eine empirische Untersuchung zum Studium von Hebammen. e-teaching.org-Artikel |12. Oktober 2022. www.e-teaching.org-Artikel (Abruf: 07.08.2024).

Rohs, Matthias (2020): „Lernortkooperation findet in den Köpfen der Lernenden statt". Interview mit Prof. Dr. Matthias Rohs zum Wandel von Lernorten und deren Gestaltung. Sonderheft Kooperation der Lernorte. *Berufsbildung in Wissenschaft und Praxis (BWP), Sonderheft Kooperation der Lernorte*, 4, S. 8–10.

Sahmel, Karl-Heinz (2015): Lehrbuch kritische Pflegepädagogik. Bern: Hogrefe.

Seufert, Sabine (2023): Wie Künstliche Intelligenz die Lernortkooperation vereinfachen könnte: Studie des Instituts für Bildungsmanagement und Bildungstechnologien (IBB) der Universität St. Gallen. Transfer. Online: www.res.bibb.de/vet-repository_781409 (Abruf: 12.01.2024).

Seufert, Sabine/Guggemos, Josef (2021): Neue Formen der Lernortkooperation mithilfe Künstlicher Intelligenz. Zeitschrift für Berufs- und Wirtschaftspädagogik Beiheft 31, S. 183–214.

Seufert, Sabine (2021): Zukunftsmodelle der Lernortkooperation. Ein Projekt der Universität St. Gallen begleitet durch das Steuerungsgremium „Berufsbildung 2030". Zwischenbericht. www.lernortkoooperation.ch (Abruf: 01.05.2024).

Seufert, Sabine/Guggemos, Josef/Moser, Luca (2019): Digitale Transformation in Hochschulen: auf dem Weg zu offenen Ökosystemen. In: zfhe-14-02/0, S. 85–107.

Schwarz-Govaers, Renate (2013): Problembasiertes Lernen. In: Ertl-Schmuck, Roswitha/Greb, Ulrike (Hrsg.): Pflegedidaktische Handlungsfelder. Beltz Juventa: Weinheim, Basel, S. 214–240.

Schley, Thomas (2022): Qualifizierung des Bildungspersonals durch Lernortkooperationen im Kontext der Digitalisierung. www.bibb.de/de/qualifizierung-des-bildungspersonals-durch-lernortkooperationen-schley-158745.php# (Abruf: 09.08.2024).

Siebert, Horst (2006): Stichwort: Lernorte. In: DIE Zeitschrift für Erwachsenenbildung, H. 4, S. 20–22.

Tippelt, RudolfReich-Claassen, Jutta (2010): Lernorte – Organisationale und lebensweltbezogene Perspektiven. Online: www.die-bonn.de/doks/report/2010-lernort-01.pdf (Abruf: 01.08.2024).

Tully, Claus J. (2004): Kompetenzentwicklung im Wandel. Auf dem Weg zu einer Lernkultur der Informationsgesellschaft? Hungerland, Beatrice/Overwien, Bernd (Hrsg.): Lernen im Wandel. Auf dem Wege zu einer informellen Lernkultur. Wiesbaden: VS Verlag für Sozialwissenschaften, S. 27–50.

Tully, Claus J. (1994): Lernen in der Informationsgesellschaft. Informelle Bildung durch Computer und Medien. Opladen: Leske + Budrich.

Tynjälä, Päivi/Virtanen, Anne/Klemola, Ulla/Kostiainen, Emma/Raksu-Puttonen, Helena (2016): Developing social competence and other generic skills in teacher education: Applying the model of integrative pedagogy. European Journal of Teacher Education, 39 (3), 368–387.

Tynjälä, Päivi (2009): Connectivity and Transformation in Work-Related Learning – Theoretical Foundations. In: Stenström, Marja-Leena/Tynjälä, Päivi (Hrsg.). Towards integration of work and learning. Strategies for connectivity and transformation. Amsterdam: Springer, S. 11–33.

Unger, Angelika (2013): Lernortkooperation: Hintergründe. In: Ertl-Schmuck Roswitha/Greb, Ulrike (Hrsg.): Pflegedidaktische Handlungsfelder. Weinheim und Basel: Beltz, S. 381–401.

Wochnik, Markus/Tsarouha, Elena/Krause-Zenß, Antje/Greißl, Kristina/Reiber, Karin (2022): Lernortkooperation als besondere Anforderung in den neuen Pflegeausbildungen. In: Kögler, Kristina/Weyland, Ulrike/Kremer, H.-Hugo (Hrsg.): Jahrbuch der berufs- und wirtschaftspädagogischen Forschung 2022. Opladen u. a.: Verlag Barbara Budrich, S. 261–273.

Teil 2:
Lern- und Bildungsprozesse am Lernort Betrieb gestalten und reflexiv begleiten

Wissen und Handeln in Bewegung – eine Einführung

Roswitha Ertl-Schmuck

Im zweiten Teil des Bandes wird der Blick auf die Mikroebene berufsdidaktischen Handelns der Praxisanleitenden gerichtet. Bevor die Autor:innen zu Wort kommen, erfolgt eine theoretische Rahmung zum verwobenen Verhältnis von Wissen und Handeln[1] in beruflichen Situationen, um darüber einseitige Transferverständnisse infrage zu stellen. Die Intention des Beitrags besteht darin, unterschiedliche Transferverständnisse mit ihren Implikationen für Lern- und Bildungsprozesse in der praktischen Ausbildung aufzuzeigen. Darüber hinaus werden Reflexionskriterien dargelegt, die von Praxisanleitenden für eine mehrperspektivische Ausdeutung der zu erlernenden beruflichen Handlung genutzt werden können.

1 Transferverständnisse aus der Perspektive der Auszubildenden

Auszubildende beklagen oftmals eine Kluft zwischen Wissen und Handeln, die besonders deutlich wird, wenn Auszubildende enttäuscht sind, dass sie ihr schulisch erlerntes Wissen nur bedingt in konkreten beruflichen Handlungssituationen anwenden können. Das damit verknüpfte *Theorie-Praxis-Problem* – in der Deutung von Auszubildenden steht Theorie für den Lernort Schule und Praxis für den Lernort Betrieb – ist vielfach bekannt (vgl. u. a. Fichtmüller/Walter 2007; Altmeppen 2022; Bohrer 2023). Getragen wird dieses Verständnis von der Vorstellung, die am Lernort Schule erlernten Wissensbestände seien handlungsleitend und ein linearer Transfer von schulisch erworbenem Wissen zum beruflichen Handeln wäre möglich.

Hier stellt sich die Frage, wie Auszubildende in ihrer Ausbildung dahingehend begleitet werden können, mit diesem verwobenen Verhältnis umgehen zu lernen. Sandra Altmeppen (2022) zeigt in ihrer qualitativen Forschungsstudie, dass es für Auszubildende schwierig ist, die disziplinären Wissensbestände mit der individuellen Situation des zu pflegenden Menschen zu verknüpfen und darüber ihr Handeln auszurichten. Sie sind – insbesondere zu Beginn der Ausbildung – auf

1 Da bei den Auszubildenden noch nicht von einem professionellen Können gesprochen werden kann, wird hier der Begriff Handeln in den Blick genommen.

ihr Alltagswissen und lebensweltliches Wissen angewiesen. Inwieweit es den Auszubildenden im Laufe der Ausbildung gelingt, Wissen und Handeln in Beziehung zu setzen, ist u. a. abhängig „von subjektiven Annahmen, die Auszubildende über die Dignität, Charakteristik und Funktion der beiden Lernorte entwickeln." (Altmeppen 2022, S. 237) Auch die Komplexität der Arbeits- und Wissensbezüge sowie die Handlungsspielräume in den jeweiligen Pflegesettings spielen hierbei eine Rolle (vgl. ebd., S. 238).

In ihrer Untersuchung konnte sie zwei unterschiedliche Transfervorstellungen rekonstruieren, die über zwei Pole aufgespannt werden: ein „anwendungsorientiertes" und ein „mehrdimensionales Transferverständnis" (ebd.).

Beim anwendungsorientierten Verständnis wird ein Gegensatzpaar aufgespannt: die *Theorie* und die *Praxis*, in der das sogenannte „Theoretische" nicht umzusetzen sei.

> „Ähm, es ist vieles Theoretisches, was man glaube ich, auch in der Prüfung gar nicht haben wird. Also was halt so diesen Beruf (-) näher erklärt und so (-) Menschen, die nichts mit der Pflege zu tun haben […]. Es sind Sachen, die mir logisch sind und die ich mir in den Jahren auch erarbeitet habe in der Pflege. Dass mir jetzt jemand mitteilt, wie ich mit Menschen umzugehen habe oder mit mir selber umzugehen habe, ähm Gesundheitsaspekt und solche Sachen, die Sachen sind, sind klar, die sind wichtig, (-) die sind aber so was von theoretisch, dass man die in der Praxis eigentlich nie anwenden kann." (Yaron Hirsch, zit. in Altmeppen 2022, S. 239)[2]

Yaron Hirsch[3] hat bereits pflegerische Vorerfahrungen und kann direkt in das 2. Ausbildungsjahr einsteigen. Es kann angenommen werden, dass er „Theoretisches" mit disziplinären Wissensbeständen bzw. mit schulisch erlerntem Wissen verbindet. Er stellt sein in der Pflege erworbenes Erfahrungswissen in den Vordergrund und wertet normative Ansprüche an den *Umgang mit Menschen*, die am Lernort Schule erhoben werden, ab. Als Reflexionsfolie für Erfahrungen haben sie für ihn keine Bedeutung (ebd., S. 239 f.). Ein Verständnis, dass sich über eine theoretische Rahmung eigene Wahrnehmungen und Handlungsalternativen vergrößern und „das praktische Denken sich am Möglichen und nicht nur am Vorfindlichen zu orientieren lernt", bleibt aus (Neuweg 2016, S. 44).

Yaron Hirsch wertet jedoch nicht jede Art von Wissen ab. Beispielsweise haben für ihn medizinische Inhalte durchaus eine hohe Bedeutung für berufliches Handeln, auch wenn diese nicht direkt anwendbar sind, sondern vielmehr zum Verstehen und zur Begründung von pflegerischen Handlungen beitragen.

---

2 Das Transkriptionszeichen (-) bedeutet kurze Pause von ein bis zwei Sekunden (siehe Altmeppen 2022, S. 114).

3 Der Name ist ein Pseudonym.

> „Es ist natürlich, der Unterricht ist immens wichtig, und speziell Krankheitslehre, Arzneimittellehre. Halt so die Sachen, die direkt in die Pflege eingreifen. Prophylaxen, die man lernt, warum man die Prophylaxen macht. [...]." (Yaron Hirsch, zit. in Altmeppen 2022, S. 240)

In der Auswertung des Datenmaterials zeigt Altmeppen auf, dass ein anwendungsorientiertes Transferverständnis mit einem medizinisch geprägten Pflegeverständnis einhergeht, in der „die Dignität der medizinischen Wissensbestände besonders betont" wird (Altmeppen 2022, S. 240).

Es finden sich jedoch auch „mehrdimensionale Transferverständnisse" (ebd., S. 238), in denen beispielsweise pflegewissenschaftliches Wissen für das Verstehen von pflegerischen Handlungssituationen, insbesondere für die Beziehungsgestaltung und für die Reflexion von emotionalen Belastungen, einen Rahmen bietet.

> „Na, der Umgang mit, mit demenziell Veränderten war für mich einfach, also früher, wo ich eben halt noch nicht so viel darüber wusste, war das für mich sehr belastend. Weil also da war das auch so, da hatten wir hier zum Beispiel welche, die hatten solche Hinlauf-Tendenzen, die sind immer raus aus dem Haus, rein ins Haus, durch den Keller durch, wieder hoch. [...] Und das ist ja natürlich, dann ist man nur am Hinterherrennen. [...] Irgendwann, als ich es verstanden habe, habe ich gesehen, (-) gut, die/ dass sie eben halt nichts dafür können, dass sie sich irgendwie gerade vielleicht woanders befinden, [...]." (Markus Kraus, zit. in Altmeppen 2022, S. 246 f.)

Für den Auszubildenden war der Umgang mit demenziell veränderten Menschen zu Beginn der Ausbildung belastend. Erst im Laufe der Ausbildung gelingt es ihm, disziplinäre Wissensbestände in sein Handeln zu integrieren und einen besseren Umgang mit belastbaren Situationen zu erlernen. In der Untersuchung von Altmeppen wird deutlich, dass eine Hierarchisierung von Wissen bei einem mehrdimensionalen Transferverständnis nicht stattfindet und „ein Nebeneinander von pflegewissenschaftlichen, medizinischen und sozialwissenschaftlichen Wissensbeständen [ist] charakteristisch." (ebd., S. 303)

Aber nicht nur die Perspektive der Auszubildenden zum Transferverständnis nimmt eine zentrale Rolle ein, ebenso scheint das Verständnis der Praxisanleitenden vom beruflichem Handeln und Lernen in der Praxis für einen reflexiven Umgang von Wissen und Handeln relevant zu sein.[4] Transferverständnisse sind somit weitaus differenzierter zu betrachten. Zu fragen ist, ob die Formel *Theorie-Praxis-Transfer* trägt, das verwobene Verhältnis von Wissen und Handeln für das Lernen in der beruflichen Praxis in den Blick zu nehmen. Mit dieser Formel

---

4 Vgl. dazu die empirisch angelegte Studie von Fichtmüller/Walter (2007, S. 487–507), in der das Theorie-Praxis-Verhältnis beschrieben wird.

ist eher ein Verständnis angelegt, die Begriffe Theorie und Praxis aufeinander zu beziehen und als Gegensatzpaar zu diskutieren. Dieses Verständnis führt zur verkürzten Annahme, dass eine Übertragung des Gelernten aus der Schule in den Betrieb linear erfolgt und negiert, dass zwischen Wissen und Handeln eine „Diskontinuität" besteht, die „nicht in einer kohärenten Theorie aufhebbar oder durch Wissen vermittelbar" ist (Wimmer 1996, S. 434). Zudem wird übersehen, dass das Gelernte in der Schule von den subjektiven, biografisch erworbenen Deutungsmustern der Auszubildenden geprägt und unterschiedlich gedeutet und verarbeitet wird. Es wird sich im Folgenden zeigen, dass das Verständnis vom beruflichen Handeln für das ausgebildet wird, für Praxisanleitende unabdingbar ist, damit sie die Auszubildenden auf dem Weg zur Könnerschaft[5] professionell begleiten können und mit dem verwobenen Verhältnis von Wissen und Handeln produktiv umgehen lernen.

2 Theoretische Rahmung

2.1 Doppelter Handlungsbezug in Anleitungsprozessen

In pflegedidaktischen Veröffentlichungen wird weitgehend auf strukturtheoretische und interaktionistische Professionalisierungsansätze Bezug genommen (vgl. u.a. Altmeppen 2022; Darmann-Finck 2022; Ertl-Schmuck 2022; Walter 2022), wie sie von Dewe (1996), Oevermann (1996), Helsper (1996, 2016) und Schütze (2000) vertreten werden. Aus professionstheoretischer Sicht sind die professionellen Akteure vielfältigen Ungewissheiten und nicht vorhersehbaren Interaktionsdynamiken ausgesetzt und die berufliche Arbeit weist ein „Störpotential" auf (Schütze 2021, S. 42). Dennoch müssen sie in diesem Spannungsfeld ihre Entscheidungen treffen, begründen und fehlersensibel gegenüber ihrer Arbeit sein (vgl. u.a. Oevermann 1996; Helsper 1996, 2016; Schütze 2021). Dazu ist zum einen spezifisches disziplinäres Wissen vonnöten, um Phänomene wahrnehmen, deuten, verstehen, erklären, Handlungsmöglichkeiten entwickeln und Entscheidungen begründen zu können. Zum anderen wird im konkreten Handeln die individuelle Situation in ihrer Eigenlogik wahrgenommen und das erforderliche Wissen fallbezogen situiert. Dafür sind „selbstverantwortliche Urteilsbildungsprozesse" notwendig (Kunze 2020, S. 32) die – insbesondere in den Gesundheitsberufen – mit ethischen Ansprüchen verbunden sind (vgl. Ertl-Schmuck 2024, S. 81). Beide Logiken – Fach- und Falllogik – sind differente Sphären, die im konkreten Handeln in einer

5 Könnerschaft kann in der Ausbildung angebahnt werden, der Weg dahin bedarf jedoch der beruflichen Erfahrung nach der Ausbildung und der kontinuierlichen Fort- und Weiterbildung.

eigenartigen Weise in Beziehung gesetzt werden und an die Reflexivität des Professionellen gebunden sind. Für Dewe (1996, S. 749) geht „Professionalität in der Relationierung zweier differenter Wissens- und Handlungssphären“ auf, „wozu wiederum Distanz vonnöten ist.“[6]

Vor diesem Hintergrund bezieht sich der Kern der Theorie-Praxis Konstellation auf ein Verständnis von Professionalität, in dem Wissen nicht linear auf die konkrete Situation angewendet werden kann, sondern es erfordert von den Professionellen ein Fallverstehen, in der die Lebenswelt des Anderen und die spezifische Situation mit all ihrer Mehrdimensionalität und Unbestimmtheit in den Blick kommen. Die Deutung der Situation erfordert eine Perspektivenbeweglichkeit und eine immer wieder herzustellende Relationierung von Wissen und Handeln. Demnach kann Wissen in Form von disziplinärem Wissen Handeln nicht anleiten, da Situationen eine eigene Logik aufweisen, in der verschiedene Wissensarten und Handlungsverständnisse, aber auch biografisch aufgeschichtete Haltungen im Umgang mit Menschen im Tun miteinander verwoben sind. Für Dewe „erscheint die Figur des Professionellen als die *black box der Relationierung und Kontrastierung handlungstheoretisch ausdifferenzierter Wissenstypen*, in die es hineinzublicken gilt.“ (ebd., S. 747, Hervorhebung im Original)

Um der sogenannten „blackbox“ näher zu kommen, werden im Folgenden die Komplexität und Spezifität des beruflichen und berufsdidaktischen Handelns am Lernort Praxis in den Blick genommen. Die Spezifik des beruflichen Handelns in den Gesundheitsberufen liegt in einem speziellen Körper- und Leibbezug und ist geprägt von vielfältigen Interaktionsdynamiken, begleitet von den Erfahrungen und den Bewältigungsmöglichkeiten der zu versorgenden Menschen im Kontext von gesundheitlichen Problemlagen, die in eine Lebensgeschichte eingebettet sind. Den Professionellen und den Auszubildenden werden Einblicke bis in die intimsten Seiten des Menschseins gewährt. Sie erleben Bereiche des menschlichen Lebens, die weitgehend mit gesellschaftlichen Tabus belegt sind und Gefühle der Betroffenheit, der Trauer, der Angst, der Überforderung, der Scham, des (Selbst)Ekels etc. auslösen können. Die Begegnung mit dem zu versorgenden Menschen ist vom Erleben und seiner momentanen Befindlichkeit abhängig, die auch Auswirkungen auf Anleitungssituationen haben.

6 Auch wenn Dewe (1996) das Professionswissen von Weiterbildnern in der Erwachsenenbildung in den Blick nimmt, so lassen sich diese Erkenntnisse auch auf die Professionalisierung des betrieblichen Bildungspersonals in den Gesundheitsberufen beziehen. Für die Lehrer:innenbildung in den Gesundheitsberufen nehmen Herzberg und Walter dieses Verständnis auf (vgl. HerzbergWalter 2023, S. 555, vgl. auch Walter 2022).

Anleitungssituationen sind demnach unbestimmt und werden von den Beteiligten und insbesondere vom Gesundheitszustand des zu versorgenden Menschen bestimmt. Beispielsweise kann sich der Gesundheitszustand des zu Pflegenden ad hoc verändern und vorab geplante Handlungen lassen sich nicht realisieren. Praxisanleitende sind hier in ihrer Rolle als Pflegefachperson aufgefordert, die komplexe Situation wahrzunehmen, zu deuten und alternative Handlungen unter „Abwägung evidenzbasierter Standards mit den in der Situation vorherrschenden sozialen, persönlichen und auch institutionellen Herausforderungen" zu wählen (Dütthorn 2024, S. 494). Die „als doppelte Handlungslogik bezeichnete methodologische Doppelseitigkeit zwischen personalen Handlungs- und verallgemeinerbaren Wissenschaftsbezug kompetenzorientiert zur Reflexion zu bringen" (ebd.) bezieht sich sowohl auf das *berufliche Handeln* als auch auf das *berufspädagogische Handeln* der Praxisanleitenden. In beiden Handlungsbezügen – wenn auch mit graduellen Unterschieden – sind Transformationsleistungen gefordert, da die Eigenlogik der jeweiligen Situation in ihrer Spezifik und Komplexität im Mittelpunkt steht und zugleich explizite Wissensbestände im Hinblick auf die individuelle Situation zu relativieren sind. Explizites Wissen dient dabei als Deutungs-, Reflexions- und Begründungsangebot.

Der doppelte Handlungsbezug in der Tätigkeit als Praxisanleiter:in kann somit zu einer Potenzierung widersprüchlicher Anforderungen führen, da in Anleitungssituationen neben der beruflichen Kompetenzanbahnung der Auszubildenden auch die Pflegesituation als Lerngegenstand in den Blick kommt. In dieser Perspektive geht es zum einen

> „um die Lernsubjekte, die Pflegen lernen, und zum anderen um zu pflegende Menschen in den zu verhandelnden Lerngegenständen. […] Ebenso werden […] die Lehrenden, die die Lernenden in ihrer beruflichen Ausbildung begleiten, in den Blick genommen. Die Aufmerksamkeit richtet sich damit auf die Beteiligten, die in den jeweiligen Lehr-Lern- und Pflegeprozessen vor dem Hintergrund ihrer jeweiligen Biografie handeln und von den aktuellen gesellschaftlichen Strukturen beeinflusst werden." (Ertl-Schmuck 2010, S. 56)

In diesem wechselseitig bedingenden Wirkgefüge ergeben sich Spannungen, die aus den biografisch aufgeschichteten Deutungen der handelnden Subjekte selbst, ihrem Eigensinn, den aktuellen Lern- bzw. Pflegebedarfen und zudem aus den teilweise einschränkenden Bedingungen der jeweiligen Institution bzw. des Versorgungssystems resultieren. In diesem Spannungsgefüge bewegen sich Praxisanleitende als professionelle Akteure. Hier sind sie aufgefordert, Entscheidungen zu treffen und zu begründen, die sich sowohl auf die zu versorgenden Menschen als auch auf die Lernenden beziehen. Abbildung 1 zeigt die beiden Handlungsbezüge in ihrer Komplexität und Spezifität.

Abb. 1: Doppelter Handlungsbezug im Praxisfeld der Praxisanleitenden (eigene Darstellung)

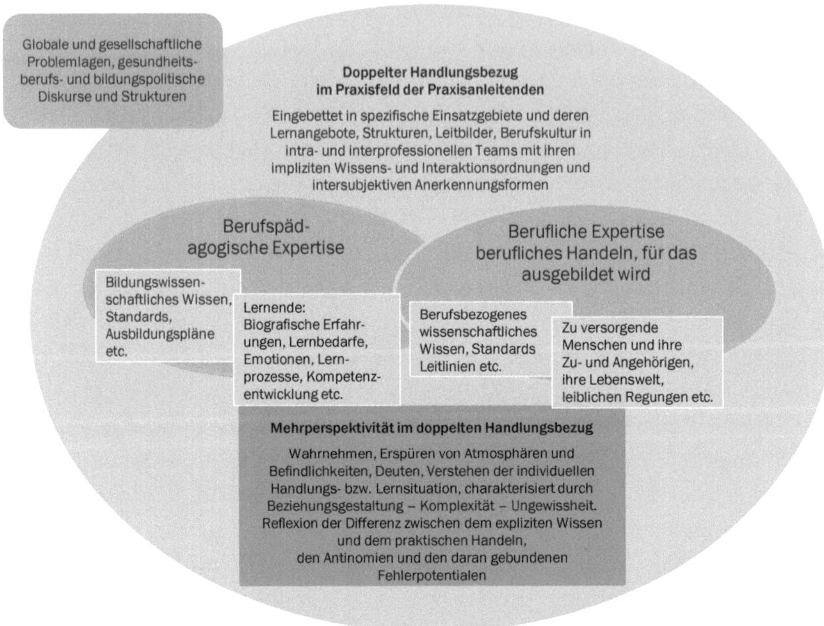

Dieser knappe Aufriss verdeutlicht das relationale Verhältnis zwischen Wissen und Handeln, das sich aus den differenten Wissens- und Handlungssphären ergibt. In diesem Kontext stellt sich die Frage, welches Wissen und Handlungsverständnis bei der Urteilsbildung eine Rolle einnimmt, um so – zumindest teilweise – in die von Dewe bezeichnete „*black box*" hineinzublicken.

2.2 Erkenntnisse aus der Expertiseforschung

In Anlehnung an die Expertiseforschung und an die Gebrüder Dreyfus/Dreyfus (1986)[7] gelangen Expert:innen in komplexen Situationen schnell zu einem Urteil. Ihr Handeln wird weniger durch die Anwendung von explizitem Wissen, das sprachlich fassbar ist, bestimmt, sondern vielmehr durch Erfahrungen und vielfältige sinnliche Wahrnehmungen (Riechen, Sehen, Tasten etc.) und einem Erspüren von situativen Atmosphären, in der verschiedene Aspekte einer

7 Das Modell des stufenförmigen Expertiseerwerbs von Dreyfus/Dreyfus rezipierte Benner (1994) in ihrer Studie zur Beschreibung der Kompetenzentwicklung bei Pflegenden. In der Pflegedidaktik wurden diese Erkenntnisse ebenso aufgenommen und erweitert (vgl. u. a. Darmann-Finck 2020, S. 113). Für die Berufspädagogik hat Rauner (2002) das Modell von Benner rezipiert.

bestimmten Situation gleichzeitig wahrgenommen und zu einer kohärenten Konstellation integriert werden. Dieser Prozess wird als „implizite Integration" bezeichnet (Polanyi, zit. in Neuweg 2001, S. 221) und ist an Erfahrung gebunden. Beispielsweise werden beim Durchführen einer 30 Grad Positionierung bei einem zu pflegenden Menschen nicht nur die einzelnen Schritte der Positionierung bedacht, sondern gleichzeitig wird die Atmosphäre im Patient:innenzimmer, die Befindlichkeit des zu pflegenden Menschen auf einem Blick wahrgenommen und über den taktilen Kontakt können ggf. körperliche Verspannungen erspürt werden, die dann die Urteilsbildung und die weiteren Schritte der Beziehungsgestaltung und des Handlungsablaufs bestimmen. Hierbei werden unterschiedliche Wissensarten – explizites und implizites – im Kontext der einzigartigen Situation vernetzt. Mit zunehmender Erfahrung und Routinisierung entwickelt sich eine Wissensstruktur, die als „implizites Wissen" bezeichnet wird und nur partiell verbalisiert werden kann (Neuweg 2001, S. 15 ff.). Das erlernte Wissen wird über die individuellen beruflichen Erfahrungen einverleibt. Es ist „einverleibtes Wissen" und zeigt sich im Handeln durch Können (ebd.).

Neuweg verweist jedoch darauf, dass implizites Wissen zu einer gewissen „impliziten Blindheit" führen kann (ebd., S. 316). Das reflexive Moment ist dennoch von Bedeutung, um blinde Flecken aufzudecken, Routinen infrage zu stellen und das implizite Wissen teilweise zu explizieren. Beide Wissensarten – explizites und implizites – bestimmen in einem Zusammenspiel und in einer gewissen *Gemengelage* das konkrete Tun und sind für professionelles Handeln unabdingbar.[8] Wie diese beiden Wissensarten im Handeln relativiert werden, ist von den situativen Bedingungen, von bislang gemachten Erfahrungen in einer „kollektiv gültig gemachte[n] Praxis" und der Reflexivität des Professionellen abhängig (Dewe 1996, S. 748). Hier liegen die Grenzen eines anwendungsorientierten Theorie-Praxis-Transfers, denn eine lineare Übertragung des Gelernten aus der Schule in den Betrieb lässt sich damit nicht aufrechterhalten. Das Tun von Expert:innen wird von beiden Wissensarten bestimmt und von einer „besonnenen Rationalität" begleitet (Dreyfus/Dreyfus 1988, S. 62, zit. in Brümmer/Alkemeyer 2024, S. 37). Ein solches „mitlaufendes Denken-im-Tun" (Brümmer/Alkemeyer 2024, S, 37) wird von Schön (2009) als *reflection-in-action* bezeichnet und ermöglicht Expert:innen, auf situativ auftretende Unwägbarkeiten flexibel zu reagieren und von Routinen abzuweichen (vgl. ebd.). So sind beispielsweise Auszubildende insbesondere zu Beginn ihrer Ausbildung erstaunt bzw. irritiert, wenn Praxisanleitende vorher festgelegte prozessorientierte Schritte einer 30 Grad Positionierung verändern und von der in der Schule gelernten Reihenfolge abweichen.

Da Auszubildende zu Beginn ihrer Ausbildung noch wenig über berufliche Erfahrungen, breite Wissensbestände und Routinen verfügen, kann ein

8 Dieser Textabschnitt ist in Teilen aus Ertl-Schmuck/Fichtmüller 2009, S. 95 f. entnommen.

mitlaufendes Denken-im-Tun und eine Relationierung von explizitem und implizitem Wissen erst im Laufe ihrer Ausbildung sukzessive gelingen. Hier stellt sich die Frage: Wie können Auszubildende/Studierende in Arbeits- und Lernprozessen an Urteilsbildungsprozessen und insbesondere an dem impliziten Wissen von erfahrenen Pflegefachpersonen bzw. Praxisanleitenden teilhaben? Praxisanleitende, aber auch Teams sind aufgefordert, von Beginn der Ausbildung die Auszubildenden bzw. Studierenden im Arbeits- und Lernprozess zu begleiten und in der gemeinsamen Versorgung von zu pflegenden Menschen können sie ihr *mitlaufendes Denken-im-Tun* (wenn möglich) zum Ausdruck bringen. Im Zuge dieser Teilhabe an einer Praxisgemeinschaft und den Austausch von Wissen und Erfahrungen können Auszubildende Handlungswissen aufbauen.[9] Dieser Aufbau geschieht jedoch nicht automatisch durch die unreflektierte Teilhabe an Praxis in Form von Beobachten und Mitmachen oder der Durchführung von Einzeltätigkeiten, sondern bedarf der Analyse und Reflexion. Zudem bieten Lernangebote, in denen Auszubildende die Verantwortung für die pflegerische prozessorientierte Versorgung eines Menschen haben, die Möglichkeit, selbst Urteile zu bilden und situativ angepasste Handlungen zu generieren (vgl. Darmann-Finck 2020, S. 116). Wesentlich ist die anschließende Analyse und Reflexion. Hier werden auch sinnliche Wahrnehmungen und Deutungen der Situation, die Beziehungsgestaltung, erlebte Widersprüche, Emotionen, Handlungsproblematiken, gespürte Atmosphären und subjektiv gefärbte Wertvorstellungen zum Lerngegenstand. In diesem Kontext eingebettet sind neben disziplinären Wissensbeständen auch leibliche Wissensdimensionen, wie z. B. das Erspüren von Atmosphären, Bewegungsimpulsen, Befindlichkeiten etc.. Darüber kann Handlungswissen aufgebaut und ein berufliches Können angebahnt werden.

Der Aufbau von Handlungswissen ist demnach an eigene Erfahrungen in Arbeits- und Lernprozessen und deren Analyse und Reflexion geknüpft und erfordert eine eigene Didaktik, die sich in Situationen entfalten kann und für das Lernen in der beruflichen Praxis bislang kaum systematisch entwickelt vorliegt.

Darüber hinaus wird berufliches Handeln u. a. geprägt von den meist implizit wirkenden institutionellen Strukturen (z. B. festgelegten Arbeitsabläufen) sowie von Wissens- und Interaktionsordnungen[10], unter denen Praxisanleitung

---

9 Lave und Wenger (1991) verweisen in ihrem Modell „Situated Learning" auf die Bedeutung des Lernens in Praxisgemeinschaften. Holoch hat dieses Modell für die Bildungsgänge der Pflege aufgenommen und ausdifferenziert (vgl. Holoch 2002; 2013).

10 Insbesondere im Akutklinikbereich zeigt sich eine Priorisierung der medizinischen Wissensordnung. Mit Wissensordnung ist eine gewisse Macht des Wissens zu verstehen, die nicht reflexiv gemacht wird. Hanses (2012) verweist darauf, dass mit den „gegenwärtigen diskursiven Bestimmungen des Körpers und der Gesundheit nicht nur Politik und Macht organisiert werden kann, sondern auch der professionelle Blick strukturiert wird." (Hanses 2012, S. 40, zit. in Ertl-Schmuck 2022, S. 170) Ähnlich sind Interaktionsordnungen innerhalb einer Institution bzw. eines Teams zu verstehen, die implizit die Begegnung mit den

stattfindet. Diese überformen – meist implizit – die alltäglichen Arbeitsprozesse in denen sich die Anleitenden und Lernenden bewegen. Dabei entwickeln sich Haltungen und Einstellungen, die Einfluss auf das Lernen der Auszubildenden haben. Dazu bedarf es einer kritisch-konstruktiven Reflexion der Praxisanleitenden und Teams, um derartige Denkweisen und Spannungsfelder in den Blick zu nehmen und diese vor dem Hintergrund ihrer Wirkung auf berufliches Handeln und Anleitungssituationen zu reflektieren.[11]

2.3 Relevanz unterschiedlicher Handlungsfassungen

In Anleitungssituationen am Lernort Betrieb nehmen nicht nur unterschiedliche Wissensarten und -dimensionen sowie implizite Wissens- und Interaktionsordnungen eine zentrale Rolle ein, sondern zugleich bestimmen unterschiedliche Handlungsverständnisse die Auswahl von Lerngegenständen und deren Reflexion. Implizit schwingt bei der Reflexion von Arbeits- und Lernprozessen das verinnerlichte Handlungsverständnis zum beruflichen Handeln mit und überformt letztlich auch die im Handeln stattfindenden Urteilsbildungsprozesse. In der Studie von Lauber wird deutlich, dass der Analyse und Reflexion von gemeinsam erarbeiteten Pflegesituationen eine weniger starke Bedeutung zukommt, auch wenn Lehrende und Lernende die Rückmeldung zum Handeln als den zentralen Gesprächsinhalt bezeichnen (vgl. Lauber 2017, S. 182). Für Anleitungs- und Lernprozesse gilt es deshalb, eine Haltung zur Relevanz der Reflexion von Handlungsverständnissen aufzubauen.

Berufliches Handeln ist mit bestimmten Intentionen und standardisierten Verfahren und Prozessen verbunden. Da die berufliche als auch die pädagogische Praxis jedoch von den beteiligten Akteur:innen mitkonstituiert werden, sind Situationen gewissen Unvorhersehbarkeiten und Interaktionsdynamiken ausgesetzt. So sind Ziele nicht in jedem Fall dem Handeln vorgelagert, sondern diese ergeben sich erst in der Situation. Neben rational-analytischen Ansätzen bedarf es auch einer phänomenologischen und hermeneutischen Perspektive, in der das

zu versorgenden Menschen überformen (vgl. u. a. Sander 2003). Aber auch die Interaktionen und die Beziehungsgestaltung mit den Auszubildenden werden darüber beeinflusst.

11 Für das Handlungsfeld der Praxisanleitung verweist Brühe (2020) auf die Ausbildungsantinomie, da „die Lehr-Lernprozesse der praktischen Ausbildung den alltäglichen Versorgungsinteressen der Krankenhäuser und Pflegeeinrichtungen hierarchisch untergeordnet" werden (Brühe 2020, S. 101). In diesem Kontext ergibt sich eine Möglichkeitsantinomie für Praxisanleitende, in der es um „ein Abwägen zwischen pflegerisch-professionell induziertem Pflegehandeln und Akzeptieren der organisational angezeigten Reduktion auf das Notwendigste […]" geht (ebd.). Wie diese Antinomien von den Praxisanleitenden und den jeweiligen Teams reflektiert werden und welche Handlungsspielräume genutzt werden, hängt u. a. davon ab, welche Wissens- und Interaktionsordnungen in der jeweiligen Einrichtung implizit wirksam sind. Weitere Forschungen dazu stehen noch aus.

Erleben, die lebensweltlichen und leiblichen Erfahrungen der zu versorgenden Menschen und deren Zu- und Angehörigen sowie das Erleben und die subjektiven Theorien der Auszubildenden in den Blick kommen (vgl. Fachkommission 2020, S. 8).[12]

Eine *intentionale Perspektive* spiegelt sich in standardisierten Handlungen, die ein vorab bestimmtes Ziel festlegen und bewusst geplant sind. Beispielsweise wird die 30 Grad Positionierung bewusst und zielorientiert als Dekubitusprophylaxe geplant. Standardisierte Handlungen werden in der Arbeitspsychologie und betrieblichen Ausbildung als sogenannte „vollständige Handlungen" beschrieben (Hacker/Sachse 2014) und umfassen folgende Handlungssequenzen: Informieren, Planen, Entscheiden, Durchführen, Kontrollieren und Bewerten (vgl. Lisop 1999, S. 37). Dabei geht es weniger um das Erlernen von isolierten Tätigkeiten, sondern um Arbeitstätigkeiten, die auf ein Ziel ausgerichtet sind, bewusst geplant und evaluiert werden. So werden funktionale Fertigkeiten, wie beispielsweise das Erlernen einer 30 Grad Positionierung, in den Gesamtprozess der beruflichen Handlung eingebettet (Assessment, Planung, Durchführung und Evaluation). Das Einüben derartiger Arbeitstätigkeiten führt zum Routinehandeln, zur Handlungssicherheit und zur Erhöhung von Handlungsspielräumen. Durch die Bindung der Lernprozesse an derartige sogenannte „vollständige Handlungen", die meist mit detaillierten Abläufen verbunden sind, zeichnet sich Handeln mit einer bewussten Zielsetzung und einem bestimmten Zweck aus. Ein derartiges Verständnis kann für ausgewählte Handlungen durchaus sinnvoll sein, insbesondere dann, wenn vorgegebene Algorithmen und Standards das Handeln bestimmen. Für das berufliche Handeln, in welchem es um Interaktionsprozesse mit Menschen, um deren Befindlichkeiten und individuelle Lebenspraxis geht, ist es jedoch nicht hinreichend, da die zu versorgenden Menschen aber auch die professionellen Akteure und Lernenden in einem derartigen Verständnis eher als Objekte von Versorgungsbemühungen bzw. pädagogischen Bemühungen gesehen werden (vgl. Ertl-Schmuck 2023, S. 14).

Eine Erweiterung bieten *phänomenologische und hermeneutische Zugänge.* Die Beziehungsgestaltung zum versorgenden Menschen und zum Auszubildenden wird von Atmosphären, Emotionen und einem *leiblichen Gespür*, das nur schwer in Begriffen ausgedrückt werden kann, begleitet (vgl. u. a. Böhnke 2011; Uzarewicz/Uzarewicz 2005). Der spezifische Zugang der professionellen Akteure zu den zu versorgenden Menschen erfolgt „insbesondere durch Aspekte eines ‚elementaren Verstehens', die unmittelbar an die körperlich-leibliche Verfasstheit der handelnden Subjekte gebunden bleiben." (Hülsken-Giesler 2013, S. 74, Hervorhebung im Original, vgl. Fachkommission 2020, S. 9)

12 Einige Textabschnitte zu den hier aufgeführten Handlungsverständnissen sind in Teilen den Begleitmaterialien der Fachkommission nach § 53 PflBG entnommen (vgl. Fachkommission 2020, S. 8 ff.). An den entsprechenden Textstellen wird darauf verwiesen.

In diesem Verständnis richtet sich die Aufmerksamkeit nicht nur auf das Wissen über den Körper – denn dann würde der zu versorgende Mensch lediglich als Symptomträger gesehen – sondern auf das Wissen durch den Körper, das erspürt wird. Leibliche Regungen der zu versorgenden Menschen, aber auch die der Auszubildenden werden wahrgenommen, ernst genommen und können in Anleitungssituationen zum Lernanlass werden. In leibphänomenologischen Ansätzen sind Phänomene, wie z. B. Ekel, Scham oder Schmerz, „anthropologische Grunddispositionen" (Uzarewicz/Uzarewicz 2005, S. 144 ff.), die in beruflichen Interaktionen eine zentrale Rolle einnehmen. Sinnliche Wahrnehmungen, die mit leibbezogenen Qualitäten verbunden sind, zeigen sich bspw. beim Betreten eines Besprechungsraums oder in einem kaum hörbaren Ton eines technischen Gerätes. Eine spürende Wahrnehmung informiert den Handelnden über Qualitäten der Situation, die nicht immer in eindeutige Begriffe zu fassen sind. Diese Wahrnehmungen haben Einfluss auf die Urteilsbildung und sind als professionelle Kompetenz zu bewerten, die im Rahmen einer umfangreichen reflektierten Berufserfahrung erworben wird (vgl. Böhle/Porschen 2011, S. 59; siehe dazu auch Benner 1994 mit dem Konzept der „Sensibilität für feine qualitative Unterschiede"). Ein derartiges subjektivierendes Handeln basiert auf phänomenologischen und hermeneutischen Zugängen (vgl. Fachkommission 2020, S. 9), in denen die Betroffenheitsperspektive, das Erleben und die Individualität der zu versorgenden Menschen sowie deren Deutungen und Bewältigungsmöglichkeiten in den Blick kommen. Eine wesentliche Voraussetzung dafür ist das achtsame Wahrnehmen, das Sich-Angesprochen fühlen für die Sache und ein Sich-Einlassen auf die jeweilige Befindlichkeit und Situation.[13] Diese qualitativen Gegebenheiten beruflichen Handelns sind für die Praxisanleitung von besonderer Bedeutung, da beim Lernen beruflichen Handelns neben funktionalen Abläufen auch das Wahrnehmen von Atmosphären, Befindlichkeiten, das Erleben und die Deutung der individuellen Handlungssituation in den Blick zu nehmen sind, um berufliches Können bei den Auszubildenden anbahnen zu können.

Zudem hat berufliches Handeln in den Gesundheitsberufen auch Macht- und Herrschaftsverhältnisse in den Blick zu nehmen, da in der beruflichen Beziehungsgestaltung die Kommunikation wesentlich von der Macht der professionellen Akteure bestimmt wird und die zu versorgenden Menschen existentiell von den Professionellen abhängig sind (Darmann-Finck 2022, S. 229 f.; vgl. Fachkommission 2020, S. 9). Eine Sensibilisierung dafür kann das kommunikative, verständigungsorientierte Handlungsmodell von Habermas bieten (Habermas 1995, S. 385 f.). Dieses basiert auf einem gemeinsam ausgehandelten Situationsverständnis, in dem Interessen offengelegt werden und eine Verständigung darüber

13 Vgl. das Konzept des Subjektivierenden Arbeitshandelns von Böhle-Porschen (2010) und das Konzept des Subjektivierenden Arbeitshandelns in der Altenpflege (Weishaupt 2006).

erzielt wird. Das Modell enthält zudem ein „ethisch-kritisches Potential“, da Macht- und Herrschaftsverhältnisse in den Blick kommen (Friesacher 2008, S. 282, zit. in Fachkommission 2020, S. 9).

Auch die Auszubildenden und Praxisanleiter:innen sind in Abhängigkeitsverhältnisse eingebunden und verfolgen bestimmte Interessen, die nicht immer offen gelegt werden. So kann es sein, dass der:die Auszubildende in einer Anleitungssituation den Blick auf das Lernen von hierarchisch aufgebauten Abläufen richtet, während der:die Praxisanleiter:in in der Situation eher die Beziehungsgestaltung zum zu versorgenden Menschen als Lerngegenstand erkennt. Unterschiedliche Interessen können zum Gegenstand der Reflexion gemacht werden und vielfältige Bildungsmöglichkeiten bieten.

Da bei Habermas die sprachlich vermittelte Interaktion in den Vordergrund rückt, wird in Anlehnung an Friesacher (2008)[14] dieses Verständnis um die „Theorie intersubjektiver Anerkennung“ von Honneth (1994) erweitert, in der es um das Erleben „emotionaler Zuwendung“, „sozialer Wertschätzung“ und „kognitiver Achtung“ geht (ebd., S. 211). Hier kommen nicht nur sprachliche Anerkennungsformen in den Blick, sondern auch vielfältige Formen, die sich beispielsweise in der Begrüßung, im Berühren oder im Blickkontakt etc. zeigen. Sowohl im beruflichem Handeln als auch im berufspädagogischem Handeln der Praxisanleiter:innen können diese Anerkennungsformen auch zu Missachtungsformen führen und die physische und soziale Integrität bedrohen. In Anlehnung an Friesacher (2008, S. 287) zeigen sich Gefühle sozialer Missachtung in der Pflegepraxis beispielsweise in Form von Bevormundung, Fixierungen, zu schneller Verabreichung von Essen, unangemessenen Berührungen, Nichtanerkennung von individuellen Pflegebedürfnissen bis hin zu unterschiedlichen Formen psychischer und physischer Gewaltanwendung. In der Begegnung mit den Auszubildenden können sich ebenso Missachtungsformen zeigen, z. B. wenn erreichte Leistungen abgewertet werden, ohne diese zu begründen oder individuelle Lernbedürfnisse ignoriert werden.

Anknüpfend an die bisherigen Ausführungen werden in Abbildung 2 die unterschiedlichen Handlungsverständnisse in ihren Dimensionierungen aufgezeigt.

14 Vgl. dazu „Eckpunkte einer Interaktionistischen Pflegedidaktik“ (Darmann-Finck 2022), in der Bezüge zur Theorie intersubjektiver Anerkennung in der heuristischen pflegedidaktischen Matrix hergestellt werden.

Abb. 2: Differenzierte Handlungsverständnisse (eigene Darstellung)

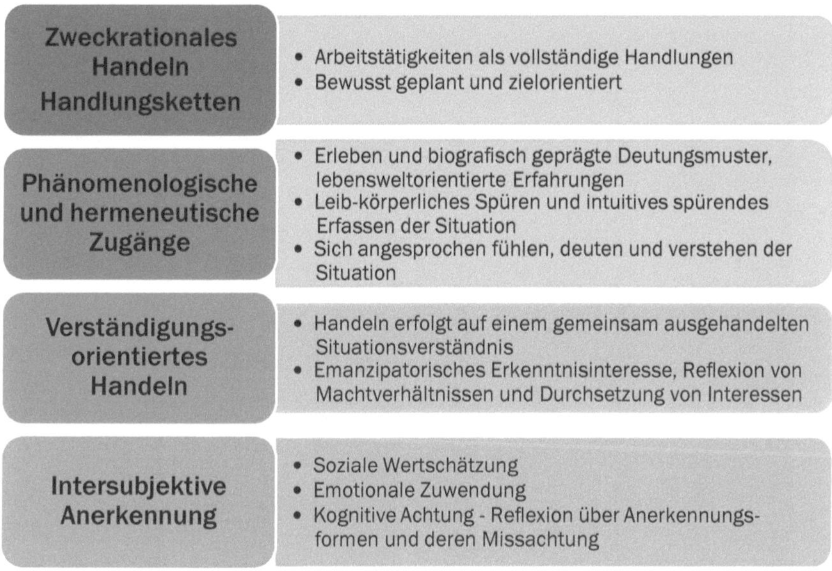
Zweckrationales Handeln Handlungsketten
• Arbeitstätigkeiten als vollständige Handlungen
• Bewusst geplant und zielorientiert
Phänomenologische und hermeneutische Zugänge
• Erleben und biografisch geprägte Deutungsmuster, lebensweltorientierte Erfahrungen
• Leib-körperliches Spüren und intuitives spürendes Erfassen der Situation
• Sich angesprochen fühlen, deuten und verstehen der Situation
Verständigungs-orientiertes Handeln
• Handeln erfolgt auf einem gemeinsam ausgehandelten Situationsverständnis
• Emanzipatorisches Erkenntnisinteresse, Reflexion von Machtverhältnissen und Durchsetzung von Interessen
Intersubjektive Anerkennung
• Soziale Wertschätzung
• Emotionale Zuwendung
• Kognitive Achtung - Reflexion über Anerkennungs-formen und deren Missachtung

3 Implikationen für Anleitungen

Die bisherigen Ausführungen verdeutlichen die Relevanz der unterschiedlichen Wissensarten und -dimensionen, der implizit wirkenden Wissens- und Interaktionsordnungen sowie die Bedeutung der differenzierten Handlungsverständnisse in Arbeits-, Lern- und Bildungsprozessen am Lernort Betrieb. In Anleitungssituationen und den sich anschließenden Reflexionsgesprächen sowie bei der Erstellung von Arbeits- und Lernaufgaben können diese als Orientierungs-, Reflexions- und Begründungsrahmen genutzt werden, um das verwobene Verhältnis von Wissen und Handeln zu fokussieren und bei den Auszubildenden Urteilsbildungsprozesse und berufliches Können anzubahnen. Zugleich kann eine Haltung zu einer menschenwürdigen Versorgung zu pflegender Menschen aufgebaut werden. Hier nehmen intersubjektive Anerkennungsformen in der Begegnung mit den zu vorsorgenden Menschen als Lerngegenstände eine zentrale Rolle ein. In Abbildung 3 werden die mehrperspektivischen Transformationsprozesse in Arbeits-, Lern- und Bildungsprozessen verdeutlicht.

Abb. 3: Anbahnung von Reflexivität in Arbeits-, Lern- und Bildungsprozessen (eigene Darstellung)

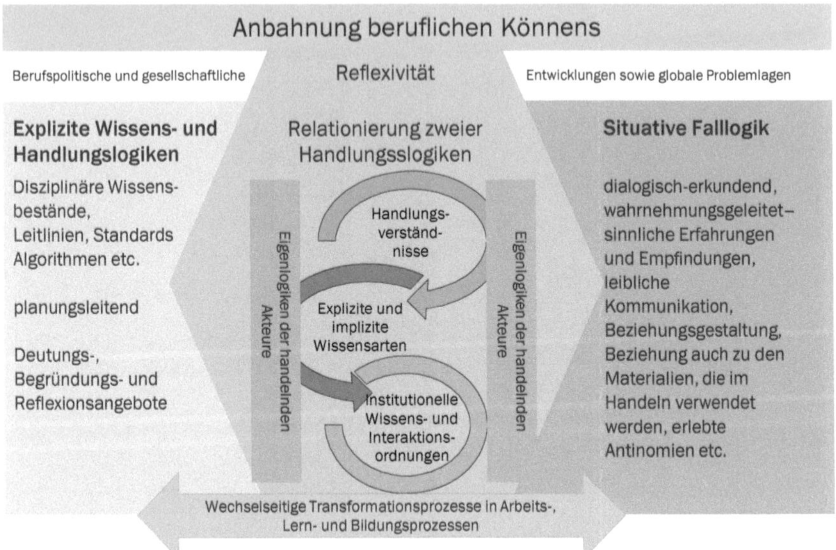

Welche Tiefe die Analyse und Reflexion einnimmt, wird u.a. davon bestimmt, mit welchem Wissen und welchen Handlungsverständnissen der Lerngegenstand erschlossen wird. Zudem können auch die implizit wirkenden institutionellen Wissens- und Interaktionsordnungen reflektiert werden. Dabei sind der Ausbildungsstand und das Kompetenzniveau der Auszubildenden zu berücksichtigen. In geplanten Anleitungssituationen können in der Analyse und Reflexion Differenzen, die sich zwischen vorab festgelegtem Plan und tatsächlichem Handeln ergeben, mit den Auszubildenden gedeutet und Phänomene, die bei der Urteilsbildung relevant waren, offen gelegt werden. Die dem Lernenden in der durchgeführten Handlung leitenden sinnlichen Wahrnehmungen, Deutungen, Emotionen, erlebten Irritationen und Widersprüche können aufgedeckt und der gemeinsamen Reflexion zugänglich gemacht werden. Dabei lassen sich Perspektiven entfalten, um darüber die Mehrperspektivität im Handeln bewusst zu machen und Perspektivenbeweglichkeit bei den Lernenden anzubahnen. Zudem gilt es, differente Sichtweisen anzusprechen und dazu Gegenhorizonte darzulegen, die für Lernende bislang noch nicht zugänglich waren bzw. noch nicht erkannt wurden.

Darüber hinaus werden die meist für Auszubildende undurchschaubaren institutionellen und gesetzlichen Bedingungen sowie gesamtgesellschaftlichen Problemlagen, die sich bis in die Meso- und Mikroebene auswirken können (u.a.

gesellschaftliche Ungleichheitsverhältnisse, Klimawandel, Pandemien, Personalmangel etc.), zum Gegenstand der Analyse und Reflexion.

Zudem kann es sein, dass sich im konkreten Handeln Fragen eröffnen, die durch kein Wissen zu beantworten sind. Aus der Komplexität und der Nicht-Standardisierbarkeit von beruflichem Handeln resultiert auch ein Rest von Nicht-Wissen, das letztlich nicht über kognitive Vorgehensweisen zu erschließen ist (vgl. Wimmer 1996, S. 432). Auch hier bedarf es der Sensibilisierung und der Förderung einer Haltung, die Unbestimmtheit im Kontext des beruflichen Lernens anzuerkennen und Handlungsmöglichkeiten aufzuspüren, in denen Neues entstehen kann. Wissen und Handeln bleiben somit in Bewegung.

4 Ausblick

Unbestritten ist, dass das Lernen in der Praxis für die Auszubildenden/Studierenden einen hohen Stellenwert einnimmt. In der beruflichen Praxis gibt es vielfältige „Lernmöglichkeiten, wie sie in keiner anderen Lernumgebung in dieser Komplexität gegeben sind". (Fachkommission 2024, S. 9) Explizites Wissen aus verschiedenen Disziplinen und implizites Wissen in ihrer Verwobenheit sowie unterschiedliche Handlungsverständnisse und die meist implizit wirkenden Wissens- und Interaktionsordnungen tragen dazu bei, Lerngegenstände in der beruflichen Praxis in ihrer Tiefe zu erschließen. Hierbei gilt es, Relationierungen zwischen individuellem Handlungsbezug und expliziten Wissensbeständen kompetenzorientiert zur Reflexion zu bringen. Das sich Einlassen auf den Anderen, das dialogisch Erkundende, die Anerkennung des Anderen mit seinen individuellen Bedarfen und mit der Unbestimmtheit im Handeln umgehen zu lernen, tragen nicht nur zur Entwicklung beruflicher Handlungskompetenz und ethischen Haltung bei, sondern darüber können vielfältige Bildungsanlässe initiiert und begleitet werden. Kritisches Denken, das Aufdecken von Differenzerfahrungen, Kreativität und Fantasie begleiten die Lern- und Pflegesituationen, in denen sich neue Handlungsmöglichkeiten und Ideen für eine vernünftigere Praxis erschließen (vgl. Ertl-Schmuck 2022, S. 166 f.).

Abschließend geht es auch um die Frage, wie eine zukunftsorientierte Qualifizierung der Praxisanleiter:innen aussehen kann, in der aktuelle berufsfelddidaktische Erkenntnisse mit dem Handlungsfeld der Praxisanleitenden verknüpft werden und das reichhaltige implizite Wissen der Teilnehmenden in den jeweiligen Seminaren/Kursen zumindest teilweise offen gelegt, wertgeschätzt und für Anleitungssituationen sowie für die Begleitung der Lernenden reflexiv weitergedacht wird. Forschungen dazu stehen noch aus.

Literatur

Altmeppen, Sandra (2022): Identität – Beruf – Bildung. Wie Auszubildende den Pflegeberuf biografisch einbetten und berufliche Identitätsarbeit leisten. Eine qualitative Studie. Weinheim und Basel: Beltz Juventa.

Böhnke, Ulrike (2011): Dem Leibkörper auf der Spur. Theoretischer Begründungsrahmen professioneller reflexiver Könnerschaft im Berufsfeld Pflege. Göttingen: V&R unipress.

Bohrer, Annerose (2023): Arbeitsgebundenes Lernen in den Gesundheitsfachberufen. In: Darmann-Finck, Ingrid/Sahmel, Karl-Heinz (Hrsg.): Pädagogik im Gesundheitswesen. Springer: Berlin, S. 491–511.

Brühe, Roland (2020): Zwischen Proklamation und erlebter Realität – Lernende als Subjekte in der Pflegeausbildung. In: Hänel, Jonas/Altmeppen, Sandra (Hrsg.): Subjekt – Pflege – Bildung. Diskurslinien in der pflegedidaktischen Arbeit von Roswitha Ertl-Schmuck. Weinheim und Basel: Beltz Juventa, S. 90–106.

Brümmer, Kristin/Alkemeyer, Thomas (2024): Baustein zu einer Geschichte des schweigenden Wissens. In: Kraus, Anja et al. (Hrsg.): Handbuch Schweigendes Wissen. Erziehung, Bildung, Sozialisation und Lernen. 3., überarbeitete. Auflage. Beltz Juventa: Weinheim und Basel, S. 29–43.

Darmann-Finck, Ingrid (2020): Implizites Wissen in der Pflege und der Pflegeausbildung. In: Hermkes, Rico/Neuweg, Georg Hans/Bonowski, Tim (Hrsg.): Implizites Wissen. Berufs- und wirtschaftspädagogische Annäherung. Bielefeld: wbv, S. 110–127.

Darmann-Finck, Ingrid (2022): Eckpunkte einer Interaktionistischen Pflegedidaktik. In: Ertl-Schmuck, Roswitha/Hänel, Jonas (Hrsg.): Theorien und Modelle der Pflegedidaktik. Eine Einführung. 2., überarbeitete und erweiterte Auflage. Weinheim und Basel: Beltz Juventa, S. 202–253.

Dewe, Bernd (1996): Das Professionswissen von Weiterbildnern: Klientenbezug – Fachbezug. In: Combe, Arno/Helsper, Werner (Hrsg.): Pädagogische Professionalität. Untersuchungen zum Typus pädagogischen Handelns. Frankfurt am Main: Suhrkamp: S, 714–757.

Dütthorn, Nadin (2024): In Beziehung lernen. Konzept relationalen Lehrens und Lernens in der europäischen Pflegebildung. In: Brühe, Roland/von Gahlen-Hoops, Wolfgang (Hrsg.): Handbuch Pflegedidaktik II. Pflegedidaktisch Denken. Bielefeld: Transcript, S. 489–523.

Ertl-Schmuck, Roswitha (2022): Subjektorientierte Pflegedidaktik. In: Ertl-Schmuck, Roswitha/Hänel, Jonas (Hrsg.): Theorien und Modelle der Pflegedidaktik. Eine Einführung. 2., überarbeitete und erweiterte Auflage. Weinheim und Basel: Beltz Juventa, S. 155–201.

Ertl-Schmuck, Roswitha (2010): Subjektorientierte Pflegedidaktik. In: Ertl-Schmuck, Roswitha//Fichtmüller, Franziska (2010) (Hrsg.): Theorien und Modelle der Pflegedidaktik. Eine Einführung. Weinheim und München: Juventa, S. 55–90.

Ertl-Schmuck, Roswitha/Fichtmüller, Franziska (2009): Pflegedidaktik als Disziplin. Eine systematische Einführung. Weinheim und München: Juventa.

Fachkommission nach § 53 Pflegeberufegesetz (2020): Begleitmaterialen zu den Rahmenplänen der Fachkommission nach § 53 PflBG. Online: www.bibb.de/dienst/publikationen/de/16613 (Abruf: 21.05.2024)

Fachkommission nach § 53 Pflegeberufegesetz (2024): Rahmenausbildungspläne der Fachkommission nach § 53 PflBG. 1. Aktualisierung. o. O. Online: https://www.bibb.de/dienst/publikationen/de/20123 (Abruf: 04.06.2025)

Fichtmüller, Franziska/Walter, Anja (2007): Pflegen lernen. Empirische Begriffs- und Theoriebildung zum Wirkgefüge von Lernen und Lehren beruflichen Pflegehandelns. Göttingen: V&R unipress.

Hacker, Winfried/Sachse, Pierre (2014): Allgemeine Arbeitspsychologie: Psychische Regulation von Tätigkeiten. 3., vollständig überarbeitete Auflage. Göttingen: Hogrefe.

Herzberg, Heidrun/Walter, Anja (2023): Zur Professionalität von Lehrenden in den Gesundheitsfachberufen. In: Darmann-Finck, Ingrid/Sahmel, Karl-Heinz (Hrsg.): Pädagogik im Gesundheitswesen. Springer: Berlin, S. 553–569.

Holoch, Elisabeth (2002): Situiertes Lernen und Pflegekompetenz. Entwicklung, Einführung und Evaluation von Modellen Situierten Lernens in der Pflegeausbildung. Bern u. a.: Huber.

Holoch, Elisabeth (2013): Situiertes Lernen. In: Ertl-Schmuck, Roswitha/Greb, Ulrike (Hrsg.): Pflegedidaktische Handlungsfelder. Weinheim und Basel: Beltz Juventa, S. 241–259.

Honneth, Axel (1994): Kampf um Anerkennung: Zur moralischen Grammatik sozialer Konflikte. Frankfurt am Main: Suhrkamp.

Kunze, Katharina Kaja (2020): Über Erziehungswissenschaft, Fallarbeit und Lehrkräftebildung und die Fraglichkeit von Brücken und Verzahnungsmetapher. In: Kuper, Harm/Strum, Tanja (Hrsg.): Universitäre Lehrkräftebildung – Herausforderungen und Profilbildung. Erziehungswissenschaft. Mitteilungen der Deutschen Gesellschaft für Erziehungswissenschaft. Heft 60, Jg. 31. Opladen, Berlin, Toronto: Barbara Budrich, S. 29–39.

Lisop, Ingrid (1999): Bildungstheoretische und didaktische Dimensionen der Lernfeldorientierung – eine kritische Systematik. In: Huisinga, Richard/Lisop, Ingrid/Speier, Hans-Dieter (Hrsg.): Lernfeldorientierung. Konstruktion und Unterrichtspraxis. Frankfurt am Main: Verlag der Gesellschaft zur Förderung arbeitsorientierter Forschung und Bildung, S. 15–48.

Neuweg, Georg Hans (2016): Praxis in der Lehrerinnen- und Lehrerbildung: Wozu, wie und wann? Rückfragen an eine Lehrerbildungsdidaktische Einigungsformel. In: Kosinar, Julia/Leinweber, Sabine/Schmid, Emanuel (Hrsg.): Professionalisierungsprozesse angehender Lehrpersonen in den berufspraktischen Studien. Münster, New York: Waxmann, S. 31–46.

Neuweg, Georg Hans (2020): Etwas können. Ein Beitrag zu einer Phänomenologie der Könnerschaft. In: Hermkes, Rico/Neuweg, Georg Hans/Bonowski, Tim (Hrsg.): Implizites Wissen. Berufs- und wirtschaftspädagogische Annäherung. Bielefeld: wbv, S. 13–34.

Oevermann, Ulrich (1996): Theoretische Skizze einer revidierten Theorie professionalisierten Handelns. In: Combe, Arno/Helsper, Werner (Hrsg.): Pädagogische Professionalität. Untersuchungen zum Typus pädagogischen Handelns. Frankfurt am Main: Suhrkamp, S. 70–182.

Rauner, Felix (2002): Berufliche Kompetenzentwicklung – vom Novizen zum Experten. In: Dehnbostel, Peter et al. (Hrsg.): Vernetzte Kompetenzentwicklung. Alternative Positionen zur Weiterbildung. Berlin: edition sigma, S. 111–132.

Schön, Donald (2009): The Reflective Practitioner, How Professionals Think in Action. Aldershot: Ashgate.

Schütze, Fritz (2021): Professionalität und Professionalisierung in pädagogischen Handlungsfeldern: Soziale Arbeit. Opladen & Toronto: Barbara Budrich.

Uzarewicz, Charlotte/Uzarewicz, Michael (2005): Das Weite suchen. Einführung in eine phänomenologische Anthropologie für Pflege. Stuttgart: Lucius.

Walter, Anja (2022): Lehrkraft werden in der Pflege – Pflegedidaktik im Spannungsfeld von Pflegepraxis, Pflegeausbildungspraxis und wissenschaftlicher Praxis. In: Caruso, Carina/Harteis, Christian/Gröschner, Alexander (Hrsg.): Theorie und Praxis in der Lehrerbildung. Verhältnisbestimmung aus der Perspektive der Fachdidaktiken. Wiesbaden: Springer VS, S. 375–391.

Weishaupt, Sabine (2006): Subjektivierendes Arbeitshandeln in der Altenpflege – Die Interaktion mit dem Körper. In: Böhle, Fritz; Glaser, Jürgen (Hrsg.): Arbeit in der Interaktion – Interaktion als Arbeit. Wiesbaden: VS Verlag für Sozialwissenschaften, S. 85–106.

Wimmer, Michael (1996): Zerfall des Allgemeinen – Wiederkehr des Singulären. Pädagogische Professionalität und der Wert des Wissens. In: Combe, Arno/Helsper, Werner (Hrsg.): Pädagogische Professionalität. Untersuchungen zum Typus pädagogischen Handelns. Frankfurt am Main: Suhrkamp, S. 404–447.

Wissenstransfer im Prozess der Praxisanleitung – eine qualitative Studie

Valentin Mühlberg & Paul Dombrowski

1 Einleitung

An folgende Situation kann sich die eine oder andere examinierte Pflegefachperson während ihrer Ausbildung vielleicht noch erinnern:

> „Dann natürlich diese Sprüche, die man ja ganz gerne hört, ‚jetzt guckst du mal bitte weg, so machst du es mal bitte nicht', ja? (lacht)." (PA_7_S_KH, Z. 57–59)

Auf wie vielen Ebenen diese Aussage betrachtet werden kann, lässt sich insbesondere in Bezug auf das Theorie-Praxis-Verhältnis (vgl. Fichtmüller/Walter 2007, S. 485 f.) sowie bei einem genaueren Blick auf die Transferforschung vermuten. Wenngleich sich diese einer bereits hundertjährigen Tradition erfreut (vgl. Burger 2005, S. 10), scheint sie mitnichten abgeschlossen zu sein. Dies zeigt sich insbesondere mit einem Blick auf die aktuelle Pflege- sowie Pflegebildungsforschung, weswegen im Rahmen einer Diplomarbeit an der Technischen Universität Dresden die Durchführung einer qualitativen Forschungsstudie als relevant erachtet wurde. Eine solche Forschung kann einerseits bisher unterrepräsentierte Transfermethoden darstellen sowie andererseits deren Relevanz und Umsetzung der Praxisanleitung beschreiben und sichtbar machen. Dafür wurden Praxisanleitende (n=11) in leitfadengestützten Interviews zum Wissenstransfer im Prozess der Praxisanleitung befragt, um ihre Erfahrungen und konkreten Arbeitsweisen näher zu beschreiben. Die Ergebnisse sollen in diesem Herausgeberinnenband nun erstveröffentlicht werden. Der vorliegende Beitrag verfolgt das Ziel, die Arbeit von Praxisanleitenden während des Transferprozesses sichtbarer zu machen. Ferner sollen die gewonnenen Daten zugänglich gemacht werden, da diese Einblicke in die Perspektive von Praxisanleitenden ermöglichen und für weitere Forschungsvorhaben als Grundlage dienen können. An dieser Stelle wird insbesondere allen Praxisanleitenden gedankt, die durch ihre Bereitschaft und ihr Engagement diese Forschung ermöglicht haben und somit einen wichtigen Beitrag zur Transferforschung und deren umfassenden Perspektiven geleistet haben.

2 Forschungsstand zum Transfer von Wissen im Kontext der Pflegeausbildung

Für die Erhebung des aktuellen Forschungsstandes wurde eine sensitive Recherchestrategie gewählt, um möglichst alle relevanten Publikationen zum Thema erfassen zu können (vgl. Nordhausen/Hirt 2018, S. 14). Dafür wurde die Forschungsfrage „Wie gestalten Praxisanleitende den Transfer von Wissen im Anleitungsprozess von Auszubildenden der generalistischen Pflegeausbildung?" operationalisiert und Suchkomponenten mittels PICO-Schema[1] definiert. Das Forscherteam legt dabei das von Mandl, Prenzel und Gräsel (1992, S. 127) vorgeschlagene Transferverständnis zugrunde, welches Transfer als Zusammenhang beschreibt, bei dem etwas, das in einem bestimmten Zusammenhang erlernt wurde, auf einen anderen Zusammenhang übertragen wird. Dieses Transferverständnis scheint innerhalb der Forschung in Bezug auf die Arbeit von Praxisanleitenden sinnvoll, da theoretische und praktische Inhalte der Anleitung betrachtet werden sollen.

Im Kontext der ehemaligen Gesundheits- und Krankenpflegeausbildung konnten mehrere Studien gefunden werden, welche sich im weitesten Sinne mit den Themen *Lernen in der praktischen Ausbildung* (vgl. Fichtmüller/Walter 2007; Bohrer 2013; Bohrer/Walter 2015; Lauber 2017; Bohrer/Walter 2020; Schlosser 2022; Ver.di 2022) und dem *Erleben eines Theorie-Praxis-Konflikts* (vgl. Balzer 2009; Luderer et al. 2010; Körner-Nohe 2020) beschäftigen. Lediglich zwei Studien erheben Daten in der generalistischen Pflegeausbildung (Ver.di 2022; Olden et al. 2023). Es konnten keine Studien zum Thema *Wissenstransfer in der generalistischen Pflegeausbildung* identifiziert werden. Dies scheint in Bezug auf die Implementierung der generalistischen Pflegeausbildung insofern problematisch, als dass die Rahmenpläne der Fachkommission nach § 53 PflBG eine stärkere Verknüpfung der Lernorte fordern (vgl. Fachkommission 2020, S. 17). Hierfür fehlen jedoch noch belastbare Daten.[2] Zudem ist die Perspektive der Praxisanleitenden noch unterrepräsentiert. Nur drei der insgesamt elf identifizierten Studien (Fichtmüller/Walter 2007; Lauber 2017; Schlosser 2022) betrachten – neben der Lernendenperspektive – auch die Perspektive der Anleitenden.

Für die hier veröffentlichte Studie sind insbesondere die Forschungsergebnisse von Fichtmüller und Walter (2007) von Bedeutung, da diese bereits wichtige Erkenntnisse über den Wissenstransfer in der praktischen Pflegeausbildung enthalten. Im Kapitel *Querliegende Kategorien* (Fichtmüller/Walter 2007,

1 Population, Phenomenon of Interest, Context (vgl. Nordhausen/Hirt 2018, S. 20).

2 Es ist zu vermuten, dass ein Grund für die Forschungslage der kurze Zeitraum ist, der seit In-Kraft-Treten der Pflegeausbildungsreform 2020 vergangen ist.

S. 485–507) betrachten die beiden Forscherinnen das Verhältnis von Theorie und Praxis sowie das Verhältnis von explizitem[3] und implizitem[4] Wissen in der Pflege. Ihre Untersuchungen zeigen, dass explizites Wissen, insbesondere medizinisches Wissen, aktuell eine Vorrangstellung in der professionellen Pflegepraxis genießt. Dies äußert sich im beruflichen Lernen vor allem durch das Vorherrschen eines *dominanten linearen Transferverständnisses* und eines expliziten Lernens als primären Lernmodus. Dabei ist die Vorstellung des idealen Lernprozesses mit der Ansicht begründet, dass schulisches, explizites Wissen direkt in pflegerisches Handeln übergehen soll. Diese Sichtweise der *richtigen Reihenfolge* führt zu der Annahme, dass Auszubildende erst explizites Wissen über eine bestimmte Pflegehandlung gelernt haben sollten, bevor sie diese in der Praxis ausführen dürfen (vgl. ebd., S. 488). Implizites Lernen und implizites Wissen geraten jedoch dabei in den Hintergrund. Fichtmüller und Walter beschreiben die Funktionsweise, aber auch die Grenzen von explizitem Wissen und den Möglichkeiten, dieses in die Praxis zu transferieren. Dabei *enttäuscht* explizites Wissen in Bezug auf Handlungssteuerungen, da es nicht schematisch *abgearbeitet* werden kann und somit nicht unmittelbar anwendbar ist (vgl. ebd., S. 493). Es bleibt oft kontextunabhängig und kann bei situativen Veränderungen Anwendungshindernisse zur Folge haben. Dies führt zu einer empfundenen Barriere zwischen Theorie und Praxis (vgl. ebd., S. 494). Fichtmüller und Walter sprechen sich für die Stärkung eines *impliziten Transferverständnisses* aus. Dies deutet an, dass pflegerische Handlungsfähigkeit auch ohne vorangegangenes explizites Wissen erworben werden kann. Aufgrund des hohen Anspruchs professionellen Pflegehandelns zeigt sich das *Theorie-Praxis-Verhältnis* auch in den impliziten Transfervorstellungen als problematisch, da es nur unzureichend gelernt werden kann (vgl. ebd., S. 506 f.).

3 Im beruflichen Sprachgebrauch findet explizites Wissen in Verbindung mit *Theorie* Verwendung (vgl. Fichtmüller/Walter 2007, S. 485). Dabei kann es als theoretische Grundlage in Lehrbüchern oder Theorien, aber auch im beruflichen Kontext, z. B. in Form von Handlungsanweisungen oder Regeln, vorkommen (vgl. Friesacher 2001, S. 165).

4 Wilkesmann bezeichnet implizites Wissen als persönliches Wissen, welches sich bei jedem Individuum durch subjektive Eindrücke, Intuition oder tief verankerte Handlungen zeigt (vgl. Wilkesmann 2009, S. 86). Büssing charakterisiert es als unbewusst, automatisch ins Verhalten übergehend sowie schwer verbalisierbar (vgl. Büssing/Her big/Ewert 2000, S. 292). Im beruflichen Kontext steht diese Wissensform in direktem Zusammenhang mit Erfahrung und Erfahrungswissen (vgl. Herbig/Büssing 2003, S. 41).

3 Vorstellung der Studie zum Wissenstransfer im Prozess der Praxisanleitung

3.1 Forschungsfrage und -ziel

Um einen möglichen Transfer von theoretischen und praktischen Inhalten der generalistischen Pflegeausbildung näher zu untersuchen, beleuchtet die hier vorliegende Studie die Perspektive von Praxisanleitenden näher. Dies begründet sich in der Annahme, dass diese maßgeblich an Transferprozessen innerhalb der Ausbildung beteiligt sind. Die hier veröffentlichte Studie widmet sich der Forschungsfrage: *Wie gestalten Praxisanleitende den Transfer von Wissen im Anleitungsprozess von Auszubildenden der generalistischen Pflegeausbildung?*

Ziel ist es, Transferphänomene durch die Perspektive der Praxisanleitenden sichtbar zu machen: einerseits, um die Arbeitsweise der Praxisanleitenden näher darzustellen und andererseits, um aufzeigen zu können, welchen Einfluss Wissen auf deren Praxisanleitungen hat.

3.2 Methode der Datenerhebung und -auswertung

Die Datenerhebung erfolgte über leitfadengestützte Interviews, die aufgrund ihres offenen Charakters den Teilnehmenden einerseits ein hohes Maß an Freiheit im Interview vermitteln und andererseits dem offenen Charakter qualitativer Forschung gerecht werden. Die Interviewten (n=11) waren zum Zeitpunkt der Erhebung Praxisanleitende in der generalistischen Pflegeausbildung in sieben verschiedenen Einrichtungen. Drei Interviewte arbeiteten bei ambulanten Pflegediensten, drei in Einrichtungen der stationären Langzeitpflege und fünf in Krankenhäusern. Zehn der elf Interviews wurden transkribiert und ausgewertet. Ein Interview im ambulanten Bereich musste leider aufgrund von schlechter Qualität der Audioaufnahme verworfen werden.

Die Vorgehensweise der Datenauswertung erfolgte durch die von Mayer vorgeschlagenen vier Schritte (vgl. Mayer 2015, S. 278 f.). Im ersten Schritt des Vertrautmachens mit dem Material und Erkennen inhaltlich wichtiger Stellen wurden alle Transkripte vorerst nach relevanten Stellen gesichtet. Im zweiten Schritt der Kodierung und Bildung von Kategorien wurden Überbegriffe zu erhobenen Daten gebildet und die Inhalte nach ihrer Bedeutung geordnet. Hierbei wurden anfangs allgemeine Kategorien gewählt, die im Laufe der Analyse in Subkategorien unterteilt wurden. Im Schritt der Synthese aller Interviews in ein Kategorienschema wurden alle Kodierungen aus den Interviews zusammengelegt und in ein Kategoriensystem eingepflegt, welches das gesammelte Material der zehn Interviews zusammenfasste. Um den reduktiven Datenauswertungsprozess abzuschließen, wurde im letzten Schritt beim Herstellen von Zusammenhängen die Gesamtheit von Kategorien in einer Matrix dargestellt, um Zusammenhänge und Beziehungen der Kategorien grafisch darzustellen.

4 Ergebnisse der Studie

Die Ergebnisdarstellung teilt sich in die Analysegegenstände *Wissen im Anleitungsprozess* und *Transfer von Wissen im Anleitungsprozess.*

4.1 Wissen im Anleitungsprozess

Der erste Analysegegenstand widmet sich der Frage, welche Formen und Arten von Wissen für die Praxisanleitenden im Anleitungsprozess eine Rolle spielen und wie sich diese zeigen. Die Unterteilung erfolgte dabei in die Hauptkategorien *Theoriebezogene Anteile* und *Praxisbezogene Anteile.* Eine Übersicht über die Haupt- und den dazugehörigen Unterkategorien zum Wissen im Anleitungsprozess zeigt die Abbildung 1.

Abb. 1: Wissen im Anleitungsprozess (eigene Darstellung)

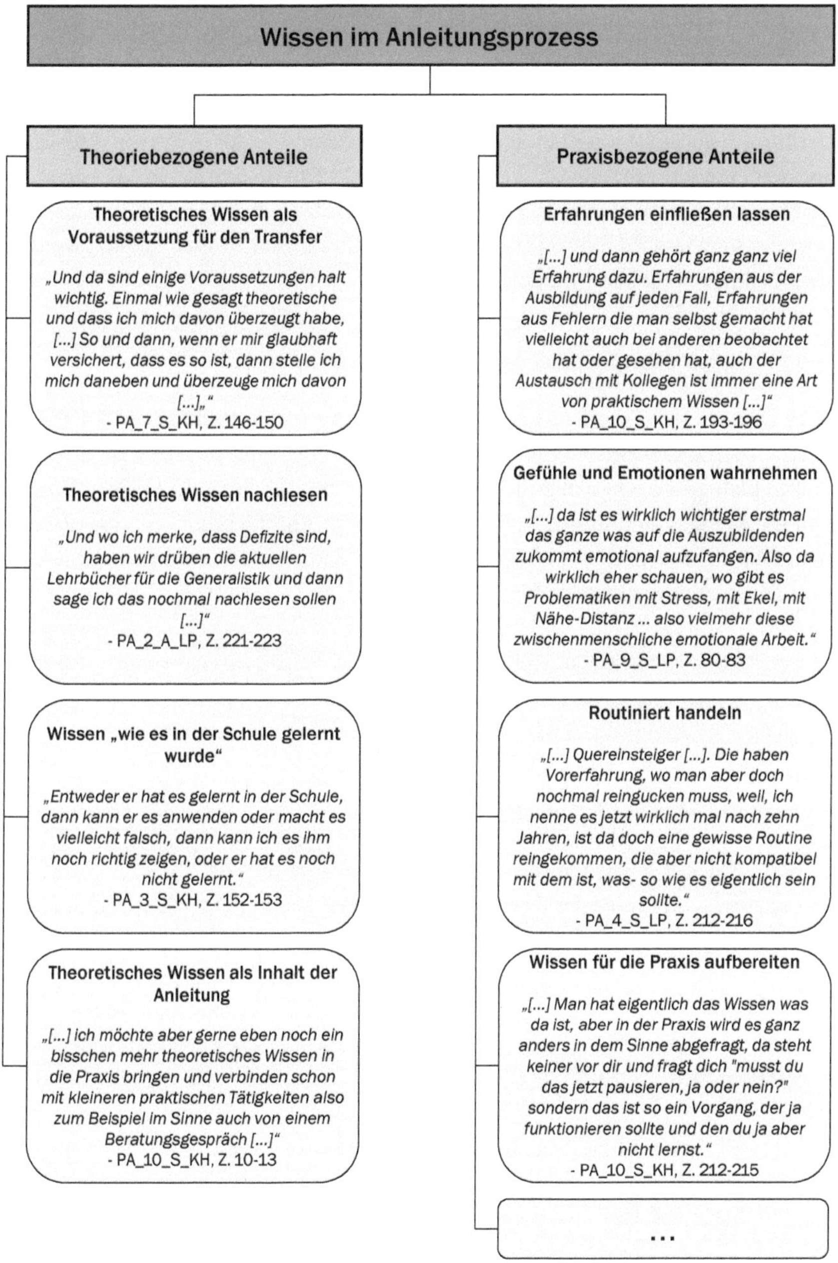

4.1.1 Theoriebezogene Anteile

> „[…] dann erwarte ich natürlich auch, dass der Background das ist, logischerweise.“ (PA_2_A_LP, Z. 227–230)

In dieser Hauptkategorie betonten die Anleitenden die Relevanz von theoriebezogenen Wissensanteilen im Anleitungsprozess. Theoriebezogenes Wissen wurde hier oft als eine Voraussetzung für einen erfolgreichen Wissenstransfer dargestellt, der ebenfalls als konkreter Inhalt von Praxisanleitungen genutzt werden kann, wie die folgende Unterkategorie zeigt.

Theoretisches Wissen nachlesen

Hier wurden insbesondere textbasierte Wissensquellen, Fachtexte aus Lehrbüchern, Fachzeitschriften oder auch Experten- oder Einrichtungsstandards benannt. Es wurden von den Anleitenden Rechercheaufgaben und Vorbereitungen von konkreten Handlungen, z. B. im Sinne einer „Auffrischung“ von bereits vorhandenem theoretischem Wissen, genutzt. Zudem wurden eine Aktualisierung und Festigung des eigenen Wissens angestrebt:

> „[…] ‚Okay woher hast du dieses Wissen?‘, dass ich mich auch erstmal rückversichere, dass das Wissen ist, dem ich mich auch annehmen kann, gegebenenfalls lesen wir dann nochmal irgendwo was nach […].“ (PA_10_S_KH, Z. 126–130)

Wissen, wie es in der Schule gelernt wurde

In diese Kategorie wurden solche Aussagen kategorisiert, die auf eine Wahrnehmung einer Theorie-Praxis-Diskrepanz schließen lassen. So wurden bspw. Lernorte miteinander verglichen:

> „[…] dass vielleicht Schule was anderes lehrt oder es sogar eben innerhalb- von Station zu Station Unterschiede gibt. Damit müssen die Schüler einfach leben […].“ (PA_3_S_KH, Z. 333–337)

Diese wahrgenommene und subjektiv bewertete Diskrepanz wurde unter den interviewten Anleitenden auf vielfältige Weise und sehr differenziert beschrieben. In Bezug auf das Wissen im Anleitungsprozess wurde die erlebte Diskrepanz von schulischen Vorgaben und praktisch gewachsenen Gewohnheiten aber auch als weniger problematisch beschrieben, sodass sie auch eine unumgängliche und zu akzeptierende Gegebenheit darstellen kann.

Theoretisches Wissen als Inhalt der Anleitung

Theoretisches Wissen wurde von den Interviewten auch konkret in der Praxisanleitung verortet. So erzählten Praxisanleitende bspw., dass sie theoretische Inhalte gezielt in unterrichtsähnlicher Form auch in der Praxis lehren, um sie dann im Anleitungsprozess praktisch einbinden zu können:

> „[...] ich hab sie immer so erlebt, dass wir viel am Patienten gearbeitet haben [...] und ich möchte aber gerne eben noch ein bisschen mehr theoretisches Wissen in die Praxis bringen und verbinden schon mit kleineren praktischen Tätigkeiten [...].“ (PA_10_S_KH, Z. 8–12)

4.1.2 Praxisbezogene Anteile

> „Also das, was ich ja tue den ganzen Tag als Schwester, all das tue ich ja aufgrund von Erfahrungen, Intuition und denke ja auch gar nicht mehr so viel darüber nach [...].“ (PA_7_S_KH, Z. 186–187)

In dieser Hauptkategorie betonten die Anleitenden die Rolle von praxisbezogenen Wissensanteilen im Anleitungsprozess. Dieses Wissen wurde von den Interviewten u.a. in Form von routiniertem oder erfahrungsbasiertem Handeln beschrieben.

Der eigenen Intuition folgen

In dieser Kategorie beschrieben die Praxisanleitenden vorrangig das eigene intuitive Handeln und welchen Einfluss dies auf die Anleitung ihrer Meinung nach haben könnte. Demnach beeinflusst die individuelle Intuition zum einen das Einschätzen der Auszubildenden, bspw. ob diese nervös oder überfordert sind, zum anderen auch das Bewusstsein darüber, dass Intuition als Lerngegenstand gefasst werden sollte, auch wenn sie das pflegerische Handeln der Anleitenden selbst stark beeinflusst, bspw. bei Änderungen von Abläufen, in denen Routine aufgebrochen zu werden scheint:

> „[...] ich denke in dem Moment darüber nach, wenn sich Dinge ändern, wiederhole ich die Dinge und denke dann wieder nicht drüber nach, weil es einfach so in das normale übergeht.“ (PA_7_S_KH, Z. 188–189)

Gefühle und Emotionen wahrnehmen

Hier wurde vor allem thematisiert, wie die Anleitenden mit der eigenen Wahrnehmung von Gefühlen bei den Auszubildenden umgehen:

> „[...] ich versuche eigentlich schon immer anhand dessen, was die Mimik oder Gestik der Schüler ist oder, ja, die körperliche Reaktion, versuche ich eigentlich schon immer drauf einzugehen [...].“ (PA_2_A_LP, Z. 391–394)

Wissen in der Praxis versprachlichen

Von den Anleitenden wurde häufig berichtet, dass sie Handlungsabläufe und theoretisches Wissen im Anleitungsprozess von den Auszubildenden „aufsagen“ lassen. Oft diente dieses Vorgehen der Absicherung darüber, ob Auszubildende den gestellten Anforderungen gerecht werden oder um den Lernstand zu überprüfen:

> „[...] dass ich das vorher bespreche, also wie ist Ihr Handlungsablauf, wie planen Sie das? Dass man im Vorfeld schon bespricht [...] Auf was achte ich dann? Was ist wichtig? Darf ich da spritzen? Darf er da essen?“ (PA_8_S_KH, Z. 102–110)

Routiniert handeln

In Bezug auf Routinen sprachen die Anleitenden in der Kategorie *Routiniert handeln* auch davon, wie sie mit bereits vorhandenen und ggf. problematischen Routinen der Auszubildenden umgehen. Dabei wurde auch thematisiert, dass vor allem das Anpassen der Handlungsweisen an die Standards des jeweiligen Einsatzortes oder auch den beruflichen Vorerfahrungen Anlässe für das bewusste Arbeiten an diesen Routinen sind:

> „[...] Quereinsteiger [...] Die haben Vorerfahrung, wo man aber doch nochmal reingucken muss, weil, ich nenne es jetzt wirklich mal nach zehn Jahren, ist da doch eine gewisse Routine reingekommen, die aber nicht kompatibel mit dem ist, was- so wie es eigentlich sein sollte.“ (PA_4_S_LP, Z. 212–216)

Wissen für die Praxis aufbereiten – Sich von praktischem Wissen überzeugen

Dass Praxisanleitende theoretisches Wissen zunächst einordnen müssen, zeigt die Kategorie *Wissen für die Praxis aufbereiten – Sich von praktischem Wissen überzeugen*. Ähnlich wie in der Kategorie *Theoretisches Wissen als Voraussetzung für den Transfer* wurde in dieser Unterkategorie auch das praktische Wissen oder auch Können als Voraussetzung, bspw. für das Überantworten neuer Aufgaben, thematisiert. Gleichzeitig dient dieses „Überzeugen von praktischem Wissen" auch der Lernerfolgsüberprüfung.

> „[…] ich fange bei jedem wirklich da bei Null an und .. bei mir geht es immer los mit Vormachen. Also ich zeige eigentlich jedem zuerst wie wird was auch immer, ob es jetzt Blutzuckermessungen oder Insulininjektionen oder Wundreinigung, Mobilisation ist, ich zeig es immer erst vor dann lasse ich das nachmachen.. überprüfe das dann eine Woche später nochmal und dann gebe ich in der Regel das OK, dass die Auszubildenden das auch selbstständig dürfen […]." (PA_9_S_LP, Z. 170–175)

Wissen für die Praxis aufbereiten – Neue Wege aufzeigen

In dieser Unterkategorie wird ebenfalls eine Facette des Erlebens einer Theorie-Praxis-Diskrepanz aufgezeigt. Die Anleitenden sprachen davon, wie sie die Auszubildenden dabei begleiten, bereits vorhandenes Wissen in den pflegerischen Alltag auch dann noch umzusetzen, wenn eine Diskrepanz zwischen theoretischem Ideal und situativen Anforderung erlebt wird:

> „[…] es gibt diese Situation, wo es nicht lehrbuchgerecht stattfinden wird, […] ich finde, dass die Schüler das auch- ja ein Anrecht darauf haben, das zu wissen und man muss die ja da ein Stück erden und in die mehr in die Realität zurückholen, weil die ja so ein bisschen mit ihrer Blase da groß werden […] dann versuche ich natürlich einen Weg zu finden oder ihnen auch Wege aufzuzeigen, wie man das möglichst vertretbar […] im Pflegealltag umsetzen kann." (PA_10_S_KH, Z. 141–149)

4.2 Transfer von Wissen im Anleitungsprozess

Der zweite Analysegegenstand widmet sich der Frage, wie sich der Transfer von Wissen im Anleitungsprozess zeigt, welche Rolle er in der Perspektive der Anleitenden einnimmt und wie er von ihnen gestaltet wird. Die Daten wurden in die Hauptkategorien *Transfer im Theorie-Praxis-Verhältnis*, *Transfer strukturieren* und *Transfer gestalten* unterteilt. Eine Übersicht über die Haupt- und den dazu gehörigen Überkategorien zum Transfer von Wissen im Anleitungsprozess zeigt die Abbildung 2.

Abb. 2: Transfer von Wissen im Anleitungsprozess (eigene Darstellung)

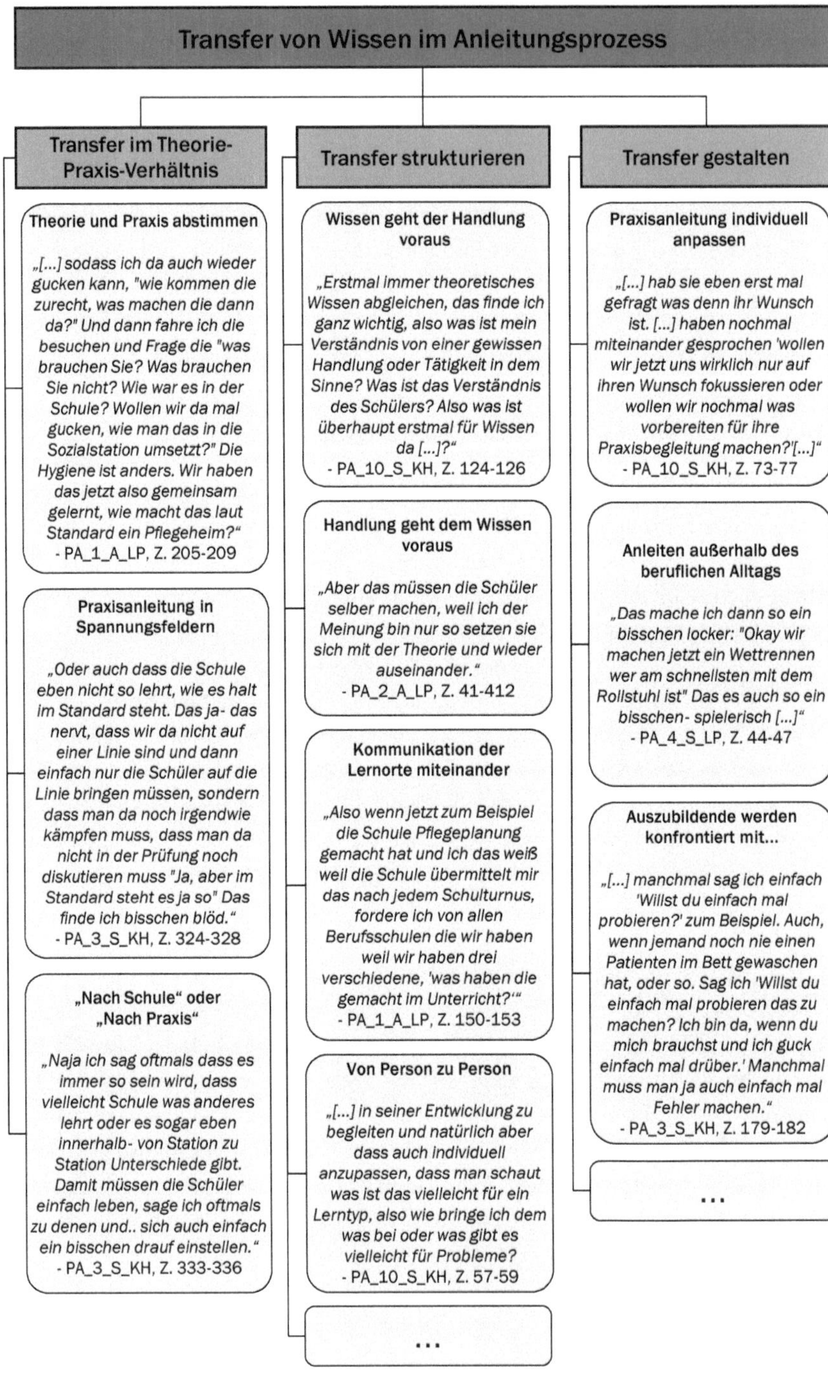
Transfer von Wissen im Anleitungsprozess
Transfer im Theorie-Praxis-Verhältnis
Theorie und Praxis abstimmen
„[...] sodass ich da auch wieder gucken kann, "wie kommen die zurecht, was machen die dann da?" Und dann fahre ich die besuchen und Frage die "was brauchen Sie? Was brauchen Sie nicht? Wie war es in der Schule? Wollen wir da mal gucken, wie man das in die Sozialstation umsetzt?" Die Hygiene ist anders. Wir haben das jetzt also gemeinsam gelernt, wie macht das laut Standard ein Pflegeheim?“ - PA_1_A_LP, Z. 205-209
Praxisanleitung in Spannungsfeldern
„Oder auch dass die Schule eben nicht so lehrt, wie es halt im Standard steht. Das ja- das nervt, dass wir da nicht auf einer Linie sind und dann einfach nur die Schüler auf die Linie bringen müssen, sondern dass man da noch irgendwie kämpfen muss, dass man da nicht in der Prüfung noch diskutieren muss "Ja, aber im Standard steht es ja so" Das finde ich bisschen blöd.“ - PA_3_S_KH, Z. 324-328
„Nach Schule“ oder „Nach Praxis“
„Naja ich sag oftmals dass es immer so sein wird, dass vielleicht Schule was anderes lehrt oder es sogar eben innerhalb- von Station zu Station Unterschiede gibt. Damit müssen die Schüler einfach leben, sage ich oftmals zu denen und.. sich auch einfach ein bisschen drauf einstellen.“ - PA_3_S_KH, Z. 333-336
Transfer strukturieren
Wissen geht der Handlung voraus
„Erstmal immer theoretisches Wissen abgleichen, das finde ich ganz wichtig, also was ist mein Verständnis von einer gewissen Handlung oder Tätigkeit in dem Sinne? Was ist das Verständnis des Schülers? Also was ist überhaupt erstmal für Wissen da [...]?“ - PA_10_S_KH, Z. 124-126
Handlung geht dem Wissen voraus
„Aber das müssen die Schüler selber machen, weil ich der Meinung bin nur so setzen sie sich mit der Theorie und wieder auseinander.“ - PA_2_A_LP, Z. 41-412
Kommunikation der Lernorte miteinander
„Also wenn jetzt zum Beispiel die Schule Pflegeplanung gemacht hat und ich das weiß weil die Schule übermittelt mir das nach jedem Schulturnus, fordere ich von allen Berufsschulen die wir haben weil wir haben drei verschiedene, 'was haben die gemacht im Unterricht?'“ - PA_1_A_LP, Z. 150-153
Von Person zu Person
„[...] in seiner Entwicklung zu begleiten und natürlich aber dass auch individuell anzupassen, dass man schaut was ist das vielleicht für ein Lerntyp, also wie bringe ich dem was bei oder was gibt es vielleicht für Probleme? - PA_10_S_KH, Z. 57-59
...
Transfer gestalten
Praxisanleitung individuell anpassen
„[...] hab sie eben erst mal gefragt was denn ihr Wunsch ist. [...] haben nochmal miteinander gesprochen 'wollen wir jetzt uns wirklich nur auf ihren Wunsch fokussieren oder wollen wir nochmal was vorbereiten für ihre Praxisbegleitung machen?'[...]“ - PA_10_S_KH, Z. 73-77
Anleiten außerhalb des beruflichen Alltags
„Das mache ich dann so ein bisschen locker: "Okay wir machen jetzt ein Wettrennen wer am schnellsten mit dem Rollstuhl ist" Das es auch so ein bisschen- spielerisch [...]“ - PA_4_S_LP, Z. 44-47
Auszubildende werden konfrontiert mit...
„[...] manchmal sag ich einfach 'Willst du einfach mal probieren?' zum Beispiel. Auch, wenn jemand noch nie einen Patienten im Bett gewaschen hat, oder so. Sag ich 'Willst du einfach mal probieren das zu machen? Ich bin da, wenn du mich brauchst und ich guck einfach mal drüber.' Manchmal muss man ja auch einfach mal Fehler machen.“ - PA_3_S_KH, Z. 179-182
...

4.2.1 Transfer im Theorie-Praxis-Verhältnis

> „Naja was uns als Anleiter so ein bisschen, [...], aber diese Schnittstelle, dass man wirklich auch von der Schule ein bisschen Input kriegt, was gelaufen ist in der Schule." (PA_4_S_LP, Z. 494–496)

In dieser Hauptkategorie treten vor allem wahrgenommene Spannungen zwischen Theorie und Praxis und der Umgang mit diesen in Erscheinung. Das Erleben von einer Theorie-Praxis-Diskrepanz wurde bereits in verschiedenen Facetten im Zuge des Analysegegenstandes „Wissen im Anleitungsprozess" thematisiert. An dieser Stelle bewegt sich der Fokus bei den Interviewten mehr noch auf das eigene Handeln sowie die eigene Haltung und Rolle.

Theorie und Praxis abstimmen

Die Anleitenden betonten den Stellenwert einer gelungenen Koordination der Lernorte Schule und Praxis bzw. von theoretischen Inhalten und deren Umsetzung in verschiedenen Praxissettings. Sie erzählten davon, wie diese Abstimmung den Anleitungsprozess beeinflusst, wie sie konkret abläuft, aber auch, was sie sich von einer gelungenen Abstimmung erhoffen und wie diese noch verbessert werden könnte. Den Anleitenden waren dabei nicht nur die Rückmeldungen der Pflegeschulen wichtig, sondern sie wünschten sich auch von den Auszubildenden eine gezieltere und transparentere Kommunikation zu diesem Thema:

> „Aber in der Hinsicht was theoretisch gelaufen ist- das wäre für uns wichtig, dass man das auch von der Schule nochmal kurz- ein Auszug aus dem Curriculum, 'Okay, das und das und das haben wir gerade gemacht. Fokussieren Sie sich im nächsten Praxisblock darauf'." (PA_4_S_LP, Z. 494–503)

Spannungsfelder

In einer weiteren Kategorie thematisierten die Interviewten verschiedene *Spannungsfelder*, in denen Praxisanleitende agieren müssen. So berichteten sie von Schwierigkeiten beim *Abwägen zwischen Vorgaben aus Standards und situativen Anforderungen*. Unterschiedliche Pflegesettings bringen demnach unterschiedliche Herangehensweisen und Standards mit sich:

> „Wir haben das jetzt also gemeinsam gelernt, wie macht das laut Standard ein Pflegeheim? Den Standard kann man ja sofort in die Tonne schmeißen, wenn man eine Häuslichkeit betritt, da gibts kein Abwurfbehälter, da ist das wahrscheinlich in einer leeren Cola Dose oder so, ja und schon wird es schwierig [...]." (PA_1_A_LP, Z. 208–216)

Ein weiteres Spannungsfeld, von denen die Anleitenden sprachen, bestand darin, die *Praxisanleitungen mit dem alltäglichen Arbeitspensum abzustimmen.* Dabei wurde u. a. betont, dass die Anleitungen mangels Zeit und Personal oft im direkten Arbeitsalltag und spontan stattfinden, statt im Vorfeld geplant worden zu sein:

> „Weil da bin ich auch ehrlich, wenn Patienten über Patienten da sind, ist oftmals leider nicht die Zeit dafür, so individuell auf die Auszubildenden einzugehen und da gerät man doch eher mal in so eine Situation zu sagen ‘Ich nehme das selber schnell ab, weil ich es einfach viel schneller schaffe, wie wenn ich dir diese Hilfestellung geben muss, die du aber verdient hast’, ne? […] Weil die sind ja da, um zu lernen und nicht um unseren Fachkräftemangel zu ersetzen.“ (PA_6_A_KH, Z. 305–311)

Das Agieren *zwischen theoretischen Vorgaben und dem praktisch Machbaren* war ein weiteres Spannungsfeld, das die Anleitenden thematisierten. Die Anleitenden erzählten davon, dass sie im Anleitungsprozess nicht immer dem theoretischen Ideal entsprechen können und dies den Auszubildenden kommunizieren müssen. Sie beschrieben das Erleben einer Theorie-Praxis-Diskrepanz. Dabei sprachen sie u. a. von einem notwendigen „herausholen“ der Auszubildenden aus ihrer „Blase“ und davon, sie „erden“ zu müssen, damit sie ein realistisches Verständnis von beruflicher Pflege erhalten können (PA_10_S_KH, Z. 139–149).

Im Sinne einer Theorie-Praxis-Diskrepanz berichteten die Anleitenden weiter, dass sich die Praxisanleitung im Spannungsfeld *zwischen schulischen Inhalten und praktischen Gewohnheiten* befände, wobei der Fokus auf das Abweichen der am Lernort Schule vermittelten Inhalte von den Gepflogenheiten der Praxis liegt. Dies wurde insbesondere durch Aussagen hinsichtlich der Anleitungs- bzw. Transferprozesse deutlich:

> „Naja schwierig ist z. B.: Sachen, die in der Schule halt schon anders gelehrt werden, als sie z. B. bei uns im Standard sind. Und Schüler sagen z. B. auch ganz oft ‘Ach, das sagt ja jeder anders’ oder ‘Das wurde mir aber so und so gesagt’ und das finde ich immer das Schwierige. Weil da weiß ich nicht, was ich sagen soll. Eigentlich kann es nicht sein, dass es jeder anders sagt.“ (PA_3_S_KH, Z. 320–328)

„Nach Schule“ oder „Nach Praxis“ anleiten

Auch in der Kategorie *„Nach Schule“ oder „Nach Praxis“ anleiten* wurden Aspekte des Erlebens einer Theorie-Praxis-Diskrepanz von den Interviewten angesprochen. Hierbei stand das *damit-Umgehen* im Fokus. Sie erzählten bspw. davon, dass sie Handlungen als „so wie es in der Schule gelernt wird“ und „so wie wir es hier machen“ differenzieren:

> „Dann natürlich diese Sprüche, die man ja ganz gerne hört 'Jetzt guckst du mal bitte weg, so machst du es mal bitte nicht' ja (lacht) diese Theorie-Praxis- 'Ja, aber wir haben es doch so gelernt' […].“ (PA_7_S_KH, Z. 57–59)

4.2.2 Transfer strukturieren

> „Deswegen ist es wichtig, im Vorfeld zu wissen und abzufragen […].“ (PA_7_S_KH, Z. 122–123)

In dieser Hauptkategorie wurden Aussagen kategorisiert, die das Strukturieren des Transferprozesses durch persönliche Theorien und Annahmen der Praxisanleitenden über eben diesen Prozess betreffen. Die Abbildung 2 zeigt lediglich einen Ausschnitt dieser Hauptkategorie, da weitere Über- und Unterkategorien gebildet wurden, die zum Zwecke der Übersichtlichkeit nicht abgebildet wurden, im Folgenden aber mit beschrieben werden.

Wissen geht der Handlung voraus

Einige Interviewten äußerten die Annahme, dass es zunächst wichtig sei, sich als Praxisanleitende:r von einem theoretischen Grundwissen bei den Auszubildenden überzeugen zu müssen, bevor Auszubildende mit der Übernahme einer praktischen Pflegehandlung betraut werden können. Dieses theoretische Grundwissen zu erarbeiten sei ebenfalls ein Bestandteil der Praxisanleitung, wobei praktische und theoretische *Inhalte aufeinander aufbauen*. Dabei folgten sie der Logik *erst die Theorie, dann die Praxis*:

> „Ich setze voraus, dass ein Auszubildender- […] dass wenn ein Patient unterzuckert oder bestimmte Referenzbereiche sprengt, wie er sich zu verhalten hat, ansonsten verhält er sich patientengefährdend. Wenn er bei 2,6 Insulin spritzt, Blutzuckerwert. […] Das ist jetzt mal nur als praktisches Beispiel, das ist das, was ich meine. Wissen was man tut. Deswegen ist es wichtig im Vorfeld zu wissen und abzufragen […].“ (PA_7_S_KH, Z. 116–128)

Handlung geht dem Wissen voraus

Die Umkehr dieser Logik wurde in der Kategorie *Handlung geht dem Wissen voraus* von den Anleitenden thematisiert. Die Praxisanleitenden äußerten die Annahme, dass es nicht zwingend nötig ist, einen theoretischen Wissensfundus bei den Auszubildenden vorauszusetzen. Viel mehr erzählten sie davon, dass das *einfach mal machen lassen* auch bei Misserfolgen ihrer Ansicht nach zu einem gelingenden Transferprozess beitragen kann und dass aus Fehlern gelernt werden kann:

„Manchmal muss man ja auch einfach mal Fehler machen. […] Fragen kommen meistens erst auf, wenn er [der Auszubildende – Anm. d. Verf.] es einfach selber gemacht hat. Und da bin ich dann oftmals schon relativ locker und sage einfach mal ‚Machen!' […] Weil manchmal prägt es sich auch gut ein, wenn einfach mal wirklich ein Fehler passiert, der natürlich keine Patientengefährdung darstellt, aber wo man dann sagt ‚Ach stimmt, Mist! Das mache ich dann morgen so.' Das ist dann manchmal eindrücklicher als so eine klassische ‚Ich zeig es dir mal, dann machst du es, dann machst du es am Patienten' […]." (PA_3_S_KH, Z. 182–192)

Anleiten zur Selbstständigkeit, Selbst- und Situationseinschätzung

Weiter thematisierten die Anleitenden, was aus ihrer Perspektive das Ziel von Praxisanleitungen sein sollte. In der Kategorie *Anleiten zur Selbstständigkeit, Selbst- und Situationseinschätzung* rückten sie dabei vor allem das schrittweise Heranführen an die selbstständige Übernahme des Pflegeprozesses oder auch an organisatorische Nebenaufgaben in den Fokus. Auch das sichere e*inschätzen-Können* der eigenen Fähigkeiten war dabei Teil des Anleitungsprozesses:

„Und somit ist für mich eben wirklich im Haupt- im Vordergrund, dass die mindestens ein Zimmer, halt abhängig von- mit allem, an alles zu denken. Medikamente, Blutzucker messen, Visite ausarbeiten, was ist jetzt noch dran? Genau. Also das wäre mein Ziel für jeden Schüler." (PA_3_S_KH, Z. 37–43)

Inhalte, die sich in der Praxis nicht umsetzen lassen

Die Praxisanleitenden berichteten von Situationen, in denen ein Transfer durch meist institutionelle Rahmenbedingungen nicht stattfinden konnte. Folglich kam es zu einer erlebten Theorie-Praxis-Diskrepanz, die nicht aufzulösen war. Aus theoretischer Perspektive beschrieben die Interviewten damit Fälle von Null-Transfers[5]:

„[…] die Schüler waren in der Schule, kamen wieder und fangen an, mit mir eine Diskussion zu führen was- Waschen einen Bewohner mit zwei Waschschüsseln. Ich sag ‚Wie sollen wir das denn jetzt hier machen?' Ich sage ‚Wir brauchen Platz. Haben wir nicht. Wir haben weder die Materialien, noch haben wir die Zeit hier mit zwei Schüsseln.' Und die Lehrerin hat das aber so vermittelt, das muss jetzt so gemacht werden. Das Thieme Buch sagt auch zwei Waschschüsseln. Mag schon sein,

---

5 Der Begriff des Null-Transfer wird in dieser Forschung von Mandl/Prenzel/Gräsel übernommen. Ein Null-Transfer liegt vor, wenn eine Person eine Kompetenz erwirbt, im Handlungsfeld jedoch nicht auf diese zurückgreift, sondern alles wie vorher macht. Die Person verhält sich so, als hätte kein Lernen stattgefunden (vgl. Mandl/Prenzel/Gräsel 1992, S. 128 f.).

dass das im Krankenhaus so umsetzbar ist, aber im Pflegeheim ist das einfach nicht so.“ (PA_5_S_LP, Z. 262–269)

Wissen miteinander verknüpfen

In der Kategorie *Wissen miteinander verknüpfen* wurde die Kompetenz, verschiedenes theoretisches und praktisches Vorwissen miteinander situationsgerecht verknüpfen und „assoziieren“ zu können, thematisiert. Eine Person betonte dabei insbesondere den Stellenwert eines großen Wissensfundus, der für die praktische Tätigkeit vorhanden sein sollte:

> „[…] weil das nicht ein- der pauschale Bauchschmerz ist, sondern das ja sehr individuell zu betrachten ist und sie dadurch ja auch Rückschlüsse ziehen müssen […] da denke ich, dass schon ein großes theoretisches Wissen vorhanden sein muss und auch dieses assoziieren schon eine Fähigkeit sein muss […].“ (PA_6_A_KH, Z. 85–94)

4.2.3 Transfer gestalten

> „[…] damit ich auch mitkriege, ist der Transfer gelungen oder könnte ich was anders machen?‘. Dass ich mich auch verbessern kann oder andere Techniken anwende.“ (PA_4_S_LP, Z. 316–317)

Diese Hauptkategorie thematisiert, wie die Praxisanleitenden den Transferprozess gestalten und welche Methoden sie dabei verwenden. Die Abbildung 2 zeigt eine verkürzte Übersicht dieser Hauptkategorie, da weitere Über- und Unterkategorien gebildet wurden, die zum Zwecke der Übersichtlichkeit nicht abgebildet wurden, im Folgenden aber mit beschrieben werden.

Verwenden von Lern- und Praxisaufträgen

Häufig thematisierten die Praxisanleitenden das *Verwenden von Lern- und Praxisaufträgen*, um den Transfer von theoretischem Wissen in die Praxis zu ermöglichen. Diese Aufträge bringen die Auszubildenden teilweise vom Lernort Schule mit in die Praxis, teilweise werden die Aufgaben aber auch direkt von den Praxisanleitenden gestaltet bzw. die Aufgaben der Schule durch eigene ergänzt:

> „Also Vorbereitung ist so, dass ich erstmal schaue, in welchem Ausbildungsjahr ist dieser junge Mensch, was hat der gerade von der Schule als Lernauftrag erhalten, wenn sie jetzt bspw. haben Diabetes, nehmen wir jetzt mal an ne, dann suche ich natürlich auf der Station drei verschiedene Diabetiker aus […] und erstelle dazu natürlich im Vorfeld auch Aufgaben. Also dass man sagt ‚Du beobachtest sie mal eine Woche, welche Unterschiede erkennst du denn?’“ (PA_1_A_LP, Z. 50–56)

Praxisanleitung individuell anpassen

Weiter erzählten die Interviewten, dass sie nach Möglichkeit die *Praxisanleitung individuell anpassen*, u.a. an den Lernstand der Auszubildenden, um Defizite früh erkennen und beheben zu können, oder aber auch nach den individuellen Bedürfnissen und Wünschen der Auszubildenden, in der Erwartung, dadurch den Transferprozess positiv beeinflussen zu können:

> „Im Anleitungsprozess ist es wichtig, dass man auf die Bedürfnisse des Auszubildenden eingeht, wo ist sein Stand, was sind seine Fragen? Und ich stelle z.B. im Vorfeld da auch immer die Frage ‚Möchtest du vielleicht, dass ich dir gleich sage, wenn mir etwas auffällt? Dass wir gleich sozusagen reflektieren? Oder möchtest du, dass ich das am Ende sage?'" (PA_7_S_KH, Z. 12–18)

Rollenwechsel

Häufig erzählten die Praxisanleitenden von *Anleitungssituationen, die außerhalb des beruflichen Pflegealltages stattfinden*, also bspw. in gesonderten Räumen und ohne Kontakt zu Pflegeempfänger:innen. In diesem Kontext thematisierten die Interviewten verschiedene Methoden zur Gestaltung des Theorie-Praxis-Transfers, wie etwa das Erfahren am eigenen Leib, bei denen die Auszubildenden Erfahrungen machen, die sie sonst nur als Pflegeempfänger:innen machen könnten:

> „[…] bei Schulung mach ich das viel, dass ich die selber ins Bett lege, mach mal die böse Schwester und eine gute Schwester, ne? So das Kopfkissen einfach wegzuziehen, ohne zu fragen ‚Möchten Sie vielleicht kurz den Kopf anheben?' oder so, ne? Das merken die dann – weil das merken die sich. Und das nutze ich durchaus […]." (PA_1_A_LP, Z. 261–264)

Auszubildende führen Pflegehandlungen aneinander aus und Praxisanleitende spielen die Rolle der Pflegeempfangenden

Des Weiteren wurden in den Interviews im Kontext *Anleiten außerhalb des beruflichen Alltags* verschiedene Methoden des Rollenwechsels thematisiert. *Auszubildende führen Pflegehandlungen aneinander aus* und durchlaufen dabei einen Rollenwechsel oder die *Praxisanleitende spielen die Rolle der Pflegeempfangenden* und ermöglichen den Auszubildenden so in einem geschützteren Umfeld das Üben bestimmter Pflegehandlungen:

> „Also wenn ich sehe, dass er mit der Blutentnahme praktisch nicht zurechtkommt, dann werde ich es vorzeigen, dann werden wir es an einem Blutentnahmearm […]

> wir haben ein sehr schönes Trainingszimmer. Dann wird das erstmal entweder an mir selber, also ich habe auch ziemlich zerstochene Venen, weil die Auszubildenden an mir üben dürfen auch, das ist ganz klar, das ist immer noch was anderes, wenn ich am statischen Arm abnehme oder halt einen wirklichen Menschen, der Reaktionen zeigt, vor sich hat, worauf ich auch reagieren muss [...].“ (PA_7_S_KH, Z. 138–145)

Räumlichkeiten und Ausstattung für die Praxisanleitung

Damit ein Anleiten außerhalb des beruflichen Alltags gelingen kann, berichteten die Anleitenden von dafür vorgesehenen Räumlichkeiten und Ausstattungen. Im vorherigen Zitat werden u. a. bereits das *Trainingszimmer* und *Modelle zum praktischen Üben* wie ein Übungs-Arm für die venöse Blutentnahme aufgezeigt. Das *Lernkabinett bzw. Arbeitskollektiv* stellt eine spezifische Form dieser Räumlichkeiten und Strukturen dar:

> „Dann gibt es das Lern- und Arbeitskollektiv, bedeutet, ich nehme dieses Thema auf und da erarbeite ich mit unterschiedlichen Methoden und Möglichkeiten mir Dinge zum Thema Verbandswechsel [...], um damit sozusagen nochmal das theoretische Wissen zu festigen und in die Praxis zu transferieren.“ (PA_7_S_KH, Z. 77–87)

Hausstandard überarbeiten/aktualisieren

Diese Kategorie stellt einen Einzelfall in den gesammelten Daten dar. Eine interviewte Person berichtete ausführlich davon, wie sie gemeinsam mit einer Gruppe von Auszubildenden einen einrichtungsinternen Standard überarbeitete, nachdem es zu einem Diskrepanz-Erleben zwischen dem, was die Auszubildenden am Lernort Schule gelernt hatten und dem, was in der Praxis machbar bzw. üblich war, kam:

> „Wir haben dann selbst sogar unseren Hausstandard überarbeitet. Also das habe ich mit den Schülern dann gemeinsam gemacht. Der Standard war tatsächlich sehr, sehr veraltet, muss ich jetzt mal so sagen. Und dann habe ich mir den geschnappt und hab mit den Schülern den ausgearbeitet. So, dass wir auf einen Nenner kommen. [...] Dass man das irgendwie in Einklang bringt. Weil ich kann jetzt nicht einfach sagen ‚Die Schule hat das so gesagt, dann bleibts.‘“ (PA_5_S_LP, Z. 305–313)

Feedback in der Praxisanleitung

Praxisanleitende betonten in folgender Kategorie den Stellenwert von Feedback und dessen Rolle für den Transferprozess. Sie implementieren das Feedback-Geben gezielt in den Anleitungsprozess und fordern sich wiederum gezielt Feedback von den Auszubildenden über ihre Anleitung ein. Dabei ging es den Interviewten auch darum, dass die Auszubildenden lernen, *die eigene Leistung einschätzen* und bewerten zu können:

„[…] dass wir nach jedem Dienst nochmal so reflektieren und dann frage ich eben, wie es auch so in einer Prüfung im Prinzip, am Ende der Prüfung ist. Wie fandest du deinen Dienst? Was hast du gut gemacht? Was hast du noch gut gemacht? Was würdest du morgen anders machen? Was wünscht du dir von mir? Soll ich .. Vielleicht nicht immer hinter dir stehen? Oder möchtest du lieber, dass ich mehr dabei bin? Fühlst du dich unsicher? Solche Sachen bespreche ich dann […].“ (PA_3_S_KH, Z. 109–115)

Auszubildende nehmen verschiedene Perspektiven ein

In der Kategorie *Auszubildende nehmen verschiedene Perspektiven ein*, erzählten die Praxisanleitenden davon, dass sie die Auszubildenden einen Perspektivwechsel durchlaufen lassen, um den Wissenstransfer günstig zu beeinflussen:

„[…] dass ich das so mache, dass ich immer zwei Schüler nehme, gleiches Lehrjahr oder unterschiedlich, je nachdem wie der Einsatz ist, und dann immer einen Schüler als Lehrer mitlaufen lasse, wir beide mitschreiben, so dass sie einfach die Sicht sehen, was muss denn ein Praxisanleiter machen […]?“ (PA_4_S_LP, Z. 112–119)

Auszubildenden selbst draufkommen lassen

Eine weitere angesprochene Methode zur Gestaltung des Wissenstransfers war das *Selbst-Draufkommen-Lassen*, bei der die Anleitenden keine Lösungen vorgeben und die Wahrnehmung der Auszubildenden gezielt ansprechen:

„[…] und dieses Bewusstsein zu schärfen für die Auszubildenden, schau dir das Kind an, glaubst du vom äußeren Zustand wie sich das Kind benimmt, dass das eine schwerwiegende Verletzung hat?’ Ist glaube ich ganz wichtig, weil das diesen Sinn nochmal schärft […].“ (PA_6_A_KH, Z. 354–359)

Auszubildende etwas erklären lassen

In dieser Kategorie können Querverbindungen zu der Kategorie *Wissen in der Praxis versprachlichen* (vgl. Kap. 4.1.2.) hergestellt werden. Das Erklären-Lassen von theoretischen Inhalten, Prozessen und Handlungsabläufen nahm bei den Interviewten eine besondere Rolle ein:

„[…] dass man eben vielleicht doch erstmal nochmal zeigt und sich vom Schüler anleiten lässt, also dass der Schüler einem sagt ‚Okay, jetzt müssen Sie das und das machen oder jetzt musst du das und das machen und danach kommt das und das‘, dass man da noch mal so rum .. ja ein Wissenstransfer herstellt, ne? Die Situation umgekehrt und vielleicht dem Schüler auch zeigt, okay du hast genügend Sicherheit, um mir eine Handlung zu beschreiben' um ihm wiederum Sicherheit zu geben, sie dann selber durchzuführen." (PA_10_S_KH, Z. 351–357)

Mehrmaliges Üben

Einige Anleitende erzählten, dass ihnen ein *Mehrmaliges Üben* wichtig ist. Sie sahen es als Voraussetzung, um bestimmte Handlungsabläufe verinnerlichen und selbstständig durchführen zu können:

> „Das ist, gerade wenn wir jetzt Insulin haben, das zeige ich ja nicht bloß einmal. Oder BZ messen. Ich kann ja nicht sagen ‚Gut, ich habe dir das gezeigt, du hast es jetzt mal gemacht, viel Spaß! Ich lasse dich jetzt auf die Bewohner los.' Das funktioniert ja nicht, das müssen wir ja mehrmals üben." (PA_5_S_LP, Z. 162–165)

Vormachen-Nachmachen-Selbstständig durchführen

Ähnlich zeigten sich die Äußerungen zum *Vormachen-Nachmachen-Selbstständig durchführen*. Bei dieser Methode, die von den Anleitenden als die klassische Form der Praxisanleitung beschrieben wurde, zeigen die Praxisanleitenden zunächst modellhaft die korrekte Durchführung einer Handlung vor, dann soll diese Handlung unter Aufsicht von den Auszubildenden repliziert und abschließend eigenverantwortlich und ohne Aufsicht durchgeführt werden:

> „[...] bei mir geht es immer los mit Vormachen. Also ich zeige eigentlich jedem zuerst, wie wird was auch immer, ob es jetzt Blutzuckermessungen oder Insulininjektionen oder Wundreinigung, Mobilisation ist, ich zeig es immer erst vor, dann lasse ich das nachmachen .. überprüfe das dann eine Woche später nochmal und dann gebe ich in der Regel das OK, dass die Auszubildenden das auch selbstständig dürfen [...]." (PA_9_S_LP, Z. 170–175)

Konfrontieren der Auszubildenden

Als eine vielfältige Methode zur Gestaltung des Wissenstransfers zeigte sich in den Interviews das *Konfrontieren*. Das Erleben des Konfrontiert-sein-mit-etwas dient den Interviewten dabei als Initiator für den Wissenstransfer. Ein thematisierter Konfrontations-Gegenstand war das *Arbeiten in verschiedenen Pflegesettings*:

> „[...] im Krankenhaus ist man im Vorteil, obwohl die Situationen dort extremer sich darstellen, in Notfallsituationen z. B., als in einem Pflegeheim. Aber im Pflegeheim hat man im Nachbarzimmer auch nicht einen Arzt sitzen und muss immer erstmal

gucken, wie man das dann löst, ne, das Problem und dadurch sind die vielleicht die Azubis dort im Nachteil und müssen intensiver beobachten, um schneller zu merken, da ist was am Anbahnen bei dem Menschen, ne? Und das auch, darauf werden die schult, ne?" (PA_1_A_LP, Z. 68–74)

Die *Konfrontation mit verschiedenen Phänomenen wie Scham, Ekel oder Angst* wurde von den Interviewten ebenfalls als eine Möglichkeit der Gestaltung des Transfers von Wissen beschrieben. Betont wurde dabei u. a. die Wichtigkeit, dass sich Auszubildende schon früh mit diesen Phänomenen auseinandersetzen, damit sie einen individuellen Umgang damit entwickeln können:

> „[...] da kann man das für sich selbst entdecken oder wie geht man auch um mit Ausscheidung kommt dann halt Ekel zum Vorschein und das kann also das wird einfach erfragt und dann halt auf die Reaktion geschaut und darauf dann halt eingegangen. Dann wird geschaut, was sind Handlungsalternativen .. weil es muss ja klar sein, das geht nicht weg. [...] Das ist was, das begleitet einen den ganzen Pflegeprozess über und oftmals ist es so, dass sich die Auszubildenden gar nicht darüber bewusst sind [...]" (PA_9_S_LP, Z. 97–106)

Erleben der eigenen Grenzen

Auch das *Erleben der eigenen Grenzen* ist laut einigen Interviewten ebenfalls eine Möglichkeit den Wissenstransfer zu unterstützen. Als wichtig wurde dabei betont, dass dieses Erleben entsprechend begleitet werden muss, um negative Empfindungen und Frustration zu vermeiden:

> „[...] ich hatte auch mal eine Azubine, die war ganz wissbegierig und wollte immer unbedingt, wenn mal Sterbefall, noch nie einen Toten gesehen usw. .. und die hat sich vollkommen überschätzt. [...] Und die ist natürlich direkt in dem Zimmer umgefallen, ne? Und hat dann Angst davor gehabt, denn dann musste man sie natürlich an diese Situation auch wieder langsam ranführen, dass brauch halt auch alles Zeit. Man muss ja dann noch ablenken oder abholen oder intensives Gespräch führen einfach, dass sie auch nicht aufgibt." (PA_1_A_LP, Z. 393–399)

Verantwortung übernehmen lassen

Die Anleitenden beschrieben ferner, wie das Übertragen von Verantwortung auf die Auszubildende für diese einen Anlass zum Transfer von Wissen darstellen kann:

> „[...] wenn man Auszubildende hat, die sehr pfiffig sind die theoretisch und praktisch schon sehr gut vorgebildet sind, denen auch viel mehr Verantwortung übergeben kann

und zeitweise zu sagen so eine Art Rollenwechsel macht, dass die Auszubildenden die Leitung des Bereiches oder von 2-, 3-, 4- Patienten übernehmen und man selber als Praxisanleiter in die Schülerrolle schlüpft und eher so unterstützend wirkt und viel die Entscheidungen selber treffen lässt […].“ (PA_6_A_KH, Z. 22–29)

Ins kalte Wasser werfen

Als eine Abweichung der klassischen Anleitungsform (Vormachen, Nachmachen, selbstständig Durchführen) wurde von den Anleitenden das *Ins-kalte-Wasser-werfen* oder *Einfach-mal-Machen-lasse*n beschrieben. Es lassen sich Querverbindungen, u. a. zu den Kategorien *Handeln geht dem Wissen voraus, Auszubildende selbst draufkommen lassen* und *Auszubildende werden konfrontiert mit dem Erleben eigener Grenzen*, herstellen:

> „Also ich bin wirklich ein Fan von begleitet ins kalte Wasser springen und wenn ich merke, in der Situation das funktioniert nicht, bin ich trotzdem immer noch da, um einzuspringen und ich finde, es ist auch überhaupt kein Problem, unser liebes Thema Blutabnahme, wenn- wir haben das alles durchgesprochen, der Schüler ,die Schülerin sitzt am Arm, die Stauung ist angelegt, sie sagt ‚mhmm, irgendwie finde ich keine Vene‘ finde ich das-.. da erlernt man viel mehr die Kompetenz, seine eigenen Grenzen wahrzunehmen, wie wenn ich von vornherein sage ‚Ne, Flexüle legen, dass kannst du nicht‘ ne? Sondern dieses in dem Moment trotzdem die Hilfestellung leisten.“ (PA_6_A_KH, Z. 285–295)

5 Theoriegeleitete Ergebnisdiskussion

Eine ausführliche Ergebnisdiskussion und -interpretation kann in der Kürze des Beitrags nicht umfänglich angegangen werden. Gleichwohl sollen exemplarisch zwei ausgewählte Zitate der vorliegenden Forschung in Bezug auf die jeweiligen Transfervorstellungen hin diskutiert und interpretiert werden.

> „[…] dass mir halt wie ich gerade schon sagte, immer ganz wichtig ist, dass man weiß warum man Dinge tut, dass wir im Vorfeld vor der praktischen Arbeit auch immer miteinander reden und ich über Dinge jetzt bspw. .. nehmen wir mal an- also wir sind ja hier auf einer Station, wo halt primär Diabeteserkrankung vorherrschen. Und der Auszubildende ist jetzt im zweiten Ausbildungsjahr und möchte Insulin spritzen, vorher Blutzucker messen und weiß eigentlich gar nicht wirklich, was da tut, ne? Und wo ich dann im Vorfeld dann vielleicht und frage ‚so, jetzt reden wir mal über das Krankheitsbild Diabetes, habe jetzt ein schönes Fallbeispiel, hab ich z. B. Fallbeispiel ausgearbeitet von jemandem aus dem Leben was hat der für Symptome gehabt, wie entsteht – was ist ein Pankreas, wie funktioniert das, wozu ist Insulin da und was ist

> Schlüssel-Schloss-Prinzip?‘ und dieser ganze Kram, ich möchte im Vorfeld mit dem Auszubildenden drüber reden. Ja ich möchte wissen oder ich möchte sicher sein, dass er weiß was er tut und warum er das tut […].“ (PA_7_S_KH, Z. 90-101)

Das Beispiel vom „im Vorfeld miteinander reden“ legt nahe, dass vor der praktischen Arbeit zuerst Wissen dargestellt und abgeprüft werden soll. Es wird also als notwendige Voraussetzung für die praktische Arbeit erachtet. Das Prinzip der richtigen Reihenfolge impliziert hier, dass erst das Krankheitsbild sowie die Symptomatik des Diabetes mellitus mittels eines Fallbeispiels besprochen werden soll, um anschließend über die Wirkweise von Insulin zu sprechen. Erst dann kann davon ausgegangen werden, „dass er weiß, was er tut“. Durch das miteinander Reden kann von einer Verbalisierung expliziten Wissens ausgegangen werden (vgl. Herbig/Büssing 2003, S. 37), welches durch Sinnzusammenhänge (Krankheitsbild, Insulin, Abläufe etc.) und durch den Prozess der Kombination miteinander verknüpft wird (vgl. Hermkes/Neuweg/Bonowski 2020, S. 249). Auf der Ebene des individuellen Transfers wird zudem auf Reflexionsprozesse hingedeutet, sodass die auszubildende Person das Verfahren des Blutzuckermessens und des Insulinverabreichens durch das miteinander Reden reflektiert. Diese dominante Transfervorstellung setzt also theoretisches Wissen voraus, um dieses anschließend innerhalb der Praxis erst formulieren und dann umsetzen zu können.

Folgende Situation zeigt ein Beispiel von einer Abweichung von der „richtigen Reihenfolge“:

> „[…] Und da bin ich dann oftmals schon relativ locker und sage einfach mal ‚Machen!‘ Und ich muss es nicht immer mit… ‚Vormachen, Nachmachen und so weiter‘ Muss ich nicht immer so klassisch machen. Weil manchmal prägt es sich auch gut ein, wenn einfach mal wirklich ein Fehler passiert, der natürlich keine Patientengefährdung darstellt, aber wo man dann sagt ‚Ach stimmt, Mist, das mach ich dann morgen so.‘ Das ist dann manchmal auch eindrücklicher als so eine klassische ‚Ich zeig es dir mal, dann machst du es, dann machst du es am Patienten‘ […].“ (PA_3_S_KH, Z. 185-191)

Wenngleich hier keine eindeutige Situation beschrieben wird, in der die Umsetzung dieses tendenziell impliziten Transferverständnisses stattfindet, so wird außerhalb von Gefahrensituationen durchaus von einem *learning by doing* berichtet. Das bewusste Fehler-Machen-lassen wird hier als teilweise eindrücklicher beschrieben als das klassische Vormachen-Nachmachen-Selbstständig-Durchführen. Hier kann auf eine Internalisierung expliziten Wissens angespielt werden, bei dem durch das *Machen* Erfahrungen und Erkenntnisse entstehen können, die dadurch zu implizitem Wissen werden (vgl. Gilbert 2012, S. 56). Die Erkenntnis des „Mist, das mache ich dann morgen so“ kann auf eine erneute Externalisierung neuen impliziten Wissens bei der nächsten Handlungsausführung verweisen. Deutet das *Machen* auf eine Handlung, so wird dadurch ebenfalls explizites Wissen angeeignet. Durch die gewonnene Erkenntnis, die durch die Handlung entsteht, scheint ein Reflexionsprozess in Gang gesetzt worden zu sein, auf den die praxisanleitende Person bewusst abgezielt hat, um Transferprozesse zu verstärken. Es scheint also ein Erfahrungswissen für diese Methode seitens der Praxisanleitung zu bestehen, welche diese aktiv in den Anleitungsprozess einbringt.

6 Zusammenfassung und Ausblick

Betrachten wir den Analysegegenstand *Wissen im Anleitungsprozess*, lässt sich eine hohe Komplexität genutzter Wissensformen aufzeigen. Zwischen ihnen zu unterscheiden und sie auf die individuelle Anleitung angepasst anzuwenden, lässt eine große Herausforderung für Praxisanleitende vermuten. Theoretisches Wissen scheint dabei weiterhin als Voraussetzung für einen erfolgreichen Transfer zu gelten, wenngleich Erfahrungen, Gefühle und Emotionen ebenfalls einen relevanten Anteil während der Anleitung ausmachen.

Im Analysegegenstand *Transfer von Wissen im Anleitungsprozess* wurden vor allem die Institutionen *Schule* und *Praxis* als Spannungsfelder beschrieben, deren aufeinander-Abstimmen, insbesondere seit der Implementierung der generalistischen Ausbildung, von hoher Relevanz, aber auch als Herausforderung beschrieben wurde. Innerhalb der konkreten Transfersituationen wurden Arbeitsweisen beschrieben, in denen Wissen einer Handlung voraus geht. In anderen Situationen wiederum lässt erst die konkrete Handlung Wissen entstehen. Der Anleitungsprozess kann nicht auf eine bestimmte Form reduziert werden. Vielmehr scheinen sich implizite und dominante Herangehensweisen von Transfer zu bedingen. Bei der Betrachtung von Transfergestaltungen benannten die Anleitenden ein hohes Maß an Individualisierung, Anpassung und Konfrontation im Anleitungsprozess, der sich neben Wünschen und Bedarfen der Auszubildenden auch im Ermessen der Anleitenden zeigte. Hierbei wurde in Interviews auch die Notwendigkeit von Analyse und Reflexion im Anleitungsprozess aufgezeigt.

Eine kritische Betrachtung der Ergebnisse verweist auf mögliche Limitationen dieser Studie. So kann durch die subjektiven Daten von Phänomenen im Anleitungsprozess, die lediglich sachsenweit erhoben wurden, weder ein Anspruch auf Vollständigkeit noch auf Repräsentativität erhoben werden. Wenngleich das Verbalisieren von Phänomenen eine sinnvolle Art der Datenerhebung qua Zugang zum Phänomen *Transfer* darstellen kann, so halten die Forschenden weiterführende Untersuchungen für unerlässlich. Da gerade in Bezug auf die Sprache implizites Wissen nur bedingt zum Ausdruck gebracht werden kann, sollte der Analysegegenstand bspw. durch zusätzliche Beobachtungen unterstützt werden, um das Phänomen des Transfers umfassender darstellen zu können. Dadurch könnte eine größere Aussagekraft erreicht werden, die den Transfer von einer weiteren Perspektive betrachtet. Es bleibt demnach kritisch zu hinterfragen, inwieweit hier dem phänomenologischen Ansatz mit leitfadengestützten Interviews gerecht werden konnte.

Im Blickpunkt weiterer Untersuchungen könnten Praxisanleitende wertvolle Impulse und Vorschläge zur Verbesserung des Transferprozesses beschreiben, welche sich in den Strukturen der dezentralen und zentralen Praxisanleitung zeigen können. Es scheint ferner relevant, konkrete Transfereffekte während der Praxisanleitung tiefgreifender zu untersuchen. Dabei vermuten die Forschenden, dass bspw. durch die weitere Sichtbarmachung von *Null-Transfer* der Anleitungsprozess verbessert werden kann. Denkbar wäre hierbei, dass Forschende Praxisanleitende beobachten und anschließend mittels Interviews, Transfereffekte bei Auszubildenden und Anleitenden aufdecken. So könnten mögliche Ursachen für einen *Null-Transfer* effektiver dargestellt und verstehbarer gemacht werden, um die Qualität der Praxisanleitung innerhalb der generalistischen Pflegeausbildung fortlaufend zu verbessern.

Literatur

Balzer, Sabine (2009): (Aus-)Bildung in der Gesundheits- und Krankenpflege – Reflexion auf der Grundlage des fachdidaktischen Strukturgitters von Greb. In: Anpassung und Selbstbestimmung in der Pflege: Studien zum (Aus-)Bildungserleben von PflegeschülerInnen. Frankfurt am Main: Mabuse, S. 39–149.

Bohrer, Annerose (2013): Selbstständigwerden in der Pflegepraxis: eine empirische Studie zum informellen Lernen in der praktischen Pflegeausbildung. 1. Auflage. Berlin: wvb.

Bohrer, Annerose/Walter, Anja (2015): Entwicklung beruflicher Identität – empirische Erkenntnisse zum Lernen in der Berufspraxis. In: Pädagogik der Gesundheitsberufe 2 (3), S. 23–31. https://doi.org/10293.000/30000-26.

Bohrer, Annerose/Walter, Anja (2020): Die neue Pflegeausbildung gestalten: eine Handreichung für Praxisanleiterinnen und Praxisanleiter. BTU Cottbus – Senftenberg.

Burger, Barbara (2005): Lernen um anzuwenden: zur Förderung des Praxistransfers sozialkommunikativer Kompetenzen (=Wirtschaftspädagogisches Forum 28). Paderborn: Eusl.

Büssing, André/Herbig, Britta/Ewert, Thomas (2000): Intuition as tacit knowledge: Bereicherung oder Gefahr für die Krankenpflege? In: Pflege 13 (5), S. 291–296. https://doi.org/10.1024/1012-5302.13.5.291.

Fachkommission nach § 53 Pflegeberufegesetz (2020): Rahmenpläne der Fachkommission nach § 53 PflBG. 2., überarbeitete Auflage. Online: https://www.bibb.de/dienst/publikationen/de/16560 (Abruf: 29.12.2024).

Fichtmüller, Franziska/Walter, Anja (2007): Pflegen lernen: Empirische Begriffs- und Theoriebildung zum Wirkgefüge von Lernen und Lehren beruflichen Pflegehandelns. Göttingen: V&R unipress.

Friesacher, Heiner (2001): Ahnung, Intuition und implizites Wissen als konstitutive Bestandteile pflegerischen Erkennens und Handelns 1. In: intensiv 9 (4), S. 164–167. https://doi.org/10.1055/s-2001-15728.

Gilbert, Oliver T. (2012): Externalisierung von implizitem Wissen: empirische Identifikation von Einflussfaktoren auf die Externalisierung von Erfahrungen und Erkenntnissen bei Forschern und Entwicklern in Softwareunternehmen. 1. Auflage. Stuttgart: Steinbeis-Edition.

Herbig, Britta/Büssing, André (2003): Implizites Wissen und erfahrungsgeleitetes Arbeitshandeln: Perspektiven für Arbeit und Organisation. In: Arbeit 12 (1), S. 36–53. https://doi.org/10.1515/arbeit-2003-0105.

Körner-Nohe, Diana (2020): „Heute aber schulisch“: Strategien von Auszubildenden der Gesundheits- und Krankenpflege, um in ihrem praktischen Handeln den schulischen Anforderungen gerecht zu werden. In: Sahmel, Karl-Heinz (Hrsg.): Die praktische Pflegeausbildung auf dem Prüfstand: Herausforderungen und Perspektiven (= Aus- und Weiterbildung). 1. Auflage. Stuttgart: Kohlhammer, S. 58–74.

Lauber, Annette (2017): Von Könnern lernen: Lehr-/Lernprozesse im Praxisfeld Pflege aus der Perspektive von Lehrenden und Lernenden (= Internationale Hochschulschriften 639). 1. Auflage. München New York: Waxmann.

Lehner, Franz (2019): Wissensmanagement: Grundlagen, Methoden und technische Unterstützung. 6., überarbeitete und erweiterte Auflage. München: Hanser.

Luderer, Christiane/Busch, Karen/Moses, Anika/Wolfram, Virginie (2010): „Keime und Co“. Der Theorie-Praxis-Transfer hygienischer Richtlinien aus der Sicht von Schülerinnen und Schülern berufsbildender Schulen. In: PADUA 5 (1), S. 34–39.

Mandl, Heinz/Prenzel, Manfred/Gräsel, Cornelia (1992): Das Problem des Lerntransfers in der betrieblichen Weiterbildung. S. 126–143.

Mayring, Philipp (2002): Einführung in die qualitative Sozialforschung: eine Anleitung zu qualitativem Denken. 5., überarbeitete und neu ausgestattete Auflage. Weinheim und Basel: Beltz.

Nordhausen, Thomas/Hirt, Julian (2018): RefHunter 2.0: Update des Manuals zur systematischen Literaturrecherche in Fachdatenbanken. In: GMS Medizin – Bibliothek – Information; 18 (3): Doc18, https://doi.org/10.3205/MBI000419.

Olden, Daria/Großmann, Daniel/Dorin, Lena/Meng, Michael/Peters, Miriam/Reuschenbach, Bernd (2023): Die generalistische Pflegeausbildung in Deutschland aus Sicht Auszubildender: Ergebnisse einer bundesweiten Onlinebefragung. In: Pflege, S. 1012- 5302/a000930. https://doi.org/10.1024/1012-5302/a000930.

Schlosser, Daniela (2022): Die Praxisanleitung in der Pflegeausbildung gestalten: eine qualitativ-empirische Studie zur Rollenklarheit und Rollendiffusität (= Internationale Hochschulschriften Band 697). Münster: Waxmann.

Ver.di, Vereinte Dienstleistungsgewerkschaft (Hrsg.) (2022): Ausbildungsreport Pflegeberufe 2021. https://gesundheit-soziales-bildung.verdi.de/themen/reform-der-pflegeausbildung/++co++be127818-4a1a-11ed-8d35-001a4a160111 (Abruf: 21.08.2023).

Wilkesmann, Maximiliane (2009): Wissenstransfer im Krankenhaus: institutionelle und strukturelle Voraussetzungen. 1. Auflage. Wiesbaden: VS Research.

Anleitungssituationen gestalten

Cornelia Lüderitz

1 Einführung

Praxisanleitende werden von den Lernenden als „role model“ wahrgenommen, so beschreiben es Hane, Anselmann und Strupeit (2022). Das unterstreicht die hohe Bedeutung der Praxisanleitenden in der beruflichen Sozialisation und Entwicklung beruflicher Handlungskompetenz der Lernenden, die durch die Berufsgesetze in der Ausbildung zur Pflegefachperson, zur Hebamme sowie zu Medizinischen Technolog:innen formell bestätigt wird. Die Aufgabe von Praxisanleitenden beschränkt sich nicht nur auf die Vermittlung von Wissen, sondern umfasst auch die Förderung praktischer Fertigkeiten, die Unterstützung der Lernenden in realen Arbeitssituationen sowie die Anbahnung der im Berufsfeld geforderten sozialen, personalen und methodischen Kompetenzen (§ 5 Abs. 1 Pflegeberufegesetz). Der Gestaltungsspielraum, den Praxisanleitende einnehmen, ermöglicht es, auf die individuellen Bedürfnisse und Lernstände der Auszubildenden einzugehen und eine lernförderliche Umgebung zu schaffen sowie gleichzeitig die Anforderungen des Arbeitsplatzes zu berücksichtigen. Demnach sind betriebliche Arbeitssituationen in ihrer Doppelfunktion als gleichzeitige Arbeits- und Lernprozesse durch bestimmte Zielkonflikte geprägt (Fachkommission 2023, S. 27), die den Gestaltungsspielraum der Praxisanleitenden durch unterschiedliche Erwartungen und Aufgaben in Versorgungs- und Bildungsauftrag beeinflussen (vgl. Klemme 2019, S. 107). Dieser Kontext erfordert eine hohe Sensibilität für die vorherrschenden Gegebenheiten und eine ausgeprägte Fähigkeit zur situativen Anpassung. Lauber (2017) hält dazu fest, dass „lehrende Könner“ eine positive Lehr-/Lernbeziehung gestalten, indem sie unter anderem Lernende im Rahmen ihres Ausbildungsstandes in den Arbeitsalltag einbinden.

Die unmittelbare Anleitungssituation bietet eine dynamische Umgebung, in der Praxisanleitende im *Spannungsfeld* zwischen Versorgungs- und Bildungsauftrag agieren und verschiedene didaktische Methoden unter Berücksichtigung der pädagogischen Prinzipien des Lernortes Praxis anwenden können, ohne jedoch die kompetenzorientierten Ziele der praktischen Ausbildung aus dem Blick zu verlieren. Pädagogische Prinzipien leiten sich dabei aus den für den Lernort Praxis typischen Lernformen ab.

In diesem Beitrag wird erläutert, wie Praxisanleitende den vorhandenen Gestaltungsspielraum nutzen können, um kompetenzfördernde Lernprozesse zu unterstützen. Dabei werden zunächst die Rahmenbedingungen für Praxisanleitung, die verschiedenen Lernformen und die sich ableitende Planung, Durchführung und Evaluation von Anleitungssituationen betrachtet.

2 Praxisanleitung zwischen Versorgungs- und Bildungsauftrag

Lerninhalte in der beruflichen Praxis werden in einem hohen Maße durch die Personen in besonderen Lebenslagen (z. B. Krankheit, Schwangerschaft, Notlage) bestimmt, wobei Anleitungssituationen sich an das jeweilige Versorgungssetting mit dem spezifischen Lernangebot und der anzustrebenden Kompetenzentwicklung anpassen. Die Praxisanleitenden, vorrangig in ihrer Rolle als stationsgebundene Praxisanleitende, müssen sich in vielen Situationen zwischen der Erbringung einer Versorgungsleistung und den jeweiligen pädagogischen Aufgaben entscheiden und können die Anleitungssituationen entsprechend des Rollenfreiheitsgrades mit mehr oder weniger Klarheit gestalten (vgl. Schlosser 2022). Konkret bedeutet dies, dass sich freigestellte/zentrale Praxisanleitende mit einer größeren Sicherheit in der Rolle als praxisanleitende Person mit einem Bildungsauftrag bewegen (vgl. Schlosser 2022), da sie weniger in der unmittelbaren Versorgung von Personen eingebunden und den damit einhergehenden situativen Anforderungen des Versorgungsbereiches ausgesetzt sind.

Unabhängig von der Rollenklarheit als praxisanleitende Person gilt jedoch in allen Gesundheitsfachberufen, dass ohne die zu versorgenden Personen das berufliche Lernen nicht möglich ist. Beispielsweise fällt es den Lernenden in der Medizinischen Technologie für Laboratoriumsanalytik zunächst schwer, für sich den Bezug zu den zu versorgenden Personen herzustellen und die damit einhergehenden klinischen Entscheidungsfindungen, ethischen Fragestellungen und die Patient:innenperspektive für die eigene berufliche Handlung abzuleiten. Hier sind die Praxisanleitenden gefragt, durch gezielte Anleitungssituationen diese Dimensionen der beruflichen Handlungskompetenz sukzessive lernbar zu machen. Gezielte Arbeits- und Lernaufgaben in der praktischen Ausbildung können unterstützend sein. Klemme (2012) beschreibt einen Zusammenhang und eine Wechselbeziehung zwischen zu versorgender Person, dem Lernendem und Praxisanleitendem und benennt das Phänomen „Triade“.

Abb. 1: Triade im Arbeits- und Lernprozess (eigene Darstellung, in Anlehnung an Klemme 2012)

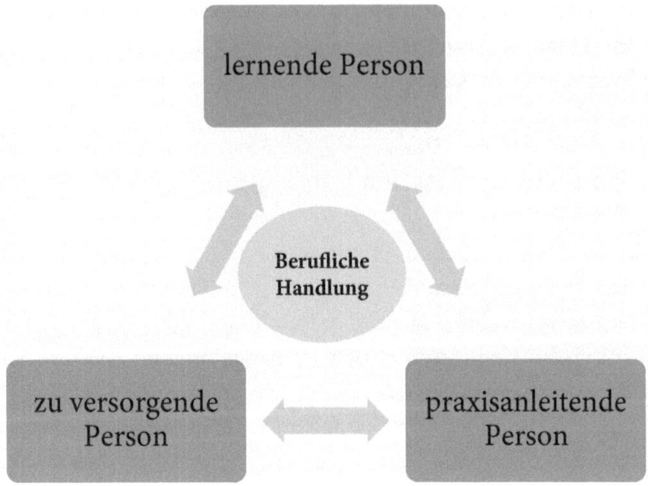

Wie Abb. 1 zeigt, entstehen unmittelbare Wechselbeziehungen zwischen den einzelnen Akteuren. So beeinflusst es die Lernsituation, ob sich die Lernenden und zu versorgenden Personen kennen und bereits in Kontakt miteinander waren oder ob die zu Versorgenden Handlungsanlässe bieten, die ausschließlich oder teilweise von einer Fachperson durchgeführt werden können oder müssen, oder wie aufgeschlossen zu Versorgende der Anleitungssituation gegenüberstehen.

Die Wechselbeziehung aus zu versorgenden, anleitenden und lernenden Personen prägt das Handeln der Praxisanleitenden und in dieser Wechselbeziehung ergeben sich eigene Dynamiken und Ausgangslagen für Anleitungssituationen. Praxisanleitende leiten aus der sich ergebenen Versorgungsleistung eine Lernsituation ab, ohne dabei die Anforderungen an die Versorgung dieser Personen zu vernachlässigen.

3 Lernen in der beruflichen Praxis

Bohrer (2023) beschreibt das Lernen in den praktischen Ausbildungs- bzw. Studienphasen als Lernen im realen Arbeitsprozess. Nach Dehnbostel (1993) gilt diese Form des Lernens als arbeitsgebundenes Lernen und findet in den konkreten beruflichen Situationen statt. Neben der Form des arbeitsgebundenen Lernens erörtert Dehnbostel (1993) die Form des arbeitsverbundenen Lernens. Arbeitsverbundenes Lernen verknüpft formelles und informelles Lernen und hält gezielte Lernanlässe mit einem hohen Bezug zum Arbeitsplatz vor (vgl. Bohrer 2023, S. 495). Beispielweise sind hier geplante Gruppenanleitungen zu festgelegten Themen oder Arbeits- und Lernaufgaben zu verorten.

In der Praxis entstehen Lernmöglichkeiten, wie sie in keiner anderen Lernumgebung in dieser Komplexität gegeben sind (Fachkommission 2023). Sich bietende berufliche Situationen können nicht verändert werden und sind in der Regel komplexe berufliche Handlungen, die durch die Praxisanleitenden je nach Lernstand der Lernenden erlebbar gemacht werden können. Dabei können Praxisanleitende zum Beispiel die Aktivität der Lernenden in der Handlung differenzieren (von beobachtend über assistierend bis hin zu aktiv) oder Teilhandlungen in den Mittelpunkt der Anleitung stellen (zum Beispiel die Vorbereitung der Materialien), ohne den Bezug zur vollständigen beruflichen Handlung aufzulösen. Nach Oelke/Meyer (2014, S. 356) stellt sich eine vollständige berufliche Handlung in einem Regelkreis über Informieren – Planen – Entscheiden – Ausführen – Kontrollieren – Bewerten dar. Analogien zum Pflegeprozess und zum PDCA-Zyklus[1] sind deutlich. Konkret bedeutet dies, dass eine berufliche Tätigkeit, wie zum Beispiel die Blutzuckermessung, nie kontextlos angeleitet werden sollte, sondern stets in die komplexe berufliche Handlung eingeordnet wird.

Neben der klaren Unterscheidung der formellen und informellen Lernprozesse geht Molzberger (2015) von deren Komplementarität aus. Dieses wird durch die Logik der beruflichen Bildung in den Gesundheitsfachberufen unterstrichen. So wechseln sich Phasen der schulischen/hochschulischen Ausbildung mit praktischen Ausbildungsphasen ab. Davon ausgehend kann das Lernen an den unterschiedlichen Lernorten, wie in Tabelle (1) abgebildet, differenziert werden.

1 PDCA-Zyklus (Deming-Zyklus) steht für die Phasen Planen (Plan), Ausführen (Do), Überprüfen (Check) und Anpassen (Act).

Tab. 1: Charakteristika des Lernens (in Anlehnung an Scholz 2013, S. 100; Bohrer 2023, S. 495)

	Lernort (Hoch-)Schule	Lernort berufliche Praxis	
Funktion	• Erlernen von Fachwissen, Techniken und Methoden • Anbahnung beruflicher Handlungskompetenz	• Erprobung und Anwendung von Wissen, Techniken und Methoden • Transfer des am Lernort (Hoch)Schule Erlernten • Erwerb der beruflichen Handlungskompetenz • berufliche Sozialisation	
Lernpartner	Mitlernende, Peergroup, eigene Person, Modelle	reale zu versorgende Personen bzw. Proben (MT-L) Mitlernende	
Lernsituation	exemplarisch, didaktisch reduziert	Komplex	
Lernform	formelles Lernen durch strukturierte Lehr- und Lernangebote	– arbeitsgebundenes Lernen (Dehnbostel, 2023) – eher informelles Lernen durch Erfahrungs- und Beobachtungslernen, situative Anleitungssituationen, Arbeits- und Lernaufgaben – Enkulturation in eine Expert:innenkultur	– arbeitsverbundenes Lernen (Dehnbostel, 2013) – Verbindung von formellem und informellem Lernen durch gezielte Lernangebote am Arbeitsplatz, strukturierte Anleitungssituationen, geplante Gruppenanleitungen, Lern- und Arbeitsaufgaben, Lernprojekte, Kollegiale Beratung

Ergänzend zur scharfen Trennung der Lernformen nach den Lernorten ist festzuhalten, dass es auch in der Praxis formelle Lernangebote gibt, wie auch bereits in der Ausführung zum arbeitsverbundenen Lernen erwähnt. Bohrer (2013, S. 45) beschreibt, dass formelle Lernanlässe in der Praxis durch gezielt eingesetzte und bewusst gestaltete Anleitungssituationen geschaffen werden. Zu diesen Lernangeboten gehören unter anderem geplante Gruppenanleitungen, zum Beispiel zu den Einführungstagen, Arbeits- und Lernaufgaben sowie so genannte Praxis-Theorie-Tage.

Arbeits- und Lernaufgaben sind in der Ausbildung der Pflegefachpersonen weit verbreitet. Dabei unterscheidet Winter (2022) Arbeits- und Lernaufgaben von Lern- und Arbeitsaufgaben. Arbeits- und Lernaufgaben werden nach Winter (2022) von den Praxisanleitenden erstellt und orientieren sich an den Lerngegenständen des Einsatzortes. Lern- und Arbeitsaufgaben werden von den Lehrenden erstellt und sind mit dem Curriculum des Lernortes (Hoch)Schule verknüpft (vgl. ebd.). Beide Formen werden in der Praxis durchgeführt. Die

Erstellung von Arbeits- und Lernaufgaben ist für die Praxisanleitenden in der Pflege eine Aufgabe entsprechend der Rahmenpläne der Fachkommission nach § 53 PflBG (2023).

Molzberger (2015) definiert informelles Lernen als einen Prozess, der Erfahrungslernen und implizites Lernen umfasst. Übertragen auf die praktische Ausbildung in den Gesundheitsfachberufen bedeutet dies, dass praxisanleitende Personen einen Raum schaffen sollten, der es den Lernenden ermöglicht, Erfahrungen zu sammeln und somit zu aktiv handelnden Personen zu werden. Darüber hinaus betont Bohrer (2023) die Notwendigkeit, einen Reflexionsraum zu etablieren, der es ermöglicht, die gesammelten Erfahrungen zu bearbeiten sowie das implizit Gelernte zu verbalisieren und zu reflektieren.

Nach dieser Betrachtung und wie in der Tabelle (1) dargestellt findet in der praktischen Ausbildungsphase sowohl formelles als auch informelles Lernen statt, wobei beide Formen des Lernens eng mit der Praxisanleitung verknüpft sind. Praxisanleitende unterstützen das formelle Lernen durch strukturierte Anleitungsprozesse. Formelle Lernangebote verlangen eine höhere Planungssicherheit und sind somit eher den freigestellten/zentralen Praxisanleitenden möglich. Schlosser (2022, S. 325) beschreibt hier allerdings die Gefahr einer zweiten Anleitungsrealität, denn geplante und strukturierte Anleitungssituationen entsprechen weniger der beruflichen Realität als situative Anleitungssituationen. Hier können weniger „formelle" Methoden, wie zum Beispiel die teilnehmende Beobachtung durch die Praxisanleitenden, ansetzen und die Anleitung realitätsnäher gestalten (Schlosser 2022, S. 325). In den Zeiten, die nicht durch die freigestellten/zentralen Praxisanleitenden organisiert sind, erfolgt wie beschrieben somit weitgehend informelles Lernen. Praxisanleitende können die „informelle Lernzeit" jedoch durch die Struktur der situativen Praxisanleitung (Vorgespräch – Durchführung – Nachgespräch), Nutzung von Beobachtungsaufträgen, Selbstlerninstrumenten, dem Schaffen von Reflexionsräumen oder Arbeits- und Lernaufgaben begleiten. Praxisanleitende sollten den Anleitungsprozess von der sich bietenden beruflichen Handlungssituation abhängig machen. So kann es möglich sein, dass Lernende auf berufliche Handlungssituationen strukturiert vorbereitet werden können, beispielsweise bei der Unterstützung einer Patientin bei der Körperpflege. Diese berufliche Handlung ist planbar und somit das pädagogische Handeln darauf abzustimmen. Lernsituationen ergeben sich aber auch aus den unmittelbaren Versorgungssituationen und können teilweise nur eingeschränkt voraus geplant und didaktisch (Denzel 2019) aufbereitet werden. Situative Anleitungssituationen, zum Beispiel in Notfallsituationen, sind bedeutsame Lerngegenstände, die unbedingt in der Praxisanleitung berücksichtigt werden müssen und neben den strukturierten und geplanten Anleitungssituationen (BIBB 2024), die in den Berufsgesetzen beschrieben sind, stattfinden.

4 Praxisanleitung gestalten

Praxisanleitende sind in der Regel in einer direkten 1:1-Anleitungssituation bis hin zu Kleingruppenanleitungen tätig. Wie Praxisanleitende die unmittelbaren Anleitungssituationen gestalten, hängt von den gegebenen Bedingungen ab. Grundsätzlich sollte den praxisanleitenden Personen bewusst sein, welche wesentliche Funktion sie selbst im Lernprozess übernehmen. Die ERPP-Studie[2] (2024) beschreibt die zentrale Rolle der Praxisanleitenden in der praktischen Ausbildung und unterstreicht deren Bedeutung. Auch Grieshop (2023, S. 142) hält fest, dass Praxisanleitung und -begleitung elementar für die Lernqualität in der Praxis sind.

Damit Praxisanleitende planen und entsprechende Methoden wählen können, benötigen sie Kenntnisse über die Rahmenbedingungen des beruflichen Lernens. Eine Bedingungsanalyse für geplante und strukturierte Anleitungssituationen bringt eine auf den individuellen Lernenden ausgerichtete Anleitungssituation mit sich.

Abb. 2: Bedingungen von Anleitung (angelehnt an Quernheim 2022)

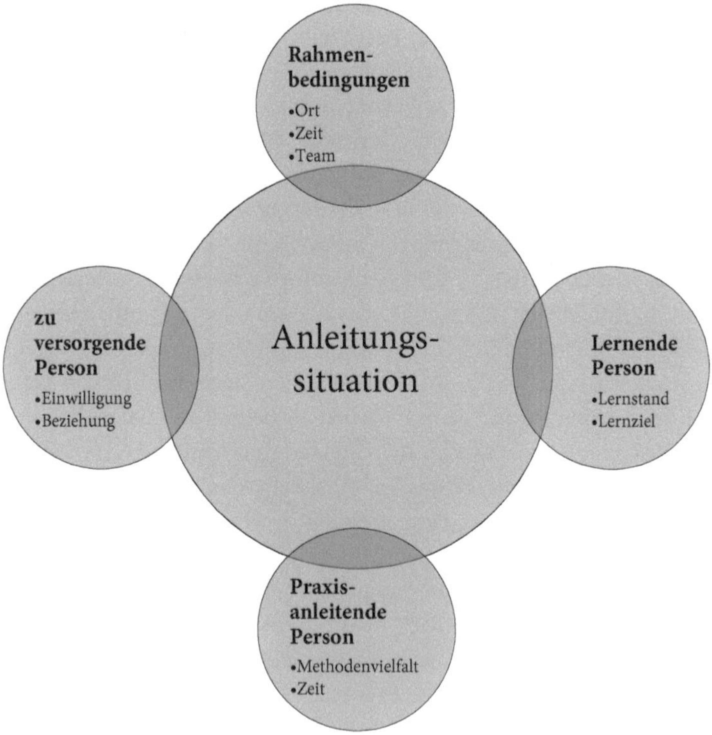

2 Die ERPP- Studie „Erfahrungsraum praktische Pflegeausbildung" ist eine Begleitstudie des Projektes „Beratungsstelle Pflegeausbildung Sachsen". Sie erlaubt einen multiperspektivischen Blick auf die Herausforderungen und Gestaltungsmöglichkeiten der praktischen Pflegeausbildung in Sachsen.

Dabei können die Praxisanleitenden für sich entscheiden, wie umfänglich sie die Rahmenbedingungen, die Einfluss auf die Anleitung haben, analysieren oder ob die nachfolgenden Fragen und Punkte eher einen Reflexionsleitfaden für die Vorbereitung auf die Anleitung darstellen.

4.1 Planung und Vorbereitung von Anleitungssituationen

Auf Anleitungssituationen haben Rahmenbedingungen einen unmittelbaren Einfluss. Diese können Praxisanleitende in einer bestimmten Ausprägung in der Vorbereitung auf geplante und strukturierte Anleitungssituationen berücksichtigen. Jedoch lassen sich nicht alle Faktoren, die auf Anleitungssituationen wirken, antizipieren. Sofern beispielsweise Notfallsituationen entstehen, zu Versorgende andere Bedürfnisse haben, als von den Praxisanleitenden vorgedacht oder Lernende alternative Lernanlässe formulieren, müssen Praxisanleitende in der Lage sein, die von ihnen vorbereitete Anleitungssituation situativ anzupassen.

Zu Beginn der Lehr-Lern-Beziehung sollten Praxisanleitende der jeweiligen Einrichtung die **beruflichen Handlungen/Anleitungsanlässe** herausarbeiten. Diese ergeben sich aus:

- kompetenzorientierten Zielen der Ausbildung bzw. des Studiums; diese sind zum Beispiel in der Pflege in den Rahmenausbildungsplänen formuliert
- kompetenzorientierten Zielen, die in den Curricula des Lernortes definiert sind
- Lernvoraussetzungen und Lernbedarfen, die die Lernenden im Erstgespräch einbringen
- spezifischen Lernanlässen, die die Einrichtungen/Bereiche bieten

Hilfreich für Praxisanleitende sind in der Eingrenzung und Bearbeitung des Anleitungsthemas folgende Fragen:

- Welche berufliche Handlungssituation soll erlernt werden?
- Wie komplex soll diese berufliche Handlung angeleitet werden?
- Welche Teilhandlung soll ggf. in den Mittelpunkt gerückt werden?

Der gewählten Anleitungssituation schließt sich eine **Analyse** der Handlung an. Dabei sollten Praxisanleitende für sich analysieren, welche Handlungsschritte von Bedeutung und welche Vorbereitungen dazu notwendig sind, welche theoretischen Bezüge herzustellen sind und welche Kompetenzbereiche dazu gehören. Es ist zudem von wesentlicher Bedeutung, die zu erlernenden Inhalte im Kontext des Therapie- oder Pflegeprozesses zu behandeln. Darüber hinaus sollten die klinischen Entscheidungsprozesse für die Lernenden transparent und nachvollziehbar gestaltet werden, um ihnen zu ermöglichen, fundierte Begründungen für ihr berufliches Handeln zu entwickeln. Den Vorüberlegungen zur Anleitungssituation schließt sich die Analyse der Bedingungen an, die die Anleitung beeinflussen.

4.1.1 Rahmenbedingungen von Anleitungssituationen

Praxisanleitende sollten die Rahmenbedingungen, die die Anleitung beeinflussen, eruieren und in der Durchführung der Anleitung berücksichtigen. Dazu gehören:

- **Umfeldanalyse**: Welchen Ort haben die Personen für ein Vor- und Nachgespräch in der Anleitungssituation zur Verfügung? Wie kann die praxisanleitende Person eine geeignete Gesprächsatmosphäre herstellen, die es erlaubt, ungestörte Gespräche zu führen und ggf. Platz an einem Tisch zur Dokumentation oder Anwendung einer Lehr-Lern-Methode bietet? Welche Dokumente und einrichtungsspezifischen Vorgaben sollten in der Anleitung beachtet werden? (Quernheim 2013, S. 98)
- **Zeit**: Wieviel Zeit haben die Personen zur Verfügung? Ist die praxisanleitende Person mit einer gleichwertigen Aufgabenverteilung im Team eingebunden? Wann wird die Anleitungssituation im Tagesverlauf platziert und sind damit alle Anleitungsthemen umsetzbar?
- **Zu versorgende Person**: Welche zu versorgende Person eignet sich für das Anleitungsthema (Belastungsgrenzen, förderlich für den Versorgungsprozess)? Gibt es eine Zustimmung zur Anleitungssituation? Sind die Personen einander bekannt? Kennt die zu versorgende Person das Anleitungsthema? (Quernheim 2013, S. 120). Schlosser (2022, S. 281) schreibt die Auswahl der geeigneten Patient:innen der Verantwortung der praxisanleitenden Personen zu und hält fest, dass diese der Anleitung positiv gegenüberstehen, gleichzeitig aber auch ein „gewisses Repertoire“ an Lernanlässen bieten sollten.
- **Lernende**: Welchen Lernstand bringt die lernende Person mit? Gab es bereits vorangegangene Anleitungen zum gewählten Lerngegenstand? Lauber (2017, S. 187) beschreibt, dass Lernende Situationen als besonders lernhaltig beschreiben, die ihnen bislang unbekannt, neu oder selten vorgekommen sind und die sie selbst bzw. unter Anleitung durchführen konnten.
- **Praxisanleitende Person**: Wie steht die anleitende Person zum Anleitungsgegenstand? Welche Standards, Leitlinien etc. gibt es zu dieser beruflichen Handlung? Welche Lehr-Lern-beziehung besteht zwischen praxisanleitender Person und lernender Person? Lauber (2017, S. 185) hält fest, dass *lehrende Könner* der eigenen Handlungserfahrung eine starke Bedeutung für das Lernen zuschreiben.

4.1.2 Ziele formulieren und Kompetenzen ausweisen

Im nächsten Schritt werden aus der Analyse der Bedingungen für berufliches Lernen kompetenzorientierte Ziele abgeleitet, die einerseits in Berufsgesetzen und Ausbildungsplänen als zu erreichende Kompetenzen festgelegt und andererseits vom Lernstand der Auszubildenden sowie den Anforderungen der beruflichen Praxis bestimmt werden.

Praxisanleitende sind aufgefordert, vor Anleitungssituationen konkrete, kriterienorientierte (z. B. beobachtbares Verhalten) und realistische (z. B. erreichbare und dem Lernstand angepasste) Ziele für die Anleitungssituation zu formulieren. Zur Beschreibung von Zielen können Praxisanleitende beispielsweise die Formulierungshilfe nach SMART-Kriterien[3] verwenden.

Neben der Unterstützung der Lernenden bei der Entwicklung der beruflichen Handlungskompetenz als übergeordnetes Ausbildungsziel sollten Praxisanleitende besonders in den Fokus nehmen, dass Lernende in der praktischen Ausbildung selbstständig werden und darin Erfahrungen machen. So beschreibt Thiel (2021), dass es eine wesentliche Aufgabe der praktischen Ausbildung ist, dass Lernende selbstständig handelnde Akteure werden, die zunehmend Verantwortung für ihr Handeln übernehmen. Bohrer (2013) formuliert dabei das *Selbstständigwerden* als zentrales Phänomen in der praktischen Ausbildung. Dabei, so beschreibt Bohrer (2013), umfasst dieser Prozess, dass Lernende *Verantwortung* übernehmen und *(Selbst-)Vertrauen* entwickeln. Praxisanleitende haben hier die Aufgabe, einen *geschützten* Erfahrungsraum für die Lernenden zu schaffen, der sich am Lernstand der Lernenden orientiert und gleichzeitig ausreichend Entwicklungsimpulse bietet. Die Praxisanleitenden können berufliche Situationen an Lernende delegieren, sofern sich die praxisanleitenden Personen von der Korrektheit in der Durchführung durch die Lernenden überzeugt haben, ohne dabei die *Nähe* zu den Lernenden aufzugeben.

Bohrer (2023) betont, dass das Lernen in der pflegeberuflichen Ausbildung mehr als kognitive Aneignungen umfasst, sondern ebenso von körperlichen und emotionalen Erfahrungen geprägt ist. Vielfältige Emotionen begleiten das Lernen und reichern den Erfahrungsraum an. Praxisanleitende sollen hier Lern- und Erfahrungsbegleiter:innen sein und den Lernenden einen Reflexionsraum bieten.

---

3 Das Ziel nach SMART-Kriterien sollte spezifisch, messbar, attraktiv/angemessen/akzeptiert, realistisch und terminiert formuliert werden. Diese Kriterien können durchaus in Bezug auf die Entwicklung beruflicher Handlungskompetenz kritisch gesehen werden, denn die Messbarkeit von Kompetenzen ist eine Illusion.

4.1.3 Methodische Entscheidungen treffen

Nach der Analyse der Anleitungsgegenstände und der Bedingungen, die auf Anleitung wirken sowie der Entwicklung von Zielen treffen Praxisanleitende methodische Entscheidungen. Gestaltungsspielräume haben die Praxisanleitenden in der Auswahl der Lehr-Lern-Methoden in der direkten Anleitung sowie bei Aufgaben, die sich z. B. auf das Team oder die Institution beziehen.

Die Methoden, die Praxisanleitende einsetzen können, sind dabei sehr verschieden und auf den Lernenden, das Lernziel, den Inhalt und den Praxisanleitenden abgestimmt. Oelke und Meyer (2014) formulieren, dass Methoden, Ziele und Inhalte in einem Wechselwirkungsverhältnis stehen und zueinander passen müssen. Weiterhin stellen sie fest, dass Lernende von einem breiten Methodenangebot profitieren. Gleichzeitig warnen Oelke und Meyer (2014) vor einem nicht-zielgerichteten Einsatz von Methoden, denn Methoden des Lernortes Praxis unterscheiden sich dabei von Methoden, die am Lernort (Hoch)Schule angewendet werden können.

In den Rahmenausbildungsplänen für Pflege (2023, S. 17) wird beschrieben: „Die im arbeitsgebundenen Lernen zur Anwendung kommenden Methoden können nach dem Grad der Selbststeuerung bzw. Begleitung sowie nach der Komplexität der Aufgabenstellung bzw. Pflegesituation unterschieden werden […]. Weniger selbstgesteuert ist etwa das Lernen durch Demonstration und Imitation, stärker selbstgesteuert ist die weitgehend selbstständige Übernahme von Aufgaben."

Bohrer (2013, S. 299 f.) nennt weitere für den Lernort Praxis geeignete Aktivitäten. So zählt sie auf: Beobachten, Nachmachen, Mitmachen, Wiederholen, Ausprobieren und die Simulation des Beobachteten. Weiterhin heißt es: „gelernt wird im Prozess der Arbeit, bei der Planung, Durchführung und Bewertung von Arbeitsaufgaben, durch das Problemlösen, durch die fachliche und soziale Interaktion und Kommunikation" (Bohrer 2023, S. 496).

Auf die Auswahl der für die lernende Person geeigneten Methoden hat die (Handlungs-)Autonomie sowie der Lernstand der lernenden Personen einen Einfluss. Sie bestimmt, ob die praxisanleitende Person in der Anleitung eine aktive, unterstützende oder passive/beobachtende Rolle einnimmt. Lehr-Lern-Methoden sind somit abhängig von der lernenden, der praxisanleitenden Person, den Zielen der Anleitung sowie den Rahmenbedingungen. Praxisanleitenden Personen stehen vielfältige Lehr-Lern-Methoden zur Verfügung, die entweder arbeitsgebunden (in unmittelbaren beruflichen Situationen) oder arbeitsverbunden (mit einem hohen Bezug zur beruflichen Situation, aber zum Beispiel in patientenfernen Arbeitssituationen) stattfinden.

Exemplarisch werden einzelne Methoden in Bezug auf die o. g. Einteilung in arbeitsgebundenes und arbeitsverbundenes Lernen hinsichtlich der angestrebten Kompetenzentwicklung in der Tabelle 2 dargestellt:

Tab. 2: Methoden im arbeitsgebundenen und arbeitsverbundenen Lernen

Modeling mit Metalog	
Brühlmann (2011) beschreibt diese Methode als eine Kombination aus Modelllernen und einem erklärenden Ansatz, bei dem die praxisanleitende Person ihre Handlungen und Entscheidungsprozesse verbalisiert, während die lernende Person beobachtet – ohne direkte Kommunikation mit den Beteiligten, um die Aufmerksamkeit auf das Wesentliche in komplexen beruflichen Situationen zu lenken.	
Einsatzmöglichkeiten	Rollen der lernenden und praxisanleitenden Person
arbeitsgebunden, d. h. in der unmittelbaren beruflichen Situation/im Patientenkontext	lernende Person: beobachtend praxisanleitende Person: aktiv handelnd
Cognitive Apprenticeship Approach	
Hierbei werden praktische Fähigkeiten und klinisches Denken durch gezieltes Modellieren, Coaching, und Reflexion vermittelt, indem Lernende eng mit erfahrenen Fachpersonen zusammenarbeiten und deren Denk- und Entscheidungsprozesse nachvollziehen.	
Einsatzmöglichkeiten	Rollen der lernenden und praxisanleitenden Person
arbeitsgebunden, d. h. in der unmittelbaren beruflichen Situation/im Patientenkontext einsetzbar	lernende Person: zu Beginn beobachtende, am Ende aktiv handelnd praxisanleitende Person: zu Beginn aktiv handelnd/erklärend, am Ende beobachtend
Lerntagebücher/Portfolios	
Ein Lerntagebuch oder Portfolio ist ein selbstständig geführtes Instrument, das die kontinuierliche Reflexion, Dokumentation und Entwicklung der Lernenden unterstützt, ihre beruflichen Kompetenzen verbessert und Praxisanleitenden Einblicke für gezielte Unterstützung bietet.	
Einsatzmöglichkeiten	Rollen der lernenden und praxisanleitenden Person
Arbeitsverbunden	lernende Person: aktiv praxisanleitende Person: passiv bis zu Reflexionen führend
digitale Methoden	
Sind z. B. virtuelle Simulationen, E-Learning-Module, digitale Patientenakten und mobile Lern-Apps zur Unterstützung praktischer Fähigkeiten und Wissensaneignung.	
Einsatzmöglichkeiten	Rollen der lernenden und praxisanleitenden Person
Arbeitsverbunden	lernende Person: aktiv praxisanleitende Person: passiv bis Reflexionen führend
Lernspiele	
Lernspiele können sowohl als Selbstlerninstrument als auch in der direkten Anleitung eingesetzt werden, steigern durch Gamification die intrinsische Motivation der Lernenden und dienen aus Sicht der Praxisanleitenden z. B. als Lernerfolgskontrolle oder Vorbereitung auf eine Anleitung.	
Einsatzmöglichkeiten	Rollen der lernenden und praxisanleitenden Person
Arbeitsverbunden	lernende Person: aktiv praxisanleitende Person: passiv bis Reflexionen führend

Stukturlegeplan	
Drude und Zielke-Nadkarni (2008) beschreiben die Methode als das Erstellen eines Schaubildes mit Begriffen und Verbindungen zu einem Sachverhalt, das Praxisanleitende vielfältig nutzen können, z. B. indem Lernende nach Beobachtung einer Handlung einen Strukturlegeplan erstellen, der anschließend gemeinsam reflektiert und ausgewertet wird.	
Einsatzmöglichkeiten	Rollen der lernenden und praxisanleitenden Person
Arbeitsverbunden	lernende Person: aktiv bis beobachtend praxisanleitende Person: aktiv bis passiv/Reflexionen führend

4.2 Anleitungen durchführen

Nachdem Praxisanleitende die Bedingungen analysiert, die Handlungsschritte mit den Lernenden beschrieben und ein gemeinsames Ziel festgelegt haben, kann die unmittelbare Anleitungssituation durchgeführt werden. In Abhängigkeit von den Bedingungen und dem Lernziel ist es möglich, dass sich die lernenden Personen auf die Anleitung vorbereiten. Dazu können die folgenden Fragen hilfreich sein:

- Ist es erforderlich und zeitlich möglich, dass sich die Lernenden auf die Anleitung vorbereiten?
- Welche Materialien nutzen die Lernenden?
- Welche Lehr-Lern-Methode setzt die praxisanleitende Person zur Vorbereitung ein?
- Wie sollen die Ergebnisse der Vorbereitung gesichert werden?

4.2.1 Schaffung organisatorischer Rahmenbedingungen

In der unmittelbaren Anleitungssituation sollte die praxisanleitende Person folgende Rahmenbedingungen organisieren:

- Ort/Platz: Lernende wünschen sich in der Regel eine ungestörte Anleitungszeit (ERPP 2024, S. 134). Praxisanleitende sind somit aufgefordert, den Raum zu schaffen, damit die Anleitungen sowie das dazugehörige Vor- und Nachgespräch in einer störungsfreien Atmosphäre stattfinden sowie die angedachten Lehr-Lern-Methoden durchgeführt werden können.
- Zeit: Formell ist die geforderte Anleitungszeit durch die Berufsgesetze in der Pflege, der Hebammen und der Medizinischen Assistent:innen festgelegt. Konkret bedeutet dies, dass die Lernenden im geforderten Umfang angeleitet werden müssen. In den unmittelbaren Anleitungszeiten ist der Faktor Zeit von einigen Faktoren abhängig: Planungssicherheit von Praxisanleitung

(ERPP 2024, S. 126), Rolle der praxisanleitenden Person in der Einrichtung, gemeinsame Dienstplangestaltung von praxisanleitender und lernender Person. Weiterhin sollte die praxisanleitende Person die Anleitungszeit in die Versorgungsstruktur der Einrichtung einpassen.

- Materialien: Die Frage nach den Materialien, die für die Anleitungssituation notwendig sind, ist für Praxisanleitende zu beantworten. Als ungünstig erweist sich, die Anleitungssituation bei fehlenden Materialien zu verlassen. Materialien können sowohl fachlicher als auch methodischer Art sein.
- Dokumentation von Anleitung: Bereits vor der Anleitung sollte die Frage geklärt sein, welche Punkte der Anleitungssituation für wen und wo dokumentiert sein müssen. Welche Anleitungsdokumente und Lernmittel führt die lernende Person?

4.2.2 Durchführung der Anleitung

Eine Anleitungssituation im direkten Lernendenkontakt vollzieht sich stets wie in Abbildung 3 erkennbar nach dem Schema: Vorgespräch mit der lernenden Person, Durchführung der Anleitungssituation, Nachgespräch mit der lernenden Person.

Abb. 3: Struktur für direkte Durchführung der Anleitung im Kontakt mit der lernenden Person (eigene Darstellung)

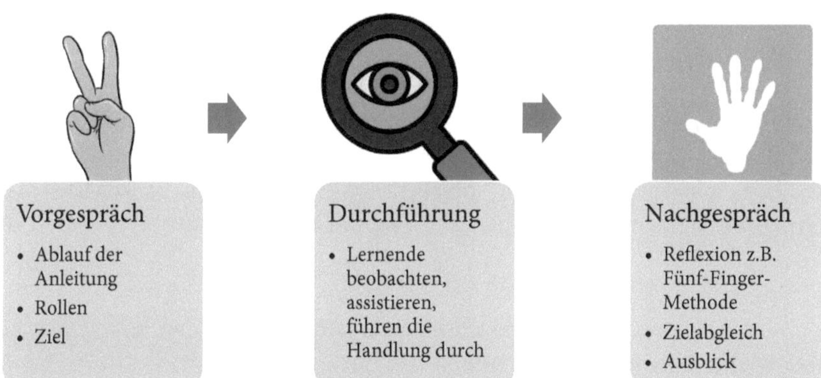

Vorgespräch mit der lernenden Person:

Je nach Art und Umfang der Anleitungssituation gehören in das Vorgespräch die Punkte: Ablaufklärung, Themeneinordnung, Zielerläuterung, Lernstandbestimmung, theoretische Einordnung, emotionale Einbindung, Beziehungspflege zwischen Praxisanleiter:in und lernender Person, Rollenklärung (wann und wie greift die praxisanleitende Person ggf. in die Handlung ein, welche Rolle übernimmt die lernende Person?), Herstellung des Bezugs zur komplexen beruflichen Handlung, Hinzuziehen von Informationen der zu versorgenden Person, um die aktuelle Situation einschätzen, Ressourcen und Bedarfe identifizieren zu können.

Durchführung:

Bei der Durchführung der Anleitungssituation haben die Sicherheit und die Bedürfnisse der zu versorgenden Person die höchste Priorität. Je nach der Eingebundenheit der praxisanleitenden Person in die Handlung (aktiv/assistiv/passiv) ist es hilfreich, dass sich die praxisanleitende Person Notizen macht, um die Beobachtungen zu sichern und im Nachgespräch zu besprechen. Praxisanleitende können zur Dokumentation Anleitungsformulare/Dokumentationssysteme/Beobachtungsprotokolle verwenden.

Nachgespräch:

Ein Nachgespräch schließt sich unmittelbar an die Durchführung an. Nachfolgend wird dies unter Punkt *4.3 Anleitungen reflektieren* ausgeführt.

4.3 Anleitungssituationen reflektieren

4.3.1 Nachgespräch führen

Unmittelbar an die Durchführung schließt sich das Nachgespräch an. Hier können Praxisanleitende je nach Art, zeitlicher Ressourcen und Bedarfe auf Seiten der Lernenden unterschiedlich vorgehen. Grundsätzlich gilt es, zunächst die Lernenden zu Wort kommen und eine emotionale Einordnung vornehmen zu lassen.

Variante 1: Die zuvor erlebte berufliche Handlung erneut in den Mittelpunkt zu rücken und gedanklich durchzugehen. Die praxisanleitende Person stellt Fragen nach der emotionalen Eingebundenheit, der Handlungssicherheit, fachliche Fragen und Fragen zu Entscheidungsfindung der lernenden Person. Das Feedback der praxisanleitenden Person kann sich direkt an die entsprechenden Handlungsschritte anschließen.

Variante 2: Erneute Lernstandermittlung und Wiederholung aus dem Vorgespräch. Beschreibt die lernende Person einen Lernzuwachs? Worin begründet sich dieser? Welche Faktoren haben den Lernzuwachs herbeigeführt? Hier wäre es möglich direkt das Feedback der praxisanleitenden Person einzuordnen.

Variante 3: Einen Reflexionszyklus verwenden. Der Reflexionszyklus nach Gibbs, wie in Voelker (2013, S. 109) zitiert, beschreibt folgende Eckpunkte: Beschreibung (Was ist passiert?), Emotionen/Gefühle (Wie haben Sie sich gefühlt?), Evaluation (Was war gut? Was war schlecht? Warum ist etwas nicht gelungen?), Analyse der Situation (Was bedeutet das? Was benötigen Sie, um es anders zu machen?), Schlussfolgerung (Was hätten Sie anders machen können?), Konsequenz/Plan (Was machen Sie beim nächsten Mal anders? Was bleibt gleich?). Das Feedback und das Erleben der praxisanleitenden Person schließt sich direkt in den jeweiligen Punkten an. Sollten sich unter dem Punkt der Analyse mehrere Punkte zur weiteren und tieferen Bearbeitung ergeben, gilt die Empfehlung, hier maximal 2-3 Punkte zu bearbeiten und die übrigen in einem Nachfolgetermin zu thematisieren.

Mögliche Methoden der Reflexion:

Lernwürfel: In beruflichen Handlungen erleben die Lernenden häufig emotionale Situationen, diese können über einen Lernwürfel in den Mittelpunkt gerückt werden. Die lernende Person würfelt und nimmt zur *gewürfelten* Emotion/Beobachtung Stellung. Hat sie diese bereits erlebt? Wie ist sie damit umgegangen? Wie geht die praxisanleitende Person damit um?

Fünf-Finger-Feedback: Das Fünf-Finger-Feedback ist ein visuelles Rückmeldeinstrument, wobei jedem Finger der eigenen Hand eine Frage zur erlebten Situation zugeordnet ist. Zum Beispiel: Daumen – Was war gut? Ringfinger – Was nehme ich mir mit?

4.3.2 Erreichung der Bildungsziele und Kompetenzen

Im Nachgespräch der Anleitung gilt es, das zuvor festgelegte Anleitungsziel in den Mittelpunkt zu rücken und gemeinsam zu evaluieren, ob dieses Lernziel erreicht wurde. Lernziele sollten deshalb klar operationalisiert sein, dass sie für die Lernenden und praxisanleitenden Personen überprüfbar sind. Das Anleitungsziel sollte in Verknüpfung mit den Zielen der praktischen Ausbildung stehen und zum Erlangen einer beruflichen Handlungskompetenz führen (§ 3 Abs. 1 PflAPrV). Sofern ein Anleitungsziel erreicht ist, gilt es, das Erreichte zu festigen. Praxisanleitende können für die Lernenden Übungs- und Wiederholungssituationen vorhalten bzw. die berufliche Handlung, sofern sich die praxisanleitenden Personen von einer korrekten Durchführung überzeugt haben, an die lernenden Personen delegieren. Dies kann dann zum komplexen Anleitungsziel des selbstständigen Pflegehandelns führen (vgl. Schlosser 2022, S. 178).

Zudem leisten Anleitungen in der praktischen Ausbildung einen bedeutsamen Beitrag zur Erreichung der in den Rahmenplänen der Fachkommission (2020) definierten Bildungsziele. Diese Bildungsziele umfassen neben der Förderung beruflicher Handlungskompetenz eine gezielte Ausrichtung auf die Entwicklung von Persönlichkeit und beruflicher Identität der Lernenden. Die Ziele orientieren sich an der Bewältigung komplexer beruflicher Handlungssituationen, in denen Widersprüche aufscheinen und fördern kritisches Denken sowie das Aushandeln von Optionen in erlebten widersprüchlichen Situationen.

Das Führen des Ausbildungsnachweises zu erreichten Lernzielen und Ausbildungsabschnitten ist obligat und liegt in der Verantwortung der Lernenden, sollte allerdings von den praxisanleitenden Personen moderierend begleitet werden (§ 3 Abs. 5 PflAPrV).

4.3.3 Metakommunikation und Nachbereitung der Anleitungssituation

Praxisanleitende Personen sind aufgefordert, die Anleitungssituationen für sich zu reflektieren und ggf. eine Rückmeldung durch die Lernenden einzuholen. Folgende Fragen könnten hilfreich sein:

- Ist es gelungen, eine Lehr-Lern-Beziehung herzustellen?
- Wie kann die Kommunikation zwischen praxisanleitender und lernender Person beschrieben werden? Gab es Irritationen und Missverständnisse?
- Konnte ein Lernzuwachs erzielt werden?

Weiterhin gilt es, die Praxisanleitung für die praxisanleitende Person zu dokumentieren, Lernfortschritte und den Lernstand an das Team zu kommunizieren und Materialien für Anleitungssituationen nachzubereiten.

5 Fazit

Praxisanleitende, die primär innerhalb der Organisationsstruktur als stationsgebundene oder zentrale Praxisanleitende agieren, befinden sich in einem stark wechselnden Rollengefüge, das durch die Anforderungen der (Patienten-)Versorgung sowie durch die Aufgaben der Anleitungstätigkeit geprägt ist. Schlosser (2022) beschreibt diese Situation als eine Rollendiffusität. Um diese Rollenkonflikte zu minimieren, ist es entscheidend, dass Praxisanleitende eine klare Rollenwahrnehmung entwickeln. Dabei erweisen sich Faktoren wie Planungssicherheit, die Sichtbarkeit der Praxisanleitung im Stations- oder Einrichtungssetting – etwa durch feste Slots in Teambesprechungen – sowie die Unterstützung durch Führungskräfte und das Team als besonders förderlich.

Praxisanleitende gestalten Lernmöglichkeiten am Lernort Praxis in unterschiedlichen Lernformen. So ist es abhängig von der Planung und Struktur sowie der Situation, ob Lernen eher formell oder informell stattfindet. Daraus ableitend ergibt sich für die Praxisanleitenden ein großer Gestaltungsspielraum, denn sie haben die Möglichkeit, das Lernen individuell an die Bedürfnisse und Fähigkeiten der Auszubildenden anzupassen, indem sie die Bedingungen, die auf die Anleitungssituation wirken, kennen und berücksichtigen. Durch die Kombination von formellen und informellen Lernmethoden können sie praxisnahe, flexible und vielseitige kompetenzförderliche Lernumgebungen schaffen, in denen eine berufliche Handlungskompetenz angebahnt werden kann. In diesem Entwicklungsprozess werden Lerninhalte aus dem Lernort (Hoch)Schule und dem Lernort berufliche Praxis verknüpft.

Für eine weiterführende wissenschaftliche Untersuchung wären mehrere Aspekte von besonderer Relevanz. Dazu gehört die Untersuchung der Effektivität unterschiedlicher Organisationsstrukturen der Praxisanleitung. Hierbei stellt sich die Frage, wie freigestellte/zentrale sowie stationsgebundene/dezentrale Praxisanleitende die Entwicklung der beruflichen Handlungskompetenz beeinflussen. Weitere Forschungsfragen ergeben sich aus der Rollendiffusität, die insbesondere von stationsgebundenen/dezentralen Praxisanleitenden erlebt wird. Dabei ist zu klären, wie sich diese Rollenkonflikte auf die Effektivität der Anleitung und das Wohlbefinden der Praxisanleitenden auswirken. Ein weiterer wichtiger Aspekt betrifft den Einfluss von Führungspersonen im unmittelbaren Praxisanleitungsprozess. Es wäre zu untersuchen, welche Rolle Führungspersonen dabei einnehmen und inwieweit sie die berufspädagogische Arbeit der Praxisanleitenden unterstützen. Schließlich stellt sich die Frage, welche innovativen digitalen und hybriden Ansätze die Praxisanleitung beeinflussen können und wie effektiv diese im Vergleich zu traditionellen Methoden sind.

Literatur

Ausbildungs- und Prüfungsverordnung für Pflegeberufe, Online: https://www.bundesgesundheitsministerium.de/ausbildungs-und-pruefungsverordnung-pflegeberufe (Abruf: 30.05.2024).

Bläking, Sophia (2019): Modeling mit Metalog. In: Klemme, Beate. (2012): Lehren und Lernen in der Physiotherapie, Stuttgart: Georg Thieme.

Bohrer, Annerose (2023): Arbeitsgebundenes Lernen in den Gesundheitsfachberufen. In: Darmann-Finck, Ingrid/Sahmel Karl-Heinz (Hrsg.): Pädagogik im Gesundheitswesen. Berlin: Springer, S. 491–511.

Bohrer, Annerose (2013): In der Praxis lernen. PADUA, 8 (2), S. 85–93.

Brandenburgische Technische Universität Cottbus-Senftenberg (2023): Handreichung für Praxisanleiter_innen zur Begleitung berufspraktischer Studienphasen, Online: https://doi.org/10.26127/BTUOpen-6630 (28.05.2024).

Brühlmann, Jürg (2011): Modeling mit Metalog macht berufliches Wissen in der Praxis lebendig. PADUA, 1, S. 11–16.

Bundesinstitut für berufliche Bildung (BIBB): Praxisanleitung – ein wichtiger Baustein in der praktischen Pflegeausbildung. (Online:14.11.2023) https://www.bibb.de/de/139048.php

Dehnbostel, Peter (1993): Lernen im Arbeitsprozeß und neue Lernortkombinationen. https://www.pedocs.de/volltexte/2010/1529/pdf/Dehnbostel_Peter_Lernen_im_Arbeitsprozess_und_neue_Lernortkombinationen_D.pdf (Abruf: 10.11.2024).

Denzel, Sabine (2019): Praxisanleiter. 4. Auflage. Stuttgart: Georg Thieme.

Fachkommission nach § 53 Pflegeberufegesetz (2020): Rahmenpläne der Fachkommission nach § 53 PflBG. https://www.bibb.de/dienst/publikationen/de/16560 (Abruf: 23.08.2024).

Fachkommission nach § 53 Pflegeberufegesetz (2023): Rahmenpläne der Fachkommission nach § 53 PflBG, Rahmenausbildungsplan für die praktische Ausbildung, 1. Aktualisierung. Online: https://www.bibb.de/dokumente/pdf/AB26_Rahmenausbildungsplaene_aktualisiert_11-2023.pdf (Abruf: 28.05.2024).

Grieshop, Melita (2023): Berufliche Bildung im Hebammenwesen – das Studium für Hebammen als Schlüsselelement für die Zukunft des Berufes? In: Darmann-Finck, Ingrid; Sahmel Karl-Heinz Hrsg. (2023): Pädagogik im Gesundheitswesen. Berlin: Springer, S. 137–152.

Hänel, Jonas/Küttner, Claudia/Strauß, Lucie (2024): ERPP-Studie Sachsen 2023. Ein multiperspektivischer Blick auf die Herausforderungen und Gestaltungsmöglichkeiten der praktischen Pflegeausbildung in Sachsen. Dresden: Technische Universität Dresden, Institut für Berufspädagogik, Professur für Gesundheit und Pflege/Berufliche Didaktik. DOI: https://doi.org/10.25368/2024.14

Hane, Melanie/Anselmann, Veronika/Strupeit, Steve (2022): Praxisanleitung aus der Perspektive Auszubildender, PflegeZeitschrift 1-2. 2022. 75, S. 65–67.

Hane, Melanie/Anselmann, Veronika/Strupeit, Steve (2022): Praxisanleitung aus der Perspektive Auszubildender, PflegeZeitschrift 1-2, 2022. 75, S. 65–67.

Kläy, Sascha/Schmidlin, Stefan (2021): Praxis-Ratgeber für Bildungsinstitute: Lernspiele in der Erwachsenenbildung, Online: https://www.ausbildung-weiterbildung.ch/Bildungshilfe/Ratgeber-Download?url=%2Fratgeber%2Fratgeber-lernspiele.pdf (Abruf: 21.05.2024).

Klemme, Beate (2012): Lehren und Lernen in der Physiotherapie, Stuttgart: Georg Thieme.

Kooperationsverbund niedersächsischer Krankenpflegeschulen (Hrsg.) (2020): Das Curriculum für den Lernstandort Praxis. 3. Auflage. Frankfurt am Main: Mabuse.

Kruse, Annika (2019): Cognitive Apprenticeship, In: Klemme, Beate (2012): Lehren und Lernen in der Physiotherapie, Stuttgart: Georg Thieme.

Lauber, Annette (2017): Von Könnern lernen. Lehr-/Lernprozesse im Praxisfeld Pflege aus der Perspektive von Lehrenden und Lernenden. Münster: Waxmann.

Löwenstein, Mechthild (2022): Wege in die generalistische Pflegeausbildung, Berlin: Springer.

Molzberger, Gabriele (2015): Informelles Lernen in der Berufsbildung, Online: DOI 10.1007/978-3-658-06174-6_7-1 (Abruf: 21.05.2024).

Oelke, Ute/Meyer, Hilbert (2014): Didaktik und Methodik für Lehrende in Pflege- und Gesundheitsberufen. Berlin: Cornelsen.

Ott, Bernd (2007): Grundlagen des beruflichen Lernens und Lehrens, Berlin: Cornelsen.

Schlosser, Daniela (2022): Die Praxisanleitung in der Pflegeausbildung gestalten. Münster: Waxmann.

Scholz, Bettina (2013): Lernen im Praktikum, In: Voelker, Claudia (Hrsg.): Physiotherapie – Die praktische Ausbildung. Berlin: Cornelsen.

Spranger, Claudia (2020): Pflege als Prozess gestalten. In: I care Pflege. 2. überarbeitete Auflage. Stuttgart: Georg Thieme.

Thiel, Tobias/Koch, Sebastian (2021): Neurodidaktik – berufliches Lehren und Lernen im neurowissenschaftlichen Diskurs. PADUA, 16 (1), S. 9–14.

Voelker, Claudia (2013): Physiotherapie – Die praktische Ausbildung, Berlin: Cornelsen.

Zierer, Klaus (2016): Hattie für gestresste Lehrer. Baltmannsweiler: Schneider Hohengehren.

Praxisanleitung in der prähospitalen Patient:innenversorgung (Rettungsdienst)

Markus Flentje & Lennart Meyer

1 Einführung

Den heutigen Tagdienst auf dem Rettungswagen verbringt Notfallsanitäterin Sarah, die erst kürzlich die Weiterbildung zur Praxisanleiterin absolviert hat, mit dem Auszubildenden Tim. Er befindet sich im zweiten Ausbildungsjahr zum Notfallsanitäter und war in den vergangenen Wochen zur theoretisch-praktischen Ausbildung am Lernort Schule, sodass sich Sarah und Tim lange nicht gesehen haben. Das Lernfeld beinhaltete die Zwischenprüfung, die Tim erfolgreich absolviert hat und nun erstmals als zweite Person auf dem Rettungswagen eingesetzt ist. Sarah verspürt Unsicherheit im Umgang mit Tim: „Was kann ich ihm jetzt zutrauen? Was hat er gelernt? Wie soll ich mit ihm umgehen?" Tim scheint aufgeregt und nervös, sodass Sarah gleich nach Dienstbeginn das Gespräch mit Tim sucht...

In diesem Beitrag wird zunächst die Arbeitsumgebung Rettungsdienst multiperspektivisch dargestellt, ehe die Berufsausbildung zum:zur Notfallsanitäter:in portraitiert wird. Im Fokus steht die dazugehörige Praxisanleitung im Rettungsdienst: Neben Handlungsfeldern praxisanleitender Personen wird die Ausgestaltung der Praxisanleitung mithilfe arbeitsplatzbasierter Assessments beschrieben. Zudem werden relevante Herausforderungen der Praxisanleitung in der prähospitalen Notfallmedizin benannt und Möglichkeiten der Qualitätsbeurteilung aufgezeigt.

2 Besonderheiten im Rettungsdienst

2.1 Arbeitsumgebung

Die notfallmedizinische Versorgung von Patient:innen außerhalb von Versorgungseinrichtungen beinhaltet einige Besonderheiten, die für die Tätigkeit des Behandler:innenteams am Einsatzort und daher auch für die Ausbildung berücksichtigt werden müssen.

Die Arbeit in medizinischen Teams wird aus arbeitspsychologischer Sicht mit der Kennzeichnung eines High Responsibility Teams (HRT) beschrieben (Hagemann et al. 2011). Alle der hierzu in Tab. 1 aufgeführten Kennzeichen sind bei der prähospitalen Versorgung besonders stark ausgeprägt.

Tab. 1: Kennzeichen von normalen Teams im Vergleich zu High Risk Organisations (HRO) (Hagemann et al. 2011)

Konsequenz	*Normales Team*	*HRO*
Reversibilität	*Ja*	*Nein*
Körperliche & psychische Schäden	*dem Team*	*dem Team + Dritten*
Verantwortung für Leben	*Nein*	*Ja*
Abbruch der Situation	*Ja*	*Nein*
Arbeitsstopp möglich	*Pausen möglich*	*Nein*
Mediendruck	*Nein*	*Ja*

Medizinische Behandlungsentscheidungen müssen unter hohem Zeitdruck und auf Basis eingeschränkt vorhandener Diagnostik getroffen werden. Der Öffentlichkeitsdruck kann bei Behandlungen im öffentlichen Raum durch überall verfügbare Smartphone-Kameras besonders hoch sein. Fahrzeuge werden mit Sonder- und Wegerechten durch den Verkehr geführt und es werden in kürzester Zeit unzählige Reize wahrgenommen und für Entscheidungen verarbeitet.

Ein Alleinstellungsmerkmal des Rettungsdienstes ist die Situation, dass die Teams mit mobilem Arbeitsgerät in einer unbekannten Umgebung (z. B. Wohnung der Patient:innen) ihre Tätigkeit organisieren müssen. Patient:innen werden oftmals erst sekundär in den Rettungswagen gebracht. Hier sind die Teams besonderen äußeren Umständen, wie z. B. Wetter, Zuschauenden oder Tieren (z. B. Hunden) ausgesetzt.

Die Teamzusammensetzung zur Patient:innenversorgung variiert. Im sogenannten „Rendezvous-System“ werden zentral vorgehaltene Notärzt:innen bei bestimmten Indikationen einem Rettungswagenteam zur erweiterten Versorgung gesendet (Bundesärztekammer 2023). Dies hat zur Folge, dass notärztlich besetzte Rettungsmittel mit verschiedensten Teams der Rettungswagen und umgekehrt bei der Notfallversorgung zusammenarbeiten. Diese sogenannten „Ad-hoc-Teams“ kommen nur für eine kurzfristige Aufgabenerfüllung zusammen. Daher durchlaufen sie keine Teamphasen. Findet die Zusammenarbeit landkreisübergreifend (Ebene der Rettungsdienstträgerschaft) statt, können verschiedenste Regeln, wie Standardarbeitsanweisungen und Rahmenbedingungen von Fortbildungen, variieren (Ostmeier et al. 2021).

Fehleranalysen bei Versorgungsteams unter notfallmedizinischen Aspekten haben gezeigt, dass Behandlungsprobleme nicht aufgrund mangelnden Wissens oder technischer Unzulänglichkeiten (Durchführung einer Maßnahme, wie die Anlage einer peripheren Venenverweilkanüle) entstehen, sondern durch einen Mangel an den sogenannten „nicht-technischen Maßnahmen“ (Weaver et al. 2014). Diese können als eine von mehreren verfügbaren Definitionen als Teamarbeit, Entscheidungsverhalten, Situationsbewusstsein und Aufgabenmanagement beschrieben werden (Flin et al. 2010).

2.2 Strukturen des Rettungsdienstes

Dem Föderalismusprinzip folgend liegt die Gesetzgebung und Organisation des Rettungsdienstes in der Bundesrepublik Deutschland bei den Bundesländern – Rettungsdienst ist also Ländersache (Deutscher Bundestag 2022). Somit variiert die Ausgestaltung des Rettungsdienstes im Bundesgebiet mitunter stark, sodass auch die präklinische Versorgung der Notfallpatient:innen nicht in Gänze einheitlich erfolgt. In den jeweiligen Landesrettungsdienstgesetzen und oftmals zugehörigen Durchführungsverordnungen finden sich neben Grundsätzlichkeiten vor allem Regelungen zu den Rettungsmitteln, der Besetzung ebendieser, der Fortbildung des Rettungsfachpersonals und weiterer Themengebiete, wie z. B. Qualitätsmanagement, Hygiene und Großschadensereignisse.

In den jeweiligen Rettungsdienstbereichen, die meist den kommunalen Gebietskörperschaften entsprechen, werden „Ärztliche Leitungen Rettungsdienst" (ÄLRD) bestellt, die basierend auf Landesempfehlungen und dem Stand der Wissenschaft Standardarbeitsanweisungen/Algorithmen für das Rettungsfachpersonal in ihrer Zuständigkeit erarbeiten. Neben differierenden Handlungsanweisungen kann beispielsweise auch die Besetzung der Rettungsmittel im Gesetz Unterschiede aufweisen: Während in Schleswig-Holstein der Rettungswagen mit einem:r Notfallsanitäter:in (NFS) und mindestens einem:r Rettungssanitäter:in (RS) oder auszubildenden NFS nach 18 Monaten Ausbildungszeit besetzt wird (SHRDG 2017), lässt das Niedersächsische Rettungsdienstgesetz die genaue Besetzung offen. Es gibt lediglich vor, dass der RTW mit mindestens einem:r NFS zu besetzen ist, während die zweite Person nicht definiert ist (NRettDG 2007).

3 Berufsausbildung zum:zur Notfallsanitäter:in

Die Implementierung des noch jungen Berufsbildes Notfallsanitäter:in (NFS) samt der dazugehörigen dreijährigen Berufsausbildung mit In-Kraft-Treten des Notfallsanitätergesetzes (NotSanG, Bundesgesetz) Anfang 2014 zählt zu den wohl bedeutendsten Veränderungen der letzten Jahre. Das im § 4, Abs. 1 NotSanG formulierte Ausbildungsziel soll den Auszubildenden zum:zur NFS

> „[…] entsprechend dem allgemein anerkannten Stand rettungsdienstlicher, medizinischer und weiterer bezugswissenschaftlicher Erkenntnisse fachliche, personale, soziale und methodische Kompetenzen zur eigenverantwortlichen Durchführung und teamorientierten Mitwirkung insbesondere bei der notfallmedizinischen Versorgung und dem Transport von Patientinnen und Patienten vermitteln. Dabei sind die unterschiedlichen situativen Einsatzbedingungen zu berücksichtigen. Die Ausbildung soll die Notfallsanitäterinnen und Notfallsanitäter außerdem in die Lage versetzen, die

Lebenssituation und die jeweilige Lebensphase der Erkrankten und Verletzten und sonstigen Beteiligten sowie deren Selbständigkeit und Selbstbestimmung in ihr Handeln mit einzubeziehen."

Dabei umfasst die dreijährige Berufsausbildung an den drei Lernorten mindestens 4.600 Stunden: Der theoretisch-praktische Unterricht am Lernort Schule umfasst 1.920 Stunden, die praktische Ausbildung am Lernort Lehrrettungswache 1.960 Stunden und die praktische Ausbildung am Lernort Klinik 720 Stunden (NotSan-APrV 2013, § 1, Abs. 1). Der Lernort Schule trägt dabei die Gesamtverantwortung für die Organisation und Durchführung der Berufsausbildung, die im Übrigen nicht unter das Berufsbildungsgesetz fällt. Auf dieser Grundlage nimmt die Ausbildungs- und Prüfungsverordnung für NFS (NotSan-APrV 2013) zur Anbahnung der erforderlichen Kompetenzen eine Strukturierung der einzelnen Ausbildungsjahre vor.

Im ersten Ausbildungsjahr erwerben die Auszubildenden eine Mindestqualifikation für die Tätigkeit im Rettungsdienst, organisieren und führen eigenständig Krankenbeförderungen durch und erfahren eine erste Einführung in die Notfallrettung. Das anschließende zweite Ausbildungsjahr bahnt jegliche Kenntnisse und Fertigkeiten für die Abarbeitung mitunter komplexer Notfalleinsätze an, ehe im dritten Ausbildungsjahr die verantwortliche Übernahme dieser Notfalleinsätze forciert wird (NotSan-APrV 2013, § 1, Abs. 2). Neben der hier beschriebenen Durchführung in Vollzeit ist auch eine Teilzeitform in höchstens fünf Jahren möglich (NotSanG 2013, § 5, Abs. 1).

Während die Auszubildenden zu Beginn der Berufsausbildung im Sinne der Heranführung an die Tätigkeit als dritte Person auf den Rettungsmitteln eingesetzt werden, ermöglicht die in der Ausbildungs- und Prüfungsverordnung beschriebene Mindestqualifikation im Ausbildungsverlauf den Einsatz als reguläres Teammitglied (umgangssprachlich „zweite Person"). Der föderalistischen Organisation des Rettungsdienstes folgend können bundeslandspezifische Handhabungen und damit variierende Zeitpunkte festgestellt werden. So sieht beispielsweise das Schleswig-Holsteinische Rettungsdienstgesetz (2017, § 15, Abs. 2) vor, Auszubildende nach 18 Monaten Ausbildungsdauer und erfolgreich absolvierter Kompetenzüberprüfung als reguläres Teammitglied auf dem Rettungswagen einzusetzen.

Im Fokus der dreijährigen Berufsausbildung zum:zur NFS steht die Anbahnung einer umfassenden beruflichen Handlungskompetenz, sodass in der späteren Tätigkeit unter anderem medikamentöse und invasive Maßnahmen an Notfallpatient:innen Anwendung finden dürfen. Das Erlernen und Beherrschen dieser Maßnahmen in der Berufsausbildung wird dabei wegweisend vom sogenannten „Pyramidenprozess" des Bundesverbandes der „Ärztlichen Leitungen Rettungsdienst" (ÄLRD) bestimmt. Diese landesübergreifende Grundlage definiert in zwei Katalogen die zu erlernenden invasiven sowie medikamentösen Maßnahmen im Ausbildungsverlauf. In einem durch die Auszubildenden zu führenden Nachweisheft – oft in Kombination mit dem Berichtsheft – wird die Mindestzahl der jeweiligen Maßnahme unter Berücksichtigung der Notfallsituation sowie der Durchführung in Eigenverantwortung oder Mitwirkung an Patient:innen oder dem Simulator dokumentiert und somit nachvollziehbar gemacht. Beispielsweise muss die invasive Maßnahme der extraglottischen Atemwegssicherung in der Reanimation mindestens 20mal am Simulator und mindestens 45mal am Patienten durchgeführt werden (Lechleuthner 2014). Die Durchführung solcher medikamentöser und invasiver Maßnahmen in der Patient:innenversorgung nach Ausbildungsabschluss kann entweder nach §4, Abs. 2, Nr. 1c NotSanG eigenverantwortlich zur Vorbeugung der Zustandsverschlechterung bei Lebensgefahr und/oder erwartbaren Folgeschäden bis Eintreffen/Beginn einer (not) ärztlichen Versorgung (umgangssprachlich 1c Maßnahme) oder nach §4, Abs. 2, Nr. 2c NotSanG regelhaft im Rahmen von generaldeligierten Standardarbeitsanweisungen/Algorithmen der ÄLRD (umgangssprachlich 2c Maßnahme) Anwendung finden – letzteres wird maßgeblich von der Ausgestaltung der jeweiligen ÄLRD determiniert. Diese Vorgehensweise gewährleistete nur zum Teil rechtliche Sicherheit bei der Anwendung heilkundlicher Maßnahmen und initiierte etliche Kontroversen.

Erst die Novellierung des NotSanG mit dem hinzugekommenen §2a NotSanG im Jahr 2021 erlaubt es Notfallsanitäter:innen rechtssicher, medikamentöse und invasive Maßnahmen eigenverantwortlich durchzuführen, sofern sie diese zuvor in der Ausbildung erlernt haben und beherrschen. Auch die jüngste Änderung des Betäubungsmittelgesetzes, der Betäubungsmittel-Verschreibungsverordnung und des NotSanG sind von ausschlaggebender Bedeutung, denn sie ermöglichen NFS die eigenständige Applikation von Schmerzmitteln, die dem BtMG unterliegen (Bundesgesetzblatt 2023 I Nr. 197).

Nach erfolgreichem Abschluss der dreijährigen Berufsausbildung zum:zur NFS und einer etwaigen Berufserfahrung in der Patient:innenversorgung eröffnen sich weitere, allerdings überschaubare Tätigkeitsfelder. So können NFS neben den jährlichen Pflichtfortbildungen gemäß Landesrettungsdienstgesetzen zunächst weitere Fortbildungsformate zur Weiterentwicklung der eigenen Kompetenzen besuchen, dazu zählen z.B. international zertifizierte Kurssysteme für die Traumaversorgung oder Intensivtransportkurse.

Des Weiteren stehen für die Übernahme innerbetrieblicher Zusatzqualifikationen und -aufgaben, wie beispielsweise der Tätigkeit als Organisatorische:r Leiter:in Rettungsdienst, Praxisanleiter:in oder Desinfektor:in, verschiedene betriebliche Fort- und Weiterbildungen zur Verfügung. Ebenso besteht grundlegend auch die Möglichkeit, im Verlauf das Tätigkeitsfeld unter anderem in die Bereiche der Luftrettung, Offshorerettung und klinischen Versorgung zu verlagern. Bereits zum jetzigen Zeitpunkt ist teils auch die Akademisierung im Sinne der Weiterentwicklung möglich, wenngleich sich das momentane Angebot vor allem in den Bereichen der Pädagogik für eine Lehrtätigkeit und des Managements/BWL für eine Tätigkeit als Führungskraft bewegt.

Die zunehmende Komplexität des reformbedürftigen Gesundheitssystems, wachsende gesellschaftliche Veränderungen und immer zunehmende Herausforderungen in der Gesundheitsversorgung wirken auch auf den Rettungsdienst. So erscheint es wenig verwunderlich, dass die zukünftige Ausgestaltung der präklinischen Akut- und Notfallmedizin nachhaltiger Veränderungen bedarf. Besonderer Gegenstand dahingehender Diskurse ist derweil die Etablierung eines mehrstufigen und differenzierten Qualifikationssystems, das mit einer progressiven (Teil-)Akademisierung des Rettungsfachpersonals einhergehen könnte. Beispielsweise empfiehlt die Regierungskommission in der neunten Stellungnahme zur Reform der Notfall- und Akutversorgung für NFS ein Aufbaustudium als „Bachelor Paramedic" sowie zur weiteren Vertiefung ein „Master Advanced Care Paramedic" (BMG 2023).

4 Praxisanleitung im Rettungsdienst

4.1 Weiterbildung von Praxisanleitenden

In der soeben beschriebenen Ausbildung von NFS nehmen Praxisanleiter:innen (PAL) eine Rolle von besonderer Bedeutung an, sodass zunächst die Voraussetzungen und der Erwerb dieser Qualifikation betrachtet werden sollen. Wie in der Ausbildung der Gesundheitsfachberufe üblich reglementiert auch die Ausbildungs- und Prüfungsverordnung für Notfallsanitäter:innen die Praxisanleitung und die Eignung der Personen (vgl. NotSan-APrV 2013, § 3):

- anleitende Personen müssen die Erlaubnis zum Führen der Berufsbezeichnung Notfallsanitäter:in besitzen,
- zudem über eine mindestens zweijährige Erfahrung im Einsatzdienst verfügen
- und eine berufspädagogische Weiterbildung/Zusatzqualifikation im Umfang von mindestens 300 Stunden absolvieren. Ebenfalls verpflichtend ist die jährliche Teilnahme an 24 Stunden der kontinuierlichen berufspädagogischen Fortbildung dieser Personen.

Diese Weiterbildung zur PAL im Rettungsdienst findet regelhaft an den Rettungsdienstschulen statt und kann dabei auch interdisziplinär durchgeführt werden. Die genaue Ausgestaltung dieser Weiterbildung ist in den zugrundeliegenden Bundesgesetzen nicht weitergehend reglementiert und somit in der

Durchführung sowie Inhalt ausgesprochen heterogen. Während beispielsweise in Nordrhein-Westfalen zumindest eine ministeriale Rahmenvorgabe zur Weiterbildung der PAL existiert (MAGS NRW 2024), sind in anderen Bundesländern die Bildungseinrichtungen für den Rettungsdienst eigenverantwortlich zuständig.

Üblicherweise erstreckt sich die Weiterbildung über einen mehrmonatigen Zeitraum, über den in oft einwöchigen Blockveranstaltungen die erforderlichen Kompetenzen für die Tätigkeit angebahnt werden. So werden oftmals rechtliche und organisatorische Bedingungen erörtert, die Rolle der praxisanleitenden Person in ihrem Selbstverständnis entwickelt, methodisch-didaktische Grundlagen vermittelt, Lernprozesse betrachtet und nicht zuletzt die im Fokus stehende praktische Anleitung von Auszubildenden behandelt. Zwischen den Blockveranstaltungen gewährleisten verschiedene Aufgabenpakete und Praxiserprobungen den Theorie-Praxis-Transfer. Die Weiterbildung schließt mit einer Prüfung, die in der Regel mindestens aus einer simulierten Anleitungssituation vor einem Prüfungsausschuss besteht.

Die PAL werden als Notfallsanitäter:in während der Praxisanleitung regelhaft auf dem Rettungsmittel eingesetzt. Sie sind also parallel für die Qualität der Patient:innenversorgung verantwortlich. Diese Doppelfunktion kann dann besonders belastend wirken, wenn sich – z. B. bei mehreren Verletzten oder beim Nachholen von Material an die Einsatzstelle – das Team räumlich trennen muss. Regionale Vorschriften regeln, wie viele Dienste der Auszubildenden mit PAL durchgeführt werden. Dies bedeutet, dass auch normale NFS mit Auszubildenden auf einem Rettungsfahrzeug eingesetzt werden.

Durch ihre verantwortliche Rolle im Notfalleinsatz kommunizieren auch Notärzt:innen mit den Auszubildenden. Insbesondere bei der Delegation invasiver Maßnahmen, wie beispielsweise der Anlage einer peripheren Venenverweilkanüle, zeigt die Praxis, dass auch ein Notarzt bzw. eine Notärztin die Fachaufsicht übernimmt. Die Notärzt:innen sollten hierzu über Lern- und Wissenstand der Auszubildenden informiert sein. Eine strukturierte berufspädagogische Qualifikation ist nicht vorhanden.

4.2 Handlungsfelder der Praxisanleitenden

Das Aufgabenspektrum der PAL in der praktischen Ausbildung im Rettungsdienst ist vielfältig. Neben der originären Aufgabe, die Auszubildenden an die eigenständige Durchführung der Tätigkeit heranzuführen, ist auch die Vertiefung des Wissens in der Praxis wichtig (NotSan-APrV 2013). Dies geht auch mit der Durchführung von Anleitungssituationen auf der Lehrrettungswache einher, die das individuelle Lernen der Auszubildenden fördern soll. Zudem werden PAL oftmals auch bei der Planung, Organisation und Durchführung von internen Fortbildungen des Rettungsfachpersonals unterstützend eingesetzt.

Dabei hat die Tätigkeit als PAL ebenso eine beratende Komponente. Nicht nur Einsatznachbesprechungen und Debriefings im Einsatzdienst, sondern auch Feedback zu der Leistung und dem Ausbildungsfortschritt zählen zu den Aufgaben. Das Vertrauensverhältnis zwischen Ausbildenden und Auszubildenden beinhaltet oft auch die Beratung bei jeglichen Herausforderungen in der Ausbildung (z. B. beim Lernen oder nach belastenden Einsätzen) und anderen Lebensbereichen der jungen Menschen. Des Weiteren ergänzt eine nicht zu vernachlässigende administrative Tätigkeit das Portfolio dieser Tätigkeit: u. a. Organisation der Ausbildung am Lernort Rettungswache, Planung von Anleitungen, Einsichtnahme in das Berichtsheft, Dokumentation der Entwicklung und auch gemeinsame Besprechungen. Zudem begegnen PAL an verschiedenen Schnittstellen den anderen Lernorten.

Die Kommunikation und der enge Austausch mit dem Lernort Schule gewährleistet den Transfer im Sinne der notwendigen beruflichen Handlungskompetenz – bei unterschiedlich beteiligten Ausbildenden. Gleichermaßen wäre ein solcher Austausch mit dem Lernort Klinik wünschenswert, da dieser in einer ersten Analyse zur Berufstreue am schlechtesten durch Auszubildende beurteilt wurde (Hofmann/Macke 2020). Hier bedarf es weiterer Evaluationen im Detail, um Anpassungen vornehmen zu können.

Am Lernort Schule können PAL im fachpraktischen Unterricht (z. B. Skill- oder Simulationstrainings) unterstützen und wirken zudem regelhaft als Fachprüfer:in im Prüfungsausschuss der NFS-Prüfung mit. Letzteres verdeutlicht, dass PAL auch eine beurteilende Funktion einnehmen. Dieses bunte Potpourri an verschiedenen Aufgaben zeigt die Vielfältigkeit dieser zweifelsohne besonderen Qualifikation.

4.3 Praxisanleitung im Rahmen der Einsatzführung

Rettungsdienstliche Situationen zeichnen sich, wie schon oben erwähnt, mitunter durch einen hohen Handlungsdruck aus. Einsatzerfahrene Kolleg:innen haben hier die Möglichkeit, bereits erlebte Situationen als Muster für die aktuelle Versorgungssituation zu nutzen.

Dieser Erfahrungsvorsprung hat zwei Auswirkungen. Erstens: Die Praxisanleiter:innen haben durch die Einordnung der Situation in bekannte Muster mehr kognitive Ressourcen für die Aufnahme weiterer Informationen zur Verfügung. In der sogenannten „Millerschen Zahl“ wird beschrieben, dass das menschliche Gehirn sieben Reize gleichzeitig verarbeiten kann. Unter Stress und Belastung sinkt diese Zahl. Die Auszubildenden sind wahrscheinlich gestresster und müssen unbekannte Situationen einordnen. Diese kognitive Mehrbelastung bei gleichzeitig weniger verfügbaren Reizen kann zu unterschiedlichster Wahrnehmung einer Situation führen. Zweitens: Der Nachteil der Vorerfahrung liegt in einer möglichen Fehleinordnung einer Situation. Gleicht die Symptomatik von Notfallpatient:innen einer bereits erlebten Situation oder gibt es andere „Erinnerungstrigger", wie beispielsweise die ähnliche Jacke eines Patienten, kann die Erfahrung bei jetzt anderer zugrunde liegender Pathophysiologie zu einem Fixierungsfehler führen. Die Auszubildenden können hier wiederum durch eine gewisse Neutralität die Patient:innensituation realistischer einzuschätzen.

Diesen Umstand akzeptierend kann es also keine ausschließliche Topdown-Kommunikation geben. Da der erwähnte Handlungsdruck auch keine ausschweifende Diskussion erlaubt, werden hierfür auch Methoden des Zwischenfallmanagements angewendet. In der sogenannten „Speak Up Methode" sollten alle Teammitglieder erlernen, ranghöheren Teammitgliedern eigene Behandlungsvorschläge in der Art zu kommunizieren, dass die Rolle als Vorgesetzte:r und/oder Teamleitung nicht in Frage gestellt wird (Kolbe/Grande 2016). Das Speak Up kann dabei lösungsorientiert (z. B. alternativer Behandlungsvorschlag) oder unterbindend (z. B. Verhinderung einer Medikamentenfehlapplikation) durchgeführt werden. Eine schrittweise Vorgehensweise beinhaltet eine eigene Darstellung der Wahrnehmung, eine Formulierung der Befürchtung durch das vorgeschlagene Vorgehen und das Einfordern einer Erklärung und Rückmeldung.

Sowohl Auszubildende als auch PAL sollte bewusst sein, dass für die gemeinsame Bewältigung einer Notfallsituation ein gemeinsames mentales Modell notwendig ist. In der Fachliteratur als sogenannte „Shared Mental Model" wird beschrieben, ob ein Team eine Situation auf die gleiche Art wahrnimmt und beurteilt. Um dies zu erreichen, ist eine gute Kommunikation notwendig. Der hierfür notwendige Informationsaustausch wird mittels Methoden des Zwischenfallmanagements bewältigt.

Als Beispiel kann hier die Methode „10-4-10" genannt werden (Rall/Lackner 2010). In dieser Kommunikationsmethode beschreibt ein Teammitglied die aktuelle Versorgungsherausforderung, plant die nächsten Schritte, verteilt die Aufgaben und fragt die anderen Teammitgliedern nach ihren Meinungen. Der Name stammt von dem Gedanken ab, dass in zehn Sekunden die nächsten zehn Minuten geplant werden. Die Einübung dieser Methoden in der Praxis unter Leitung der Auszubildenden ist notwendig, um diese in die Rolle der Teamführung einzuführen. Das Erleben verschiedenster Hierarchiestufen eines Behandlungsteams kann bei sorgfältiger Nachbesprechung zum Verständnis der Rollen „Teamführung-Teammitglied" beitragen.

4.4 Praxisanleitung im Rettungsdienst gestalten

4.4.1 Didaktische Grundlegungen

Die Menge und Vielschichtigkeit an notwendigen Kompetenzen in der rettungsdienstlichen Ausbildung machen eine strukturierte Analyse und Begleitung der Auszubildenden notwendig. Diese Analyse oder auch Evaluation dient einerseits dem Qualitätsmanagement, weil keinesfalls dem Zufall überlassen werden darf, ob ein Auszubildender eine Kompetenz erreicht hat oder nicht. Dies würde andernfalls bedeuten, dass die Patient:innenversorgung in der Qualität dem Zufall überlässt, ob qualifizierte Mitarbeiter:innen auf Patient:innen mit entsprechendem Krankheitsbild treffen.

Andererseits ermöglicht ein strukturiertes Feedback als eines der zehn wichtigsten Interventionen die Kompetenz- und Lernentwicklung (Hattie 2014). An dieser Stelle helfen qualitativ hochwertige Messinstrumente als Grundlage. Da Messinstrumente im Kontext von Prüfungen sozioökonomische Auswirkungen haben, sind sie qualitativ hochwertig und transparent durchzuführen. Hierbei sind die Qualitätsansprüche an Objektivität, Reliabilität und Validität zu beachten.

Die zwischenmenschliche Lehrtätigkeit ist von zahlreichen Beurteilungsfehlern geprägt. Beispielhaft sind der sogenannte „Halo-Effekt" und „Andorra-Effekt" zu nennen. Im „Halo-Effekt" wird von bekannten Eigenschaften der Prüflinge auf die Leistung in der Prüfung rückgeschlossen (Schmidt-Atzert et al. 2022). Als Beispiel könnte ein gutes anatomisches Wissen als Prädiktor für eine Handlungskompetenz genommen werden. Im „Andorra-Effekt" ist beschrieben, dass Prüflinge sich an Erwartungen anpassen. Begrüßt ein PAL die Auszubildenden mit der Einschätzung, dass diese keine Leistung zeigen können, wird die Leistungsfähigkeit herabgesetzt. Haben einzelne Auszubildende einen guten Ruf, werden sie durch den Effekt von vornherein besser bewertet und unterstützt. Die Unterscheidung zwischen Bewertung des theoretischen Wissens und der Handlungskompetenz kann für die PAL erschwert sein. An dieser Stelle können klare Leistungsdefinitionen (welche Items müssen zum Bestehen zwingend erfüllt werden) helfen, die Objektivität zu wahren.

Die Reliabilität beschreibt die verlässliche Reproduzierbarkeit von Prüfungsleistung, wobei den Autoren aus der rettungsdienstlichen Versorgung keine Untersuchungen zu dieser Fragestellung bekannt sind. Den durchführenden PAL sollte der Umstand der Reliabilität bekannt sein und dieser in das Gesamtfeedback mit einbezogen werden.

Die von Jünger et al. vorgeschlagene Prüfungspyramide zeigt passende Prüfungsmethoden (Validität), wobei in der Praxisanleitung die Kompetenzen „Zeigen" und „Durchführen" geeignet wären (Möltner et al. 2006). Erste Untersuchungen aus dem Bereich des Rettungsdienstes zeigen, dass in diesem Fall bei der Kompetenzüberprüfung von ausgebildeten Rettungsdienstmitarbeitenden auch nicht geeignete Prüfmethoden zur Anwendung kommen (Ostmeier et al. 2021). Hier besteht noch Informationsbedarf bei allen Verantwortlichen und die PAL sind in ihrer pädagogischen Expert:innenrolle gefordert, dieses Wissen auch in den Organisationsebenen zu verbreiten.

4.4.2 Arbeitsplatzbasierte Beurteilungs- und Prüfmodelle

Arbeitsplatzbasierte Assessments sollen für Auszubildende eine Hilfestellung zur Weiterentwicklung in der realen Versorgungssituation darstellen. Aktuell werden sie im medizinischen Kontext bereits zur Weiterentwicklung von Ärzt:innen in der Weiterbildung eingesetzt (Moll-Khosrawi et al. 2020). Das Konstrukt lässt sich gut auf Notfallsanitäter:innen übertragen, da sie sogenannte „Erweiterte Versorgungsmaßnahmen" (EVM) ausüben sollen. Herausfordernd für die Praxisanleitung in der prähospitalen Versorgung ist der möglich hohe Handlungsdruck in der medizinischen Versorgung. Hier ist im Einzelfall abzuwägen, welche Maßnahmen wie im Team verteilt werden.

DOPS (Direct Observation of Procedural Skills)

Wie im Namen aufscheint, eignet sich die DOPS besonders für die Lernbegleitung technischer Skills. Beispielhaft kann die Einlage einer supraglottischen Atemhilfe, die Anlage einer peripheren Venenverweilkanüle oder die Durchführung einer Extremitätenschienung bei Fraktur genannt werden (vgl. Abb. 3). Eine DOPS wird in den drei Schritten Beobachten, Festhalten der Bewertung und anschließendem Feedback durchgeführt. Hierzu ist ein Kriterien- und Handlungsplan notwendig, der die einzelnen Skillschritte vorgibt. Aus unserer Erfahrung heraus hilft die Diskussion über die Durchführung und die Abfolge der Arbeitsschritte einem Team, eine gemeinsame Lehrmeinung zu entwickeln. Werden medizinische Maßnahmen schon anfangs in Kleinschritte mit alternativen Lösungen unterteilt, verwirrt diese Variabilität die Auszubildenden oft. Die Reaktion auf Variationen und Probleme bei der Durchführung (z. B. große Zunge der Patient:innen bei Einlage einer supraglottischen Atemhilfe) ist in dieser Phase noch kein Lehrziel. Beispielhaft ist die Lehrunterlage einer DOPS, die in der klinischen NFS-Ausbildung angewendet wird.

Abb. 1: Beispiel einer DOPS aus dem Weiterbildungsprogramm der Medizinischen Hochschule Hannover. Zur Verfügung gestellt von der Medizinischen Hochschule Hannover

Klinik für Anästhesiologie und Intensivmedizin
Aus- und Weiterbildung

MHH Medizinische Hochschule Hannover

DOPS Skill-Bewertung: Einlage einer Larynxmaske in der Einhelfermethode

[Die Bewertung erfolgt am Patienten ohne Anzeichen für eine erschwerte Atemwegsicherung.]

Schritt	Maßnahme	Bild	Erwartungen		
			Korrekt, sicher	Korrekt aber unsicher	Ausbilder muss eingreifen
0	**Vorbereitung der Larynxmaske** (Größenwahl, Sicht- und Dichtigkeitsprüfung, Cuff-Vorbereitung nach Maßgabe des Herstellers, steriles Gleitmittel auftragen)	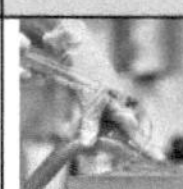	☺	😐	☹
1	**Patienten optimal lagern*** (Jackson-Position/ angedeutete „Schnüffelposition", den Mund öffnen, ggf. den Kopf dabei anheben)	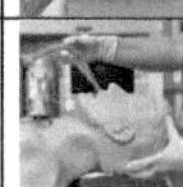	☺	😐	☹
2	**Larynxmaske einführen Teil I*** (Larynxmaske zwischen Daumen und Zeigefinger halten, auf eine schonende Passage der Schneidezahnreihen achten)	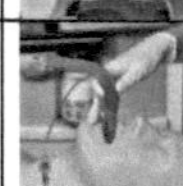	☺	😐	☹
4	**Larynxmaske einführen Teil II*** (Spitze mit leichtem Druck am harten Gaumen entlangführen, ggf. weitere Mundöffnung durch Druck des Mittelfingers auf das Kinn)	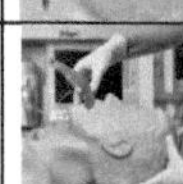	☺	😐	☹
5	**Larynxmaske einführen Teil III*** (in bogenförmiger Bewegung entlang des Gaumens vorschieben, bis federnder Widerstand zu spüren ist, dabei ggf. LMA-Spitze mit dem Zeigefinger führen)	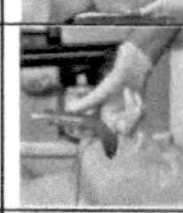	☺	😐	☹
6	**Blockung der Larynxmaske** (maximales Cuff-Volumen beachten)	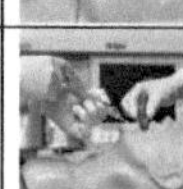	☺	😐	☹
7	**Beatmung konnektieren** (Cuff-Druck prüfen, evtl. nachjustieren, dabei Cuffdruck-Obergrenze 60 cmH2O beachten)	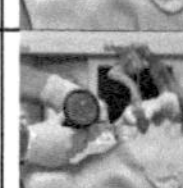	☺	😐	☹
8	**Lagekontrolle mittels 5-Punkttestung** (Einführtiefe, suffiziente Ventilation, Bubble-Test, Magensonde, keine Leckage bei CPAP 20mbar)	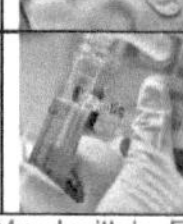	☺	😐	☹

[*] alternativ öffnet eine am Kopf stehende, assistierende Person den Mund mittels „Esmarch-Handgriff". Die Intubation erfolgt dann aus seitlicher Position.

Gemeinsam formulierte Lernziele:

Unterschrift Anwender/in

Unterschrift Ausbilder/in

MHHVD-1177994689-50941 Version: 3.0 Status: Genehmigt **Seite 1 / 1**

Die Anwendung von DOPS ist in der praktischen Ausbildung zu diesem Zeitpunkt noch nicht flächendeckend etabliert. In Analysen von Skilltraining im ärztlichen Arbeitsumfeld hat sich die Anwendung von DOPS als effektiv und nützlich erwiesen (Kamat et al. 2022; Siau et al. 2020). Da die Anwendung auf Seite der Lehrenden Training und Einweisung benötigt, bleibt zu beobachten, wann sich die Anwendung für die prähospitale Ausbildung durchsetzt.

EPA (Entrustable Professional Activities)

Können technische Maßnahmen noch im Sinne einer Checkliste begutachtet werden, wird dieses dem Entscheidungsverhalten einer komplexen Versorgungssituation nicht gerecht. Der Unterschied von EPA zu DOPS liegt darin, dass ein Versorgungsabschnitt betrachtet wird. Sind in diesem Versorgungsabschnitt technische Maßnahmen – dort Fertigkeiten genannt – enthalten, können diese in DOPS didaktisch begleitet werden und sind Voraussetzung zur erfolgreichen Bewältigung einer EPA.

Die Dimensionen von EPA ergeben sich aus dem Kompetenzbegriff, welcher schrittweise in medizinische Ausbildungscurricula eingebunden wird. Nach Kritik, dass die Kompetenzorientierung seine Schwierigkeiten bei der Implementierung in den Alltag hat (Lurie et al. 2009), schlug ten Cate das Konstrukt der EPA vor (ten Cate 2005). Hierbei handelt es sich um die Beschreibung einer Versorgungssituation mit den Teilkompetenzen Wissen, Fertigkeiten, Verhalten und Erfahrung. Die einzelnen Versorgungssituationen sind im Entscheidungsverhalten breiter formuliert und daher nicht mehr mit einer DOPS-Checkliste vergleichbar. So kann beispielsweise der Versorgungsschritt „Beachtet die Vormedikation im Rahmen einer Schmerztherapie" verschiedenste Teilkompetenzen benötigen und Ergebnisse liefern. Die Beschreibungen, die in der Tabelle 1 beschrieben werden, helfen Lehrenden als Leitlinie für ihre Supervisionstätigkeit.

Tab. 1: Aufbau der Beschreibung einer EPA (Entrustable Professional Activity) (in Anlehnung an ten Cate & Taylor 2021)

Acht Schritte der EPA-Beschreibung	Inhalt
Titel	Konkrete Beschreibung der Versorgungssituation
Spezifikation und Limitation	Beschreibung der Inhalte und Nicht-Inhalte. Einordnen in den Kontext
Potenzielle Risiken	Was passiert – wie wird reagiert, wenn die EPA nicht gelingt?
Relevante Kompetenzen	Welches Wissen, welche Fertigkeiten, welches Auftreten werden erwartet? Einordnung in die Kompetenzmatrix

Acht Schritte der EPA-Beschreibung	Inhalt
Notwendige Erfahrung, Wissen Fertigkeiten, Auftreten, Verhalten	Die Auszubildenden benötigen eine Aussage über Erwartungen, Arbeitsplatzerfahrungen, Ausbildungszeitpunkt etc., bevor die EPA durchgeführt wird.
Überprüfungsprozess	Welche Informationen nutzen die Praxisanleitenden, um die EPA zu beurteilen?
Definition der Supervisionslevels	Beschreibung der Konsequenzen aus den Überprüfungen. Wann kann das Supervisionslevel verändert werden?
Ende/Ablauf	Ab wann wird die EPA nicht mehr anvertraut – Konsequenzen?

Die Beziehung zwischen Ausbildenden und Lernenden wird dabei mit einem abnehmenden notwendigen Supervisionslevel beschrieben. Die EPA beinhaltet daher nicht nur einzelne Versorgungschritte, sondern beschreibt auch, wann eine Tätigkeit in welcher Supervisionskontrolle durchgeführt werden darf.

Tab. 2: Supervisionslevel einer Versorgungssituation, beschrieben in einer EPA (Entrustable Professional Activity)

Level	Vertrauens- und Überwachungsskala	Erweiterte Vertrauens- und Überwachungsskala für medizinische Aus- und Weiterbildung
1	Keine Erlaubnis, EPA durchzuführen	Nicht vorhandenes Wissen, keine technischen Fähigkeiten. Sollte nicht zuschauen. Vorhandenes Wissen, teilweise technische Fähigkeiten. Sollte zuschauen.
2	Durchführung der EPA nur unter aktiver mitwirkender Supervision	In praktischer Zusammenarbeit mit Supervisor. Mit im Raum anwesenden Supervisor, jederzeit bereit einzugreifen.
3	Durchführung der EPA nur unter Supervision auf Abruf (jederzeit verfügbar)	Supervision sofort verfügbar, Informationen und Entscheidungen werden gegengecheckt. Supervision in Distanz verfügbar, Informationen und Entscheidungen werden zeitnah kommuniziert.
4	Durchführung der EPA ohne Supervision	Mit geringer Supervision (z. B. Nachbesprechung für tiefergreifende Fragen)
5	Darf andere bei der Durchführung der EPA ausbilden	

Die Erstellung eines EPA-basierten Ausbildungscurriculums ist im AMEE (The International Association for Health Professions Education)-Guide Nr. 99 beschrieben (ten Cate et al. 2015). Nach Identifikation von passenden EPA-Situationen sollen diese beschrieben und in den Ausbildungs- und Prüfungsablauf integriert werden. Dabei geht die initiale Empfehlung von 15 bis 30 Versorgungssituationen aus.

Für die NFS-Ausbildung in Deutschland werden derzeit Projekte durchgeführt, die sich im Stadium der Situationsbeschreibung für EPA befinden. Tab. 3

zeigt den ersten Schritt der Identifikation notwendiger Versorgungssituationen unserer Arbeitsgruppe (Flentje et al. 2021).

Tab. 3: Versorgungssituationen, die im Delphi-Prozess für die Notfallsanitäter:innenausbildung identifiziert wurden (Flentje et al. 2021)

Themengebiet	Versorgungssituation
Behandlung spezieller Krankheitsbilder NACA IV	1. Management des Notfalls hypertensive Krise 2. Management der Blutdruckregulation bei Patient:innen mit dem Krankheitsbild Schlaganfall 3. Management des Notfalls „akutes Koronarsyndrom" ohne Schockzeichen 4. Management eines Notfallpatient:innen mit Herz-Kreislauf-Störung 5. Betreuung von Patient:innen bei Sekundärtransporten 6. Management von Patient:innen im generalisierten Krampfanfall (inklusive Medikamentengabe)
Kommunikation	7. Durchführung einer patientengerechten Lagerung und Schmerzentlastung 8. Management von Notfallpatient:innen, die den Transport in die Klinik verweigern 9. Durchführung eines Debriefings nach Notfalleinsätzen 10. Schnittstellenkommunikation mit dem Notarzt durchführen 11. Schnittstellenkommunikation mit der weiterversorgenden Einrichtung
Einbindung von Medizinprodukten in die Patientenbehandlung	12. Anwendung mechanischer Atemunterstützungssysteme am Patienten (z. B. NIV, CPAP) 13. Unterstützung der Einleitung einer Notfallnarkose 14. Einbindung der EKG-Diagnostik in den Diagnose- und Behandlungsprozess 15. Anwendung des korrekten Monitorings eines intensivpflichtigen Patienten während des Intensivtransports 16. Schaffung von intravenösen Behandlungsoptionen unter erschwerten Bedingungen (schlechter Venenstatus)
Symptomorientiertes Handeln	17. Management eines Traumapatienten 18. Management eines Notfallpatienten mit dem Symptom Atemnot 19. Versorgung eines Notfallpatienten mittels inhalativer Medikamente
Leitsymptom Schmerz	20. Management eines Notfallpatienten bei lokalem Trauma 21. Management von Schmerzzuständen traumatischer Ursache 22. Management von Patienten mit nichttraumatischen Schmerzen

4.5 Herausforderungen der Praxisanleitung

Die rettungsdienstliche Realität stellt die Ausbildenden und Auszubildenden vor immense Herausforderungen. Die Einsatzrealität ist im Einzelfall nicht vorhersagbar, ferner bestehen Unterschiede im Einsatzerleben. Schlichtweg ist es fast Zufall, welche Notfälle die Auszubildenden in welcher Häufigkeit erleben und versorgen. Gleichzeitig gibt es auch in der Notwendigkeit der Anwendung von einzelnen invasiven Versorgungsschritten große Unterschiede. So konnten wir zeigen, dass die Thoraxpunktion zur Entlastung eines Spannungspneumothoraces wenig bis fast nie angewendet wird (Flentje et al. 2018). Die medikamentöse Verneblung von Medikamenten bei der Pathologie „COPD" stellt hingegen diesbezüglich keine Problematik dar (ebd.). Wenn nun bei der Thoraxpunktion durch mangelnde Anwendung auch bei ausgebildetem NFS keine sichere Handlungskompetenz besteht, werden Auszubildende in Realität wahrscheinlich nie diese Maßnahme während der Anleitungszeit durchführen.

Dieser Problematik wird versucht, mittels Simulationseinsätzen zu begegnen. Eine strukturelle Auswertung auf Ebene der Qualität von Patient:innenversorgungen ist allerdings nicht vorhanden. Hier behindert das regional organisierte System „Rettungsdienst" die Auswertung von seltenen Einsätzen. Die Dokumentation und Qualitätsevaluation sollten in größeren überregionalen Registern stattfinden, um mit einer höheren Fallzahl eine fundierte Aussage zu treffen. Dass solche Register Einfluss auf Ausbildung und Qualität leisten können, zeigt die Umsetzung im sogenannten „Reanimationsregister" (Fischer et al. 2023).

Die aktuelle Teilnehmendenstatistik zeigt mit 225 teilnehmenden Rettungsdiensten (Mai 2024, https://www.reanimationsregister.de/), dass nur ein kleiner Teil von Organisatoren zur freiwilligen Teilnahme bereit ist.

Nun kann vermutet werden, dass das Erlernen erweiterter Maßnahmen in der sicheren Umgebung eines Krankenhauses stattfindet. Unserer Analyse der Lernorte in der NFS-Ausbildung zeigt im Gegenteil, dass beispielsweise am Lernort Rettungswache über 90 % der Befragten die Maßnahme der medikamentösen Medikamentenvernebelung erlernt haben. Die nichtinvasive Beatmung wird nur zu 38,5 % in der Klinik, zu 76,9 % aber während der prähospitalen Versorgung erlernt (Flentje et al. 2019b). Da derzeit noch die Anwendung erweiterter Maßnahmen durch Notfallsanitäter:innen diskutiert wird (Bollinger et al. 2019), ist eine Durchführung von Auszubildenden unter Anleitung offiziell noch nicht denkbar. Die Analyse der Lernorte zeigt allerdings, dass Auszubildende in der täglichen Praxis durchaus an Analgesie und der Anlage von z. B. periphervenösen Verweilkanülen beteiligt sind. In Zukunft gilt es, durch einen Vertrauenszuwachs zwischen Ärzteschaft und NFS auch in diesem Bereich didaktische Strukturen zu schaffen.

Die oben beschriebenen Rahmenbedingungen der Ad-hoc-Teams bedingen auch, dass die eingesetzten Notärzt:innen die Auszubildenden nicht kennen, welches eine Übertragung von Maßnahmen unter Anleitung erschwert.

Nebst den beschriebenen Herausforderungen werden die PAL im System Rettungsdienst mit weiteren Herausforderungen konfrontiert: Die deutliche Zunahme der Einsatzhäufigkeit in Kombination mit der Verlagerung der Einsatzschwerpunkte hin zu teils niederschwelligen Hilfeersuchen belastet nicht nur das

System (Breuer/Dahmen 2023), sondern erschwert offenkundig auch die Praxisanleitung der Auszubildenden on the job. Wie in etlichen Bereichen der Gesundheitsversorgung mangelt es auch im Rettungsdienst an Fachpersonal (Habicht/Hahnen 2023), sodass die vorhandenen PAL vielerorts nur eingeschränkt für administrative und organisatorische Tätigkeiten freigestellt werden können, um zunächst die Patient:innenversorgung sicherzustellen. Weitergehend ist der Betreuungsschlüssel, also wie viele Auszubildende ein:e PAL betreut, nicht einheitlich geregelt. Je mehr Auszubildende auf eine:n PAL kommen, desto umfangreicher die zu erledigenden Aufgaben.

4.6 Qualitätsbeurteilung von Praxisanleitung

4.6.1 Statistische Befunde

Aus dem Arbeitsumfeld der Schule ist bekannt, dass die Lehrenden einen hohen Einfluss auf die Entwicklung der Auszubildenden haben (Hattie 2014). Es findet sich keine schlüssige Argumentation, warum dieser Umstand nicht auch auf das Verhältnis zwischen Rettungsdienstauszubildenden und PAL übertragbar ist. Durch die enge Zusammenarbeit und auch Abhängigkeit im Zwei-Personenteam ist diese hypothetisch eher ausgeprägter. Nun stellt sich die Frage, welche Qualitätsmerkmale PAL ausmachen. In einer Delphi-Analyse konnte unsere Arbeitsgruppe hierzu einen Katalog erstellen, der mit Skalen und Items abgebildet ist (Flentje et al. 2019a).

Tab. 4: Skalen und Items zur Beschreibung von Qualitäten der Praxisanleitenden (PAL). Entwickelt in Delphi-Analyse und Validierung mit 317 Auszubildenden (Flentje et al. 2019a)

Skala	Item – Beschreibung für Qualitätsmessung
Anleitung im Einsatz	Unsere Praxisanleiter:innen (PAL) geben uns Sicherheit und stellen uns nicht bloß.
	Unsere PAL streiten und erniedrigen uns nicht vor den Patient:innen.
	Unsere PAL greifen bei groben Fehlern ein.
	Unsere PAL sehen uns als vollwertige Teammitglieder und beziehen uns mit ein.
Anleitung in der Ruhezeit	Unsere PAL betreuen uns außerhalb des Einsatzes auf der Rettungswache.
	Unsere PAL sind für uns bei Problemen und Fragen ansprechbar.
	Unsere PAL sind für Kolleg:innen Ansprechpartner:innen bei Fragen bezüglich des Auszubildenden und der Notfallsanitäter:innen-Ausbildung
	Unsere PAL tauschen untereinander Erfahrungen aus.
	Unsere PAL betreuen uns nach schwierigen Einsätzen

Skala	Item – Beschreibung für Qualitätsmessung
Hintergrund und Praxisbezug	Unsere PAL haben gutes medizinisches Fachwissen.
	Unsere PAL können Theorie und Praxis verknüpfen.
	Unsere PAL bereiten uns auf den eigenverantwortlichen Einsatz vor.
	Unsere PAL lassen uns eigenständig handeln und geben, wenn nötig, Hilfestellung.
	Unsere PAL führen uns an Aufgaben heran und erweitern unsere Kompetenz
	Unsere PAL überwachen die Umsetzung von Theorie in die Praxis.
Persönlichkeit	Unsere PAL sind engagiert/motiviert.
	Unsere PAL haben Spaß an der Arbeit.
	Unsere PAL zeigen Begeisterungsfähigkeit für den Beruf.
	Unsere PAL sind teamfähig.
Pädagogische Kompetenz	Unsere PAL haben ein großes pädagogisches Wissen.
	Unsere PAL haben Kompetenzen in pädagogischen Methoden und Didaktik.
	Unsere PAL können gut mit uns kommunizieren.
Organisatorisches Verhalten	Unsere PAL haben eine Vorbildfunktion.
	Unsere PAL haben ein großes praxisbezogenes Wissen.
	Unsere PAL sind zuverlässig.

Diese Items dienen im Sinne einer Sensibilisierung in der Ausbildung neuer PAL als Erwartungshorizont. Werden derzeit Curricula für die PAL-Ausbildung auf Expert:innenebene erstellt, kann der Katalog als rückwärtsgerichtete Berufsfeldanalyse durch Auszubildende gewertet werden und die Inhalte in die Ausbildung einfließen.

Gleichzeitig kann die Tabelle als Qualitätsmessinstrument eingesetzt werden. Beurteilen alle Auszubildende – selbstverständlich anonym – die PAL auf einer Likertskala, können die Ergebnisse einen Fortbildungsbedarf oder Schwerpunkt für die PAL setzen. Diese Evaluationsform bedarf einer gewissen Sensibilität und müsste in die Gesamtkultur der Einheit eingebunden werden. Im sogenannten „Kern-Zyklus" – einer rahmengebenden Struktur zur Entwicklung von Curricula – ist der Evaluationsschritt, nach Problemidentifikation, Vorerfahrung, Zieldefinition, Ausbildungsstrategien und Implementierung, ein wichtiger Punkt in der Curriculumentwicklung und die Basis für neue Anpassungen (Thomas et al. 2016).

Aktuell sind keine systematischen Evaluationen zum Thema Qualitäten PAL verfügbar. Einzig die „Berufstreue-Studie" von Hofmann und Macke beschäftigt sich mit der Zufriedenheit von Auszubildenden mit dem Ziel, Maßnahmen zum vermehrten Verbleib im Beruf bei aktuellem Personalmangel zu identifizieren (Hofmann/Macke 2020). In dieser Studie wird der Lernort Lehrrettungswache in seiner Qualität eher überdurchschnittlich bewertet. Im Sinne der Weiterentwicklung wäre eine detaillierte Analyse notwendig, welche Punkte der Praxisanleitung im Rettungsdienst optimierbar sind.

4.6.2 Role Modeling

Der entwickelte Qualitätskatalog bildet Items in der Qualität von Praxisanleitungen ab, von denen einige als große Einflussfaktoren auf die Entwicklung bekannt sind. Die Besonderheit in der rettungsdienstlichen Umgebung ist hier die eingeschränkte Planung von Arbeit und durch den oft hohen Anteil von Bereitschaftsarbeitszeit geprägt. Die PAL werden daher nicht nur bei der Patient:innenversorgung wahrgenommen, sondern auch in ihrem Sozialverhalten in den einsatzfreien Zeiten.

Diese Zeiten lassen sich in die Items „Anleitung in Ruhezeit" und „organisatorische Eigenschaften" wiederfinden. Den PAL muss bewusst sein, dass sie vollumfänglich beobachtet werden. Dies kann unter Umständen auch anstrengend und eine Belastung darstellen. Die organisatorisch Verantwortlichen sollten an dieser Stelle eine Sensibilität entwickeln und auch geschützte Räume für PAL schaffen. So ist es allein aus Gründen der Selbstreflexion wichtig, einen gewissen Anteil der rettungsdienstlichen Versorgung mit ranggleichen Mitarbeitenden durchzuführen.

Dem sogenannten „Role Modeling" wird zugeschrieben, dass insbesondere Faktoren wie Empathie, Selbstlosigkeit, Mitgefühl, Respekt, Verantwortung und Ehrlichkeit über dieses Vorbildverhalten vermittelt werden, die kein benannter Inhalt von Ausbildungscurricula sind (Byszewski et al. 2012).

4.6.3 Feedback

Eine weitere notwendige Methode zur Entwicklung berufspädagogischer Kompetenzen der Ausbildenden ist die Durchführung eines Feedbacks. Voraussetzung für das erfolgreiche Feedback ist es, das mentale Modell zwischen PAL und Auszubildenden abzugleichen. Das Risiko für Abweichungen ist im notfallmedizinischen Kontext durch die oben beschriebenen Arbeitsbedingungen hoch.

Das Feedback sollte dabei strukturiert gegeben werden, um mögliche Missverständnisse zu vermeiden. Eine Struktur bietet den Vorteil, dass die Beteiligten einen Rahmen gewohnt sind und sich dieser in der Arbeitsumgebung als Kultur etabliert hat. Das Verwischen von Dimensionen wird vermieden. So hat die Korrektur einer technischen Maßnahme inhaltlich keine Verbindung zum Verhalten am Einsatzort.

Hattie schlägt für die Struktur die Initialfragen (Hattie/Timperley 2007) vor und beschreibt anschließend die Dimensionen „Aufgabe“, „Prozess“, „Selbstreflexion“ und „Person“.

Initialfragen:

- Was sind die Ziele?
- Welcher Prozess wurde unternommen, um die Ziele zu erreichen?
- Welche Aktivitäten müssen unternommen werden, um den Prozess zu erreichen?

Die Rückmeldungen zur Person sollen nur gegeben werden, wenn hier ein Vertrauensverhältnis besteht. Im rettungsdienstlichen Kontext scheint die Rückmeldung zur Person wichtig, da das Sozialverhalten bei der Betreuung von Menschen in Extremsituationen eine übergeordnete Rolle spielt.

Die Dimensionen Prozess – Wie wurde das Ziel erreicht? und Selbstreflexion – Wie wurden Anpassungen zur Zielerreichung vorgenommen? – haben in der rettungsdienstlichen Versorgung eine hohe Bedeutung, da sich Versorgungssituationen durch Rahmenbedingungen wie Wetter, Zeit oder Bedrohungslage ständig ändern. So kann die initiale Frakturversorgung in einem Unfallwrack nicht mit der Frakturversorgung einer gestürzten Person im häuslichen Umfeld verglichen werden, da jeweils andere Prioritätensetzungen und Lösungswege notwendig sind.

Eine in der Notfallmedizin verbreitete Feedbackstruktur wurde von Marx aus dem Fortbildungsprogramm Faktor Mensch® vorgeschlagen. Abb. 4 zeigt die hierfür vorgeschlagenen Dimensionen. Insbesondere das Item „Awareness“ trägt den Arbeitsbedingungen der High Responsibility Teams Rechnung und wertschätzt den Punkt der Wahrnehmung aus den nicht-technischen Fähigkeiten.

Abb. 2: CEESAR – strukturiertes Debriefing-System aus dem Ausbildungsprogramm Faktor Mensch®. Mit freundlicher Genehmigung von Faktor Mensch®

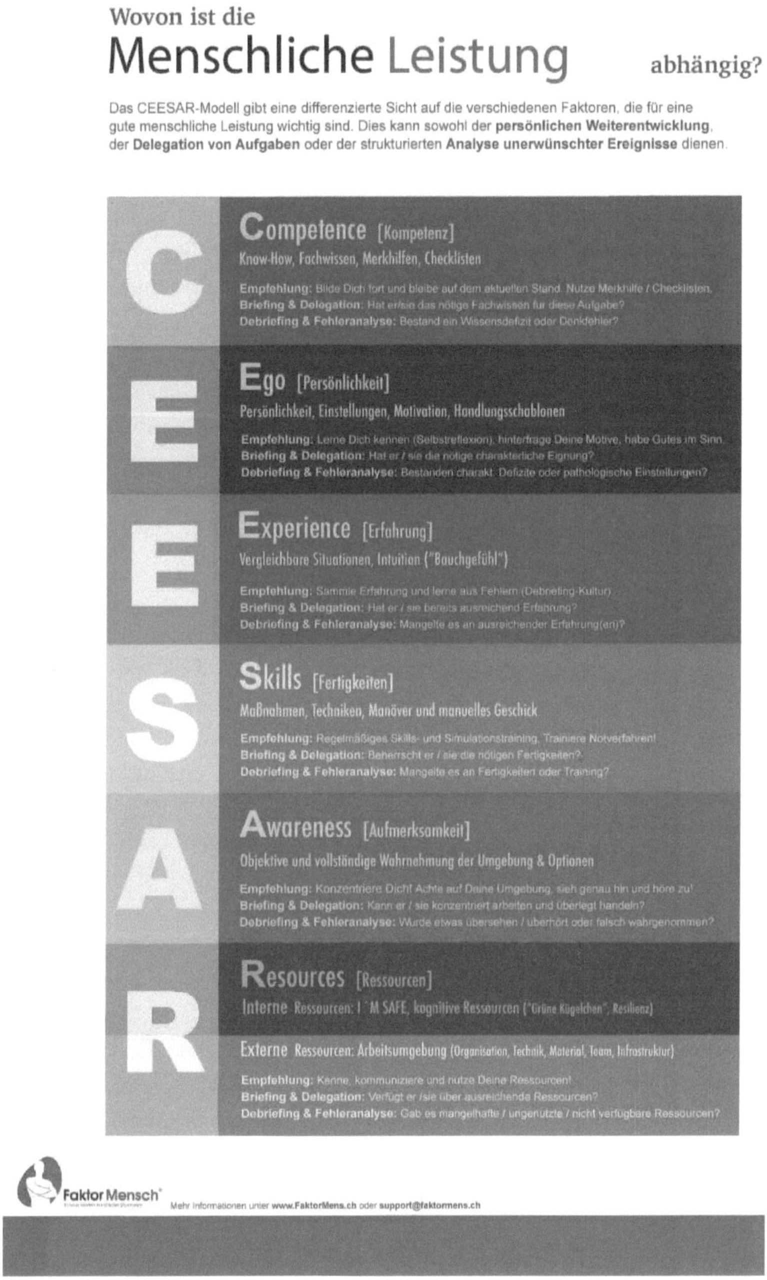

Ein klar strukturiertes Debriefing-System unterstützt den Lehr-Lernprozess. Das System beachtet auch die Einbindung nicht-technischer Faktoren.

4.6.4 Machtanwendung in der Ausbildung

Die Anwendung von Macht ist eine Grundlage für Führung und Teamarbeit. Schmalt und Heckhausen definieren Macht, „wenn jemand in der Lage ist, einen anderen zu veranlassen, etwas zu tun, was er sonst nicht tun würde […]“ (Schmalt/Heckhausen 2010). Im Auszubildendenverhältnis ist diese Macht gut nachvollziehbar, da die PAL über die individuelle Entwicklung und Beurteilung der Auszubildenden das Vorankommen entscheidend beeinflussen können. Die Anwendung von Macht ist dabei keinesfalls ausschließlich negativ. Es wird in partizipative und restriktive Machtanwendung unterschieden.

Kommt die Beurteilung der Machtanwendung aus dem schulischen Kontext (Misamer 2019), konnten wir auch für Auszubildende im Bereich Rettungsdienst die Anwendbarkeit zeigen (Misamer et al. 2021). Diese Studie zeigt auch, dass der partizipative Anteil der Machtanwendung durch PAL größer ist als durch Lehrende am Lernort Rettungsdienstschule. Wir hatten dieses Ergebnis dahingehend interpretiert, dass die Abhängigkeit der PAL vom Auszubildenden im 2-Personen Team höher ist und das gemeinsame Verbringen von Ruhezeiten zu einer intensiveren Bindung führt. Ein wichtiges Item im Fragebogen ist das Bloßstellen, das auch in unserem Qualitätskatalog („Unsere PAL streiten und erniedrigen uns nicht vor den Patienten“) aufgenommen wurde.

Für die Anleitung im Einsatzgeschehen für PAL gilt es, sich der Macht bewusst zu sein und diese entsprechend anzuwenden. Das Einsatzgeschehen erlaubt es, oft argumentativ die Dinge „schnell mal selber zu machen“ – dies widerspricht allerdings der partizipativen Machtanwendung im Sinne der Ausbildungsziele.

5 Zusammenfassung und Ausblick

Die Ausbildung im prähospitalen Setting beinhaltet aufgrund der Rahmenbedingungen einsatzbedingte Besonderheiten. Einzelne Maßnahmen können im Realeinsatz schlecht geplant und wiederholbar erlernt werden. Diese benötigen in der Lehrevaluation besondere Beachtung. Die nicht-technischen Fähigkeiten haben in der Notfallmedizin eine gewichtige Bedeutung und müssen zur Entwicklung eines gemeinsamen mentalen Modells und der Gabe von Feedback eingebunden werden. Für das 2013 geschaffene und damit sehr junge Berufsbild der Notfallsanitäter:in gilt es im Detail, eine Ausbildungsevaluation zu erstellen, damit die Lernziele erreicht und die Patient:innenversorgung flächendeckend mit gleicher Qualität durchgeführt werden kann. Künftige Forschungsarbeiten sollten unter anderem das Selbstverständnis der Praxisanleitenden, die Lernortkooperation und die Weiterentwicklung arbeitsplatzbasierter Assessments, wie den EPA, beinhalten.

Literatur

Ausbildungs- und Prüfungsverordnung für Notfallsanitäterinnen und Notfallsanitäter (NotSan-APrV) (2013). Online: https://www.gesetze-im-internet.de/notsan-aprv/BJNR428000013.html. (Abruf: 05.04.2021).

Bundesministerium für Gesundheit (BMG) (2023): Reform der Notfall- und Akutversorgung: Rettungsdient und Finanzierung. Online: https://www.bundesgesundheitsministerium.de/fileadmin/Dateien/3_Downloads/K/Krankenhausreform/BMG_Stellungnahme_9_Rettungsdienst_bf.pdf (Abruf: 16.12.2024).

Bollinger, Matthias/Langner, Michael/Wellershaus, Daniel/Kaisers, Wolfgang/Russo, Sebastian G. (2019): Durchführung invasiver ärztlicher Maßnahmen durch Notfallsanitäter. Notfall + Rettungsmedizin, 23, S. 23–36.

Bundesärztekammer (2023): Empfehlung für einen Indikationskatalog für den Notarzteinsatz.

Bundesgesetzblatt 2023 I Nr. 197: Gesetz zur Bekämpfung von Lieferengpässen bei patentfreien Arzneimitteln und zur Verbesserung der Versorgung mit Kinderarzneimitteln (Arzneimittel-Lieferengpassbekämpfungs- und Versorgungsverbesserungsgesetz – ALBVVG).

Breuer, Florian/Dahmen, Janosch (2023): „Fehleinsätze“ im Rettungsdienst – Notwendigkeit einer einheitlichen Begriffsdefinition und Abgrenzung zu Bagatelleinsätzen. Notfall + Rettungsmedizin, 26, S. 345–348.

Byszewski, Anna/Hendelman, Walter/McGuinty, Caroline/Moineau, Geneviève (2012): Wanted: role models – medical students' perceptions of professionalism. BMC Medical Education, 12, S. 115.

Deutscher Bundestag (2022): Gesetzgebungskompetenzen im Bereich des Rettungswesens. WD 93000-020/22 Online: https://www.bundestag.de/resource/blob/897344/b02aad2f6e6f696144a-f1a86966f5d94/WD-9-020-22-pdf.pdf

Fischer, Matthias/Wnent, Jan/Gross, Benedict/Seewald, Stephan/Maurer, Holger/Ramshorn-Zimmer, Alexandra (2023): Qualitätsmanagement in der gesamten Reanimationsversorgung ist unerlässlich. These 9 der Bad Boller Reanimations- und Notfallgespräche 2023. Anästh Intensivmed, 64, S. 523–527.

Flentje, Markus/Enax, Sascha/Albers, Thomas/Meyer, Lennart/Eismann, Hendrik (2021): „Entrustable professional activities“ für NotfallsanitäterInnen. Notfall + Rettungsmedizin.

Flentje, Markus/Böhmelt, Denise/Sieg, Lion/Eismann, Hendrik (2019a): Instructors for on-the-job training of advanced paramedics – definition of competencies and development of a quality management tool for a „High Responsibility Organization“. GMS J Med Educ, 36, Doc8.

Flentje, Markus/Schulte, Daniel/Askamp, André/Scheinichen, Frank/Eismann, Hendrik (2019b): Erlernen „erweiterter Maßnahmen“ in der Ausbildung zum Notfallsanitäter. Notfall + Rettungsmedizin, 23, S. 325–335.

Flentje, Markus/Block, Matthias/Sieg, Lion/Seebode, Ralf/Eismann, Hendrik (2018): Erweiterte Maßnahmen und interprofessionelle Konflikte nach Einführung des Berufsbildes Notfallsanitäter. Notfall + Rettungsmedizin, 21, S. 374–382.

Flin, Rhona/Patey, Rona/Glavin, Ronnie/Maran, Nikki (2010): Anaesthetists' non-technical skills. Br J Anaesth, 105, S. 38–44.

Gesetz über den Beruf der Notfallsanitäterin und des Notfallsanitäters (Notfallsanitäergesetz – NotSanG). Online: https://www.gesetze-im-internet.de/notsang/BJNR134810013.html (Abruf:16.12.2020).

Habicht, Sebastian/Hahnen, Dominik (2023): Strategien gegen den Personalmangel im Rettungsdienst. Notfall + Rettungsmedizin. *DOI: 10.1007/s10049-023-01250-w*

Hagemann, Vera/Kluge, Annette/Ritzmann, Sandrina (2011): High Responsibility Teams – A systematic Analysis of Teamwork Contexts for effective competence acquisition. Psychology of Everyday Activity, 4.

Hattie, John (2014): Hatties's table of effect sizes. Evidence-Based Teaching A Pracitcal Approach. 2nd ed. Oxford: Petty, G.

Hattie, John/Timperley, Helen (2007): The Power of Feedback. Review of Educational Research, 77, S. 81–112.

Hofmann, Thomas/Macke, Markus (2020): Berufstreue von angehenden Notfallsanitäter*innen: Eine Befragung von Auszubildenden über ihren Berufsverbleib. Aachen: Gesellschaft zur Förderung der Wissenschaft im Rettungsdienst.

Kamat, Chaitanya/Todokar, Mahantesh/Patil, M. Madhumanti/Tell, Anita (2022): Changing trends in assessment: Effectiveness of Direct observation of procedural skills (DOPS) as an assessment tool in anesthesiology postgraduate students. J Anaesthesiol Clin Pharmacol, 38, S. 275–280.

Kolbe, Michaela/Grande, Bastian (2016): „Speaking Up" statt tödlichem Schweigen im Krankenhaus. Gruppe. Interaktion. Organisation. Zeitschrift für Angewandte Organisationspsychologie (GIO), 47, S. 299–311.

Lechleuthner, Alexander (2014): Der Pyramidenprozess – die fachliche Abstimmung der invasiven Maßnahmen im Rahmen der Umsetzung des Notfallsanitätergesetzes. Der Notarzt, 30, S. 112–117.

Lurie, Stephen J./Mooney, Christopher J./Lyness, Jeffrey M. (2009): Measurement of the general competencies of the accreditation council for graduate medical education: a systematic review. Acad Med, 84, S. 301–309.

MAGS NRW – Ministerium für Arbeit, Gesundheit und Soziales Nordrhein-Westfalen (2024): Rahmenvorgabe für die modularisierte Weiterbildung zum Praxisanleitung (Lehrrettungswache). Online: https://www.mags.nrw/system/files/media/document/file/anlage-6-curriculum-pa-lehrrettungswache.pdf (Abruf: 16.12.2024).

Misamer, Melanie/Flentje, Markus/Stötefalke, Alexander/Eismann, Hendrik (2021): Usage of power by different types of trainers in the education of paramedics – evaluation by means of a validated questionnaire. GMS J Med Educ, 38, Doc105.

Misamer, Melanie (2019): Macht und Machtmittel in der Schule: eine empirische Untersuchung. Detmold: Jacobs.

Moll-Khosrawi, Parisa/Ganzhorn, Alexander/Zöllner, Shristian/Schulte-Uentrop. Leonie (2020): Development and validation of a postgraduate anaesthesiology core curriculum based on Entrustable Professional Activities: a Delphi study. GMS J Med Educ, 37, Doc52.

Möltner, Andreas/Schellberg, Dieter/Jünger, Jana (2006): Grundlegende quantitative Analysen medizinischer Prüfungen. GMS J Med Educ, 23.

Niedersächsisches Rettungsdienstgesetz (NRettDG) (2007): Nds. GVBl., S. 473 – VORIS 21062 01 00 00 000.

Ostmeier, Stefan/Eismann, Hendrik/Hofmann, Thomas/Flentje, Markus (2021): Review of emergency paramedic competencies – survey on implementation and frameworks condition by directors of medical emergency services. Der Notarzt.

Rall, Marcus/Lackner, Christian K. (2010): Crisis Resource Management (CRM). Notfall + Rettungsmedizin, 13, S. 349–356.

Schleswig-Holsteinisches Rettungsdienstgesetz (SHRDG) (2017). Online: https://www.gesetze-rechtsprechung.sh.juris.de/bssh/document/jlr-RettDGSH2017V4P5 (Abruf: 16.12.2024).

Schmalt, Hans-Dieter/Heckhausen, Heinz (2010): Machtmotivation. In: Heckhausen, Jutta/Heckhausen, Heinz (Hrsg.): Motivation und Handeln. Berlin, Heidelberg: Springer, S. 211–236.

Schmidt-Atzert, Lothar/Krumm, Stefan/Amelang, Manfred (2022): Psychologische Diagnostik. Berlin und Heidelberg. Springer.

Siau, Keith/Crossley, James/Dunckley, Paul/Johnson, Gavin/Feeney, Mark/Hawkes, Neil D./Beales, Ian L. P. (2020): Direct observation of procedural skills (DOPS) assessment in diagnostic gastroscopy: nationwide evidence of validity and competency development during training. Surg Endosc, 34, S. 105–114.

ten Cate, Olle (2005): Entrustability of professional activities and competency-based training. Med Educ, 39, S. 1176–7. DOI: 10.1111/j.1365-2929.2005.02341.x.

ten Cate, Olle/Chen, Huiju Carrie/Hoff, Reinier G./Peters, Harm/Bok, Harold/van der Schaaf, Marieke (2015): Curriculum development for the workplace using Entrustable Professional Activities (EPAs): AMEE Guide No. 99. Medical Teacher, 37, S. 983–1002.

ten Cate, Olle/Taylor, David R. (2021): The recommended description of an entrustable professional activity: AMEE Guide No. 140. Med Teach, 43, S. 1106–1114.

Thomas, Patricia A./Kern, David E./Hughes, Mark T./Chen, Belinda Y. (2016): Curriculum Development for Medical Education, Baltimore.

Weaver, Sallie J./Dy, Sydney M./Rosen, Michael A. (2014): Teamtraining in healthcare: a narrative synthesis of the literature. BMJ Qual Saf, 23, S. 359–372.

Teil 3:
Prüfen und Bewerten

Praxisanleitende im Spannungsfeld der Kompetenzeinschätzung

Linda Hommel

1 Einführung

Mit der Reform der Pflegeberufe (PflBG 2017) und der damit verbundenen Schaffung des neuen Berufsbildes „Pflegefachfrau/Pflegefachmann“ hat die Bundesregierung auf gesellschaftliche Wandlungsprozesse und damit einhergehende Herausforderungen reagiert (vgl. Bundesministerium für Gesundheit 2024). So erfolgt „[z]um ersten Mal in der Geschichte der Pflegeberufe […] eine Aufwertung des selbstständigen Verantwortungsbereichs der Pflege, indem vorbehaltene Aufgaben gesetzlich definiert werden.“ (Fachkommission 2020a, S. 6)

Aus diesen Anforderungen heraus entfaltet sich die besondere Bedeutsamkeit der Praxisanleitung, welche als ein wesentliches Element im Prozess der Entwicklung von pflegeberuflicher Handlungskompetenz herausgestellt werden kann (vgl. Cantiani 2019, S. 282 f.). Dies zeigt sich auch in der nach § 6 Abs. 3 PflBG geforderten Anleitung im Umfang von mindestens 10 % der während eines Einsatzes zu leistenden praktischen Ausbildungszeit.

Praxisanleitende nehmen dabei die Aufgabe wahr, Auszubildende schrittweise bei ihrem Kompetenzerwerb sowie ihrer individuellen Kompetenzentwicklung zu unterstützen und diesen Prozess regelmäßig einer Beurteilung zu unterziehen (vgl. Jürgensen/Dauer 2021, S. 24 f.; § 4 PflAPrV). Sie stehen in diesem Zusammenhang vor der Herausforderung, einem multiplen Rollenverständnis mit teils differenten Anforderungen zu begegnen. So sind Praxisanleitende häufig zugleich „Beurteilende, Wertevermittelnde, […] Personalentwickler/-innen, zentrale Ansprechpartner/-innen und Netzwerker/-innen.“ (Klein et al. 2021, S. 39)

Im Rahmen dieser Funktionen übernehmen sie eine Schlüsselrolle, den Kompetenzentwicklungsprozess der Auszubildenden zu begleiten, zu fördern und zu bewerten (vgl. Jürgensen/Dauer 2021, S. 24 f.). Die Ausgestaltung dieser Tätigkeit und die damit verbundene Verantwortung erfordert auf Seiten der Anleitenden einerseits eine intensive Auseinandersetzung mit den in der Ausbildungs- und -Prüfungsverordnung ausgewiesenen Kompetenzen (vgl. Anlage 1–4 PflAPrV) sowie deren Einordnung in weitere Bedeutungszusammenhänge, welche insbesondere innerhalb der Rahmenausbildungspläne (vgl. Fachkommission 2020b) verdeutlicht werden. Andererseits besitzen Anleitende selbst ein Verständnis vom Kompetenzbegriff und den damit einhergehenden Implikationen, welches reflexiv unter Einbezug der oben genannten „formalen“ Anforderungen und Verständnisweisen zugänglich gemacht werden muss.

Der vorliegende Beitrag fasst zunächst differente Verständnisweisen des Kompetenzbegriffes und der sich daraus ergebenden Folgerungen zusammen, um im Anschluss daran pflegeberufliche Differenzierungen und Weiterentwicklungen zu diskutieren. Abschließend werden die sich ergebenden Spannungsfelder der Kompetenzeinschätzung, in welchen sich die Praxisanleitenden im Rahmen ihrer Tätigkeit bewegen, offen gelegt und einer kritisch-reflexiven Analyse zugeführt.

2 Kompetenzverständnisse im Kontext (pflege)beruflicher Bildung

2.1 Einordnung und Rahmung des Kompetenzbegriffes

„Ein endgültiges Kompetenzverständnis, eine abschließende Kompetenzdefinition kann und wird es nicht geben; wer darauf hofft, hofft vergebens.“ (Erpenbeck/Grote/Sauter 2017, S. XII) Trotz dieser Aussage hat sich der Kompetenzbegriff im Diskurs beruflicher Bildung zu einer der meistgenutzten und populärsten Kategorie entwickelt (vgl. Pirker 2019, S. 23). Dabei findet sich keine originär pädagogische Begriffsherkunft, da die ersten wissenschaftlichen Auseinandersetzungen auf den Linguisten Avram Noam Chomsky zurückzuführen sind, welcher Kompetenz vom Begriff der Performance abgrenzt. Letztgenannte umfasst das beobachtbare Verhalten, innerhalb dessen eine Kompetenz sichtbar wird (Chomsky 1978, S. 14). Hieraus ergibt sich die Folgerung, dass Kompetenzen per se nicht direkt „gemessen“ werden können, sondern ein entsprechender Rückschluss auf Grundlage des beobachteten Verhaltens von Nöten ist (vgl. Fischer 2020, S. 264).

Mittlerweile findet sich eine breite Rezeption des Kompetenzbegriffes in verschiedenen Kontexten. Mulder (2007, S. 8) betont in diesem Zusammenhang die dem Kompetenzbegriff inhärente Doppelbedeutung von Fähigkeiten auf der einen und damit verbundenen Zuständigkeiten sowie Befugnissen auf der anderen Seite.

Die pädagogischen Anschlüsse an diese Grundannahmen weisen verschiedene Ausdifferenzierungen auf, wobei grundlegend zwischen einem eher kognitionsorientierten und einem handlungsorientierten Kompetenzverständnis unterschieden werden kann. Während Weinert (2014, S. 27 f.) mit seiner Auffassung von Kompetenz als die „bei Individuen verfügbaren oder durch sie erlernbaren kognitiven Fähigkeiten und Fertigkeiten, um bestimmte Probleme zu lösen, sowie die damit verbundenen motivationalen, volitionalen und sozialen Bereitschaften und Fähigkeiten um die Problemlösungen in variablen Situationen erfolgreich und verantwortungsvoll nutzen zu können“ primär kognitive

Fähigkeiten und Fertigkeiten hervorhebt, findet sich bspw. bei Roth (1971) die Absicht, Mündigkeit als Kompetenz zu interpretieren, welche sich wiederum in den Dimensionen von Sach-, Sozial- und Selbstkompetenz entfaltet (vgl. Roth 1971, S. 180; Greb/Barre 2024, S. 172).

Reetz (1999) entwickelte diese Ideen unter berufspädagogischer Perspektive weiter zu einem Modell beruflicher Handlungskompetenz, die sich in die Dimensionen Selbst-, Sach-, Methoden- und Sozialkompetenz untergliedert.

Das Verständnis von Kompetenz als mehrdimensionales Konstrukt dient auch heute noch als Orientierungsrahmen im Diskurs beruflicher Bildung (vgl. Euler 2020, S. 207 f.). Prominentes Beispiel hierfür ist das Kompetenzstrukturmodell der KMK (2021), welches berufliche Handlungskompetenz „als die Bereitschaft und Befähigung des Einzelnen, sich in beruflichen, gesellschaftlichen und privaten Situationen sachgerecht durchdacht sowie individuell und sozial verantwortlich zu verhalten" (KMK 2021, S. 15) ausweist. Handlungskompetenz wird dabei in Anlehnung an Roth (1971) in Fach-, Sozial- und Selbstkompetenz dimensioniert.

Neben den genannten Strukturmodellen finden sich auch Modelle, die insbesondere die Kompetenzentwicklung sowie das Erlangen differenter Niveaustufen von Kompetenz fokussieren[1] (vgl. u. a. Dreyfus/Dreyfus 1980). Genannte Modelle weisen eine vertikale Stufung auf und unterstützen dabei, den Verlauf des Kompetenzerwerbs in den Blick zu nehmen. Kompetenzentwicklung meint in diesem Zusammenhang das schrittweise Erreichen der nächst höheren Niveaustufe (vgl. Fischer 2020, S. 269 f.). Neuere Definitionen von Kompetenz greifen diesen Aspekt auf und betonen explizit auch die Bedeutung der Selbstorganisation im Rahmen von Kompetenzentwicklungsprozessen (vgl. Erpenbeck/Grote/Sauter 2017, S. XXIII f.).

Die zuvor genannten Vorstellungen entfalten durch die Entwicklung entsprechender Qualifikationsrahmen auch bildungspolitische Relevanz. So wurde 2008 der Europäische Qualifikationsrahmen (EQR) als ein „Übersetzungsinstrument [entwickelt], das nationale Qualifikationen europaweit verständlich macht und so die Mobilität von Beschäftigten und Lernenden und deren lebenslanges Lernen fördert." (Bundesministerium für Bildung und Forschung 2024a) Die nationale Erweiterung und Konkretisierung dieses Qualifikationsrahmens zeigt sich in Form eines Deutschen Qualifikationsrahmens (DQR), „welcher vier (statt drei ´Säulen') aus (Wissen – Fertigkeiten – Sozialkompetenz – Selbstständigkeit) [umfasst], um die im deutschen Bildungssystem angestrebten Lernergebnisse angemessen darzustellen" (Bundesministerium für Bildung und Forschung 2024a).

Vor dem hier skizzierten Hintergrund kann grundsätzlich angenommen werden, dass sich das Credo der Kompetenzentwicklung als „inhaltsdidaktischer

1 Pflegeberufliche Anschlüsse und Weiterentwicklungen finden sich in Kapitel 2.2 dieses Aufsatzes.

Leitbegriff" (Frank 2013, S. 1) beruflicher Bildung branchen- und disziplinenübergreifend etabliert hat. Im nächsten Kapitel werden daher daran anschließende pflegeberufliche Ausdifferenzierungen und Weiterentwicklungen diskutiert.

2.2 Pflegeberufliche Anschlüsse und Weiterentwicklungen

Die generalistische Pflegeausbildung ist darauf ausgerichtet, „die für die selbstständige, umfassende und prozessorientierte Pflege von Menschen aller Altersstufen in akut und dauerhaft stationären sowie ambulanten Pflegesituationen erforderlichen fachlichen und personalen Kompetenzen" (§ 5 Abs. 1 PflBG) zu entwickeln.

Zur Erreichung dieser übergeordneten Zielstellung werden in der Pflegeberufe-Ausbildungs- und -Prüfungsverordnung insgesamt fünf Kompetenzbereiche ausgewiesen (vgl. Anlage 1–4 PflAPrV). *Tabelle 1* fasst diese Bereiche zusammen.

Tab. 1: Kompetenzbereiche generalistischer Pflegeausbildung (in Anlehnung an: Kaufhold/Weyland 2024, S. 324)

Kompetenzbereich	Inhaltlicher Schwerpunkt	
Kompetenzbereich I	**Pflegeprozesse und Pflegediagnostik** in akuten und dauerhaften Pflegesituationen verantwortlich planen, organisieren, gestalten, durchführen, steuern und evaluieren	Mikroebene
Kompetenzbereich II	**Kommunikation und Beratung** personen- und situationsorientiert gestalten	
Kompetenzbereich III	**Intra- und interprofessionelles Handeln** in unterschiedlichen systemischen Kontexten verantwortlich gestalten und mitgestalten	Mesoebene
Kompetenzbereich IV	Das eigene Handeln auf der Grundlage von **Gesetzen, Verordnungen und ethischen Leitlinien** reflektieren und begründen	Makroebene
Kompetenzbereich V	Das eigene Handeln auf der Grundlage von **wissenschaftlichen Erkenntnissen und berufsethischen Werthaltungen und Einstellungen** reflektieren und begründen	

Die Kompetenzbereiche lassen sich jeweils einer Makro-, Meso- und Mikroebene zuordnen. Theoretischer Bezugsrahmen hierfür ist das ökosystemische Entwicklungsmodell nach Bronfenbrenner (1981), wonach sich menschliche Entwicklung als ein wechselseitiger Prozess zwischen dem Individuum und seiner Umwelt vollzieht. Die im Rahmen dieses Prozesses einwirkenden Einflussfaktoren lassen sich dabei u. a. innerhalb eines Mikro-, Meso-, und Makrosystems klassifizieren (vgl. Bronfenbrenner 1981, S. 37–42).

In diesem Zusammenhang lassen sich insbesondere die in *Tabelle 1* ausgewiesenen Kompetenzbereiche I und II auf einer Mikroebene anordnen, da sie v. a. bei der direkten Versorgung zu pflegender Menschen im Kontext des Pflegeprozesses und der damit verbundenen vorbehaltenen Tätigkeiten (§ 4 PflBG) Relevanz entfalten (vgl. Fachkommission 2020b, S. 17; Jürgensen/Dauer 2021, S. 29 f.).

Kompetenzbereich III fokussiert einerseits die Zusammenarbeit im Pflegeteam und andererseits jene mit anderen Berufsgruppen im organisatorisch-institutionellen Kontext, wonach sich eine Zuordnung auf Mesoebene ergibt (vgl. Fachkommission 2020b, S. 17).

Die Kompetenzbereiche IV und V hingegen sind auf einer höheren Ebene (Makroebene) angesiedelt, da sie Rahmenbedingungen pflegerischen Handelns unter Bezugnahme auf wissenschaftliche, ethische, rechtliche, ökologische wie ökonomische Faktoren in den Blick nehmen und eine entsprechende Reflexion einfordern (vgl. Fachkommission 2020b, S. 17).

Da die genannten Kompetenzbereiche in ihrer Formulierung einen hohen Grad an Abstraktheit aufweisen, finden sich zu jedem Bereich Schwerpunkte zur näheren Konkretisierung (vgl. Anlage 1–4 PflAPrV). Jeder Schwerpunkt enthält wiederum bis zu acht Kompetenzen, welche in Form von Kleinbuchstaben angeordnet sind. *Abbildung 1* fasst das beschriebene Zusammenspiel von Kompetenzbereichen, -schwerpunkten sowie konkreten Kompetenzen zusammen.

Abb. 1: Systematisierung der Kompetenzen nach PflAPrV (Jürgensen/Dauer 2021, S. 33)

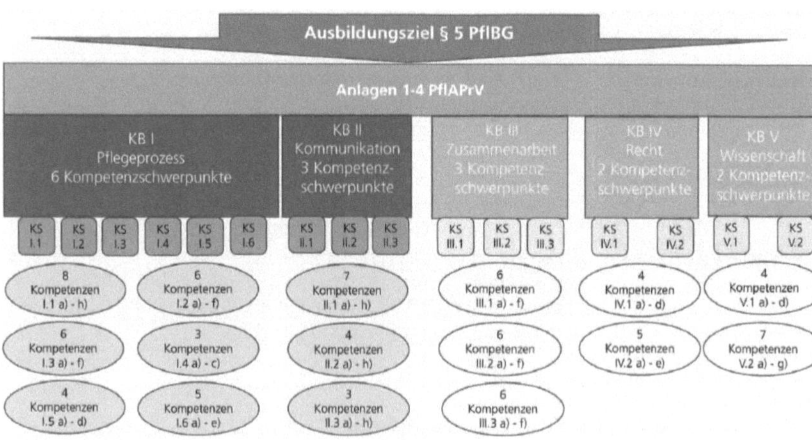

Die bundeseinheitlichen Rahmenpläne (Fachkommission 2020a, b) konkretisieren das Prinzip der Kompetenzorientierung zur Gestaltung der theoretischen und praktischen Pflegeausbildung weiter: „Kompetenzen werden in diesem Kontext nicht als abstrakte Befähigungen verstanden, sie sind vielmehr anforderungsorientiert formuliert und deutlich auf komplexe Pflege- und Berufssituationen ausgerichtet.“ (Fachkommission 2020b, S. 12) Die Rahmenpläne weisen dabei eine entwicklungslogische Strukturierung[2] auf, welche sich in der Anordnung der Curricularen Einheiten, in der Planung der Praxisansätze und der damit verbundenen steigenden situativen Anforderungen zeigt (vgl. Fachkommission 2020b, S. 16 ff.).

In Anlehnung an die Arbeiten von Dütthorn (2014) sowie Darmann-Finck/Glissmann (2011) orientiert sich die Fachkommission dabei an einem dispositionalen Kompetenzverständnis, d. h. Kompetenzen sind als Tiefenstrukturen immer auch an das Individuum gebunden und weisen eine Kontextabhängigkeit auf (vgl. Fachkommission 2020a, S. 13 f.). Erst die Performanz in Form einer konkreten Handlung „verleiht der Kompetenz ihren tatsächlichen Ausdruck“ (Bohrer/Walter 2020, S. 53) und eröffnet somit die Möglichkeit ihrer Wahrnehmung und Einschätzung.

Im Rahmen eines „Zwiebelmodells“ erläutern Bohrer und Walter (2020, S. 54) am Beispiel der Durchführung einer pflegerischen Einzelhandlung verschiedene Ausprägungsgrade von Kompetenz, welche in sechs Dimensionen von „sehr hoch ausgeprägt“ bis „nicht vorhanden“ einer Beurteilung zugeführt werden kann.

Weitere Möglichkeiten zur pflegerischen Kompetenzerfassung und -bewertung finden sich im Rahmen von Modellprojekten wie bspw. „TEMA: Entwicklung und Erprobung von technologieorientierten Messinstrumenten zur Feststellung der beruflichen Handlungskompetenz in der Pflege älterer Menschen“ (Döring et al. 2016) der Forschungsinitiative ASCOT+[3]. Zur Erfassung beruflicher Handlungskompetenz in der Altenpflege wurde im Rahmen des genannten Forschungsprojektes ein technologiebasiertes Erhebungsinstrument konstruiert und mittels einer Kalibrierungsstudie mit rund 400 Auszubildenden im dritten Ausbildungsjahr getestet (vgl. Döring et al. 2016, S. 117–125). Dabei wurden zwölf curricular gestützte berufliche Handlungssituationen aus unterschiedlichen Versorgungssettings videografisch umgesetzt und mit insgesamt 82 Testaufgaben einer Bearbeitung zugeführt. Das Projekt fokussierte dabei v. a. die Ausprägung praktisch-technischer, diagnostisch-reflexiver sowie interaktiv-kommunikativer Kompetenz (Döring et al. 2016, S. 119–124). Im Rahmen von Dokumentenanalysen und Expert:innenbefragungen wurde mittlerweile ein Transferkonzept zur Übertragung des Messinstruments auf andere Berufsgruppen erarbeitet (vgl. Döring et al. 2016, S. 127 f.).

Ein weiteres Instrument, welches im Kontext der Kompetenzeinschätzung zum Einsatz kommen kann, ist „SeRPA: Selbstreflexionsbogen in der praktischen

2 Pflegeberufliche Kompetenzentwicklungsmodelle finden sich bspw. bei Benner (2022) sowie Olbrich (2023).

3 In den vom Bundesministerium für Bildung und Forschung geförderten Projekten wurden digitale Messinstrumente für berufliche und berufsübergreifende Kompetenzen in drei verschiedenen Berufsfeldern entwickelt (vgl. Bundesministerium für Bildung und Forschung 2024b).

Ausbildung“ (Kraske/Niemann/Fehling 2016). Auf Grundlage des Pflegekompetenzmodells nach Olbrich (1999) fokussiert SeRPA mittels vorgegebener Fragen v. a. die Selbstreflexion von Auszubildenden, welche durch externe Einsichten noch ergänzt wird. Dadurch kann eine systematisch-strukturierte Auseinandersetzung mit pflegeberuflichen Situationen inkl. der Ableitung möglicher Handlungsalternativen erfolgen (vgl. Kraske/Niemann/Fehling 2016, S. 191–194).

Ebenfalls finden sich aktuell Konzepte zur standardisierten Kompetenzfeststellung im Rahmen von Prüfungen. „OSCE: Objective Structured Clinical Examinations“ (Schlegel 2023) stellt dabei ein flexibles Testformat dar, um mittels verschiedener Stationen sowie standardisierten Patient:innen die klinische Kompetenz von Pflegestudierenden zu überprüfen. In diesem Zusammenhang ist auch das Projekt „KoprA: Entwicklung (digital gestützter) kompetenzorientierter praktischer Abschlussprüfungen“ (Raschper 2024) hervorzuheben. Hierbei wurden in der Zusammenarbeit mit Pflegeschulen digital gestützte Prüfungsszenarien für die praktische Abschlussprüfung entwickelt.

Auffallend ist zudem die Weiterentwicklung und Ausdifferenzierung verschiedener pflegeberuflicher Kompetenzen, wie z. B. emotionaler Kompetenz (Stamouli et al. 2009), empathischer Kompetenz (Rößler 2017; Klimasch 2021), Ethikkompetenz (Riedel et al. 2017) oder Bewältigungskompetenz (Wittmann/Weyland/Warwas 2020).

Bei allen Bemühungen, Kompetenzen zu fokussieren, diese zu beschreiben, zu erfassen und zu bewerten, sollte nicht vernachlässigt werden, dass Kompetenzen per se wertoffene Konstrukte sind, die einer bildungstheoretischen Rahmung bedürfen. Ohne einen solch übergeordneten Orientierungs- und Begründungsrahmen besteht die Gefahr einer instrumentellen Vereinnahmung der Auszubildenden (vgl. Euler 2020, S. 209 f.). Diesen Aspekt zu reflektieren ist auch Aufgabe von Praxisanleitenden, die sich täglich im Spannungsfeld von Kompetenz und Bildung bewegen.

3 Praxisanleitende und die Einschätzung von Kompetenzen

3.1 Bedeutung der Praxisanleitenden

Praxisanleitende nehmen im Rahmen von Kompetenzeinschätzungsprozessen multiple Aufgaben wahr, welche über die Anleitung der Auszubildenden in einer konkreten Pflegesituation hinausgehen. So müssen sie im Rahmen verschiedener Gesprächssituationen die Lern- und Erfahrungsstände der Auszubildenden erheben und auf dieser Grundlage gemeinsame kompetenzorientierte Ziele für den jeweiligen Praxiseinsatz entwickeln, zu deren Erreichung die Gestaltung einer entsprechenden Lernumgebung sowie die Formulierung von Arbeits- und

Lernaufgaben Voraussetzung ist (vgl. Bohrer/Walter 2020, S. 16; Klein et al. 2021, S. 16 f.). Hinzu kommen notwendige Abstimmungen mit anderen, an der Ausbildung beteiligten Akteur:innen, wie bspw. der Pflegeschule oder den Mitgliedern des Pflegeteams.

Innerhalb von Praxisanleitungen werden verschiedene Formen des „arbeitsverbundenen und arbeitsgebundenen Lernens“ (Bohrer/Walter 2020, S. 27 f.) zur Förderung des Kompetenzerwerbes der Auszubildenden realisiert. Dies umfasst neben der geplanten und systematisch strukturierten Anleitungszeit in Form von Demonstrationen, Beobachtungen, Reflexionen und Lernberatungen auch weitere Nachbesprechungen, bspw. in Form von Supervisionen (vgl. Jürgensen/Dauer 2021, S. 43 f.).

Neben den gezielt initiierten und strukturierten Anleitungsszenarien existieren ebenso Phasen impliziten und informellen Lernens, d. h. Auszubildende nehmen beiläufig wahr, wie Praxisanleitende bestimmten Situationen begegnen und wie sie diese einschätzen und bewerten. Diese Wahrnehmung und die ggf. damit verbundene Aneignung geschieht häufig unbewusst und weist daher grundsätzlich einen anderen Charakter als bewusst intendierte Lern- und Anleitungsprozesse auf (vgl. Bohrer/Walter 2020, S. 22). Hieraus ergibt sich, dass Praxisanleitende ein hohes Maß an Reflexionskompetenz benötigen, um eigene Verständnisweisen zu hinterfragen und somit eine Wechselseitigkeit von formellen und informellen Aneignungsprozessen anzubahnen.

Neben der Förderung des Kompetenzerwerbes muss dieser auch einer Beurteilung und Bewertung unterzogen werden. Dies erfolgt in der Regel in Form von Zwischen- und Abschlussgesprächen sowie in Prüfungen unter Zuhilfenahme von Selbst- und Fremdeinschätzungsbögen.[4] Die entsprechenden Resultate sind Grundlage für das Führen des Ausbildungsnachweises sowie die Vergabe einer Note. Ausgangspunkte für die Kompetenzeinschätzung der Auszubildenden können variieren und bspw. von einer konkreten Pflegesituation ausgehen, situationsübergreifend erfolgen oder sich direkt an ausgewählten Kompetenzen orientieren (vgl. Bohrer/Walter 2020, S. 58).

Damit Auszubildende nicht auf das Vorhandensein bzw. Nicht-Vorhandensein bestimmter Kompetenzen reduziert werden, müssen Anleitende die Förderung des Kompetenzerwerbs durch ein übergeordnetes Bildungsverständnis legitimieren. Hierüber erhalten Auszubildende in Anlehnung an Klafki (1993) die Möglichkeit, „Reflexionsfähigkeit, Mündigkeit, Emanzipation sowie Selbst-Mitbestimmungs- und Solidaritätsfähigkeit“ (Fachkommission 2020, S. 12) zu entwickeln. Ein auf Emanzipation ausgerichtetes Bildungsverständnis verlangt das Denken in Widersprüchen sowie die Aufdeckung und Reflexion der Eingebundenheit in Macht- und Herrschaftsstrukturen. Bildung ist somit eng mit der individuellen Persönlichkeitsentwicklung der Auszubildenden verwoben

4 Eine Übersicht an Instrumenten findet sich bspw. bei Jürgensen/Dauer (2021, S. 88–98).

(vgl. Ertl-Schmuck 2010, S. 68). Die Verbindung zwischen Kompetenzorientierung auf der einen und einem Bildungsanspruch auf der anderen Seite kann dabei nicht spannungsfrei vollzogen werden, sondern bedarf einer entsprechenden Offenlegung und Reflexion.

3.2 Kritische Implikationen und Spannungsfelder

Aus empirischen Studien ist bereits bekannt, dass Praxisanleitende sich im Rahmen der Ausübung ihrer Tätigkeit in Spannungsfeldern, wie bspw. zwischen Rollenklarheit und Rollendiffusität (vgl. Schlosser 2021) oder zwischen Anspruch und Wirklichkeit (vgl. Kersting 2016), bewegen.

Insbesondere die Anleitungsform der „benoteten Inszenierung“ (Schlosser 2021, S. 140) formiert die Anleitung per se als Prüfungssituation, was bei den Auszubildenden zu Angst vor Fehlern führen kann (vgl. Hane/Anselmann/Strupeit 2022, S. 65 f.). Die Anleitenden, welche noch zuvor gemeinsam mit den Auszubildenden eine Pflegesituation gestaltet haben, befinden sich nun unweigerlich in einer primär beobachtenden und auch kontrollierenden Position, um als Experte bzw. Expertin die pflegerischen Kompetenzen des:der Auszubildenden einzuschätzen. Anleitende werden somit zu Kompetenzdiagnostiker:innen, die die Optimierungsmöglichkeiten der Auszubildenden ausloten. Dabei liegt die Definitionsmacht dessen, was eine Kompetenz ausmacht, primär in der Hand der Anleitenden (vgl. Traue 2020, S. 63 ff.).

Problematisch in diesem Zusammenhang ist zudem die Gefahr ökonomischer Verrohung, v.a. dann, wenn Kompetenzmessungen im Zusammenhang zum kybernetischen Regelkreis entfaltet werden: „Damit Kompetenzen ermittelt werden können, ist die Festlegung eines Kompetenzprofils, bezeichnet auch als ‚Kompetenzmodell‘, notwendig. Dieses beschreibt das theoretische ‚Soll-Profil‘. Die durchgeführte Messung der Soll-Kompetenzen charakterisiert nach der Analyse wiederum das ‚Ist-Profil‘ bzw. deren Abweichung vom Teilnehmer. […] Aufgrund der gemessenen Abweichung wird ein Entwicklungsplan […] der defizitären bzw. zu fördernden Kompetenzen für den Auszubildenden erstellt.“ (Ries 2020, S. 28) Genanntes Zitat suggeriert ein Verständnis von Auszubildenden als Maschine, welche eingestellt, korrigiert und optimiert werden muss. Übertragen Auszubildende diese Logik unbewusst auf die zu pflegenden Menschen, besteht auch in diesem Kontext die Gefahr eines reduktionistischen und defizitär ausgerichteten Blickes. Eine Ursache dieser beschriebenen Abhak- und Optimierungslogik kann sein, dass Bildungsfragen keinen Eingang mehr in den Diskurs finden bzw. eine Vernachlässigung erfahren. Es besteht somit das Risiko, dass Auszubildende unter einer defizitär orientierten Betrachtungsweise nicht mehr als mündige Subjekte mit bereits vorhandenen Potenzialen und vielfältigen Entwicklungsmöglichkeiten angesehen werden.

Problematisierend hinzu kommen die prinzipielle Unbestimmtheit des Kompetenzbegriffes, eine Zunahme an „Bindestrich-Kompetenzen“ (Cortina 2016, S. 29), die zum Teil fehlende Operationalisierung von Kompetenzen sowie eine kontextabhängige Dynamik dieser. Genannte Faktoren erschweren eine Abbildbarkeit dessen, was eigentlich gerade beobachtet und eingeschätzt wurde und welche Folgerungen sich nun daraus ergeben. Dies steht u. U. der Erwartung von Auszubildenden entgegen, welche sich eine faire und transparente Einschätzung ihrer Leistungen wünschen (Olden et al. 2023, S. 253 f.).

In diesem Zusammenhang kann der Bildungsbegriff keine einfache Lösung des hier thematisierten Problembereiches herbeiführen, aber er kann Reflexionsmöglichkeiten eröffnen und somit eine Offenlegung und Bearbeitung der erlebten Spannungen fördern. So können bspw. durch die Orientierung an einem subjektorientierten Bildungsbegriff (vgl. Ertl-Schmuck 2022) Praxisanleitende Anteile ihres persönlichen Unterworfen-Seins im Rahmen von Kompetenzeinschätzungsprozessen offenlegen: Einerseits müssen sie sich an gesetzliche Vorgaben (z. B. vorgegebene Kompetenzen, Ablauf von Prüfungen) halten, was wiederum Druck erzeugt, die eigene Anleitungsleistung über verschiedene Wege sichtbar und damit nachweisbar zu machen. Andererseits sind Anleitende den Erwartungen von Pflegeschule und den Pflegeauszubildenden an eine Kompetenzeinschätzung sowie den damit verbundenen Rollenzuschreibungen ausgesetzt. Hinzu kommen die Abhängigkeit in der organisatorischen Umsetzung der Anleitung (z. B. Berücksichtigung im Dienstplan) sowie die Einbettung in das Pflegeteam und die dort vorherrschenden Pflege- und Ausbildungsverständnisse. Weiterhin sind die Anleitenden der Diffusität des Kompetenzbegriffes und den damit verbundenen Eigenschaften von Kompetenz unterworfen (u. a. Mehrdimensionalität, Dynamik, Tiefenstrukturen), die einer vollständigen Erfassung entgegenstehen.

Dennoch gibt es Handlungsmöglichkeiten, um der eigenen Unterworfenheit zu begegnen. So können Anleitende ihre eigene Rolle ausgestalten, indem sie persönliche Erfahrungen und Erwartungen offenlegen und sich hierüber mit den Auszubildenden, den Lehrpersonen, aber auch dem Pflegeteam austauschen. Weiterhin haben sie die Möglichkeit, anregende Lernumgebungen zu schaffen und Anleitungssituationen auch methodisch angemessen umzusetzen. Die Formulare zur Einschätzung von Kompetenzen können durch die Anleitenden selbst gestaltet werden – idealerweise auch in Zusammenarbeit mit der Pflegeschule sowie den Auszubildenden. Unabdingbar sind dabei die Offenlegung des eigenen Kompetenzverständnisses und die Erkenntnis, wie dieses Verständnis sich möglicherweise herausgebildet hat.

Ein subjektorientiertes Bildungsverständnis kann als übergeordneter Reflexionsrahmen einerseits die Ausrichtung von Kompetenzen sowie deren inhaltliche Ausgestaltung formen und andererseits die Anleitenden beim Finden ihrer eigenen Rolle und der Ausgestaltung von Kompetenzeinschätzungen unterstützen. So werden Spannungsfelder überhaupt erst sicht- und somit auch bearbeitbar.

4 Zusammenfassung und Ausblick

Der vorliegende Beitrag macht die besondere Bedeutung der Praxisanleitung im Prozess der Entwicklung pflegeberuflicher Handlungskompetenz sichtbar. Anleitende nehmen eine Schlüsselrolle in der Erhebung, Anbahnung und Weiterentwicklung von Kompetenzen ein. Sie folgen dabei den formalen Vorgaben des Pflegeberufegesetzes sowie der Pflegeberufe-Ausbildungs- und -Prüfungsverordnung. Auch die Rahmenpläne der Fachkommission (2020b) bieten eine Unterstützung dabei, die gesetzlichen Vorgaben in die Pflegeausbildungspraxis zu transformieren.

Gleichzeitig besitzen Praxisanleitende Gestaltungsspielräume, um die Kompetenzentwicklung der Auszubildenden einzuschätzen. Dabei bewegen sie sich unweigerlich in Spannungsverhältnissen, welche auch in der Unbestimmtheit des Kompetenzbegriffes begründet liegen. Eine kompetenzorientierte Ausbildung erfordert immer auch die Notwendigkeit eines übergeordneten Bildungsverständnisses, da sonst die Gefahr eines zweckrationalen reduktionistischen Blickes auf die Auszubildenden besteht. So ist es unabdingbar, sich bei der Formulierung der anzubahnenden Kompetenzen an handlungsleitenden Werten und Einstellungen zu orientieren (vgl. Frank 2013, S. 3 f.). Dieser Anspruch muss bereits in die Weiterbildung der Praxisanleitenden einfließen, um von Anfang an die Chance zu eröffnen, Bildung und Kompetenz als untrennbar miteinander verbunden zu begreifen.

Literatur

Benner, Patricia (2022): Stufen zur Pflegekompetenz. From Novice to Expert. 3., unveränderte Auflage. Göttingen: Hogrefe.

Bohrer, Annerose/Walter, Anja (2020): Die neue Pflegeausbildung gestalten: eine Handreichung für Praxisanleiterinnen und Praxisanleiter. Herausgegeben im Rahmen der Projekte NEKSA & CURAP, gefördert durch das Ministerium für Soziales, Gesundheit, Integration und Verbraucherschutz in Brandenburg und die Senatsverwaltung für Gesundheit, Pflege und Gleichstellung in Berlin. Cottbus.

Bronfenbrenner, Urie (1981): Die Ökologie der menschlichen Entwicklung. Natürliche und geplante Experimente. Stuttgart: Klett-Cotta.

Bundesministerium der Justiz (2017): Gesetz über die Pflegeberufe. Pflegeberufegesetz. www.gesetze-im-internet.de/pflbg/ (Abfrage: 30.05.2024).

Bundesministerium der Justiz (2018): Ausbildungs- und Prüfungsverordnung für die Pflegeberufe. Pflegeberufeausbildungs- und Prüfungsverordnung. www.gesetze-im-internet.de/pflaprv/BJNR157200018.html (Abruf: 30.05.2024).

Bundesministerium für Gesundheit (2024): Pflegeberufegesetz. www.bundesgesundheitsministerium.de/pflegeberufegesetz/faq-pflegeberufegesetz.html (Abruf: 01.06.2024).

Bundesministerium für Bildung und Forschung (2024a): Der DQR. www.dqr.de/dqr/de/der-dqr/dqr-und-eqr/dqr-und-eqr_node.html (Abruf: 01.06.2024).

Bundesministerium für Bildung und Forschung (2024b): Forschungs- und Transferinitiative ASCOT+. www.bmbf.de/bmbf/de/bildung/berufliche-bildung/foerderinitiativen-und-programme/berufsbildungsforschung/forschungs-und-transferinitiative-ascot/forschungs-und-transferinitiative-ascot_node.html (Abruf: 03.06.2024).

Cantiani, Cornelia (2019): Motivation von Praxisanleitenden. In: Psych Pflege, 25, H. 6, S. 281–286.

Chomsky, Noam (1978): Aspekte der Syntax-Theorie. Frankfurt am Main: Suhrkamp.

Cortina, Kai S. (2016): Kompetenz, Bildung und Literalität. Anmerkungen zum Unbehagen der Pädagogik mit zentralen Konzepten der empirischen Bildungsforschung. In: Blömeke, Sigrid/Caruso, Marcelo/Reh, Sabine/Salaschek, Ulrich/Stiller, Jurik (Hrsg.): Traditionen und Zukünfte. Beiträge zum 24. Kongress der Deutschen Gesellschaft für Erziehungswissenschaft. Opladen u. a.: Barbara Budrich, S. 29–42.

Darmann-Finck, Ingrid/Glissmann, Gerlinde (2011): Kompetenzdiagnostik im Berufsfeld Pflege. In: Pflege, 24, H. 3, S. 195–204.

Döring, Ottmar/Weyland, Ulrike/Wittmann, Eveline/Nauerth, Annette/Hartig, Johannes/Kaspar, Roman et al. (2016): Technologiebasierte Messung beruflicher Handlungskompetenz in der Pflege älterer Menschen. Kompetenzmodellierung und Testverfahrensentwicklung. In: Dietzen, Agnes/Nickolaus, Reinhold/Rammstedt, Beatrice/Weiß, Reinhold (Hrsg.): Kompetenzorientierung. Berufliche Kompetenzen entwickeln, messen und anerkennen. Bielefeld: W. Bertelsmann Verlag GmbH & Co. KG, S. 117–132.

Dreyfus, Hubert L./Stuart E. Dreyfus (1980): A Five-Stage Model of the Mental Activities Involved in Directed Skill Acquisition. Berkeley: University of California, Operations Research Center.

Dütthorn, Nadin (2014): Pflegespezifische Kompetenzen im europäischen Bildungsraum. Eine empirische Studie in den Ländern Schottland, Schweiz und Deutschland. Osnabrück: V&R unipress.

Erpenbeck, John/Rosenstiel, Lutz von/Grote, Sven/Sauter, Werner (2017): Handbuch Kompetenzmessung. Erkennen, verstehen und bewerten von Kompetenzen in der betrieblichen, pädagogischen und psychologischen Praxis. 3. überarbeitete und erweiterte Auflage. Stuttgart: Schäffer-Poeschel.

Ertl-Schmuck, Roswitha (2010): Subjektorientierte Pflegedidaktik. In: Ertl-Schmuck, Roswitha/Fichtmüller, Franziska (Hrsg.): Theorien und Modelle der Pflegedidaktik. Eine Einführung. Weinheim und München: Juventa, S. 55–90.

Ertl-Schmuck, Roswitha (2022): Subjektorientierte Pflegedidaktik. In: Ertl-Schmuck, Roswitha/Hänel, Jonas (Hrsg.): Theorien und Modelle der Pflegedidaktik. Eine Einführung. 2., überarbeitete und erweiterte Auflage. Weinheim und Basel: Beltz Juventa, S. 155–201.

Euler, Dieter (2020): Kompetenzorientierung in der beruflichen Bildung. In: Arnold, Rolf/Lipsmeier, Antonius/Rohs, Matthias (Hrsg.): Handbuch Berufsbildung. 3., völlig neu bearbeitete Auflage. Wiesbaden: Springer Fachmedien, S. 205–217.

Fachkommission nach § 53 Pflegeberufegesetz (2020a): Begleitmaterialien zu den Rahmenplänen der Fachkommission nach § 53 PflBG. Online: www.bibb.de/dienst/publikationen/de/16613 (Abruf: 27.05.2024).

Fachkommission nach § 53 Pflegeberufegesetz (2020b): Rahmenpläne der Fachkommission nach § 53 PflBG. Rahmenlehrpläne für den theoretischen und praktischen Unterricht. Rahmenausbildungspläne für die praktische Ausbildung. Hrsg. v. Bundesinstitut für Berufsbildung. Bonn. www.bibb.de/dienst/publikationen/de/16560 (Abruf: 27.05.2024).

Fischer, Martin (2020): Verfahren der Messung beruflicher Kompetenzen/Kompetenzdiagnostik. In: Arnold, Rolf/Lipsmeier, Antonius/Rohs, Matthias (Hrsg.): Handbuch Berufsbildung. 3., völlig neu bearbeitete Auflage. Wiesbaden: Springer Fachmedien Wiesbaden, S. 263–277.

Frank, Stephen (2013): Kompetente Bildung oder eingebildete Kompetenz? Kompetenzen als inhaltsdidaktische Leitgröße. In: Magazin erwachsenenbildung.at, 20, H. 4, S. 1–9.

Greb, Ulrike/Barre, Kirsten (2024): Lernen – Bildung – Kompetenz. In: Ertl-Schmuck, Roswitha/Hänel, Jonas/Fichtmüller, Franziska (Hrsg.): Pflegedidaktik als Disziplin. Eine systematische Einführung. 2., überarbeitete und erweiterte Auflage. Weinheim und Basel: Beltz Juventa, S. 154–178.

Hane, Melanie/Anselmann, Veronika/Strupeit, Steve (2022): Praxisanleitung aus der Perspektive Auszubildender. In: Pflege, 75, H. 1–2, S. 65–67.

Jürgensen, Anke/Dauer, Bettina (2021): Handreichung für die Pflegeausbildung am Lernort Praxis. Hrsg. v. Bundesinstitut für Berufsbildung. Bonn. www.bibb.de/dienst/publikationen/de/17175 (Abruf: 27.05.2024).

Kaufhold, Marisa/Weyland, Ulrike (2024): Prüfen und Bewerten im Kontext kompetenzorientierter Lehr-/Lernprozesse in der Pflegeausbildung. In: Brühe, Roland/von Gahlen-Hoops, Wolfgang (Hrsg.): Handbuch Pflegedidaktik I. Pflegedidaktisch handeln. Stuttgart: Utb, S. 319–346.

Kersting, Karin (2016): Die Theorie des Coolout und ihre Bedeutung für die Pflegeausbildung. Frankfurt am Main: Mabuse.

Klafki, Wolfgang (1993): Neue Studien zur Bildungstheorie und Didaktik. Zeitgemäße Allgemeinbildung und kritisch-konstruktive Didaktik. Weinheim u. a.: Beltz.

Klein, Zoé/Peters, Miriam/Garcia González, D./Dauer, Bettina (2021): Empfehlungen für Praxisanleitende im Rahmen der Pflegeausbildung nach dem Pflegeberufegesetz (PflBG). Hrsg. v. Bundesinstitut für Berufsbildung. Bonn. www.bibb.de/dienst/publikationen/de/17241 (Abruf: 27.05.2024).

Klimasch, Gerlinde (2021): Pflegerische Empathie (lernen) – Sichtweisen von Pflegelernenden. Eine longitudinale qualitative Interviewstudie (Dissertation). Universität Bremen. https://doi.org/10.26092/elib/1537

Kraske, Marlene/Niemann, Bibiane/Fehling, Patrick (2016): Kompetenzentwicklung über Selbstreflexion. In: PADUA, 11, H. 3, S. 191–195.

Mulder, Martin (2007): Kompetenz. Bedeutung und Verwendung des Begriffs in der beruflichen Erstausbildung und Weiterbildung. In: Europäische Zeitschrift für Berufsbildung, 40, H. 1, S. 5–24.

Olbrich, Christa (1999): Pflegekompetenz. Bern u. a.: Hans Huber.

Olbrich, Christa (2023): Pflegekompetenz. 4., überarbeitete und erweiterte Auflage. Bern: Hogrefe.

Olden, Daria/Großmann, Daniel/Dorin, Lena/Meng, Michael/Peters, Miriam/Reuschenbach, Bernd (2023): Die generalistische Pflegeausbildung in Deutschland aus Sicht Auszubildender. In: Pflege, 36, H. 5, S. 249–257.

Pirker, Christian (2019): Der Kompetenzbegriff in der Pflege. In: Österreichische Pflegezeitschrift (ÖPZ), H. 3, S. 23–26.

Raschper, Patrizia (2024): KoprA. Entwicklung (digital-gestützter) kompetenzorientierter praktischer Abschlussprüfungen. Bundesinstitut für Berufsbildung. www.hsbi.de/inbvg/projekte/bildungsforschung/kopra (Abruf: 22.03.2025).

Reetz, Lothar (1999): Schlüsselqualifikationen aus bildungstheoretischer Sicht in der berufs- und wirtschaftspädagogischen Diskussion. In: Arnold, Rolf/Müller, Hans-Joachim (Hrsg.): Kompetenzentwicklung durch Schlüsselqualifikationsförderung. Baltmannsweiler: Schneider Hohengehren, S. 39–54.

Riedel, Annette/Behrens, Johann/Giese, Constanze/Geiselhart, Martina/Fuchs, Gerhard/Kohlen, Helen/Pasch, Wolfgang/Rabe, Marianne (2017): Zentrale Aspekte der Ethikkompetenz in der Pflege. In: Ethik Med, 29, H. 2, S. 161–165.

Ries, Simone Brigitte (2020): Kompetenzmessung in der Gesundheits- und Krankenpflegeausbildung in Anlehnung an das Teilprojekt „TEMA“. Inauguraldissertation. Philosophisch-Theologische Hochschule Vallendar, Pflegewissenschaftliche Fakultät.

Roth, Heinrich (1971): Pädagogische Anthropologie. Hannover u. a.: Schroedel.

Rößler, Manuela (2017): Empathische Kompetenz in der Pflegeausbildung. In: Psych Pflege, 23, H. 3, S. 142–145.

Schlegel, Claudia (2023): OSCE – Kompetenzorientiert Prüfen in der Pflegeausbildung. Berlin, Heidelberg: Springer Berlin Heidelberg.

Schlosser, Daniela (2021): Die Praxisanleitung in der Pflegeausbildung gestalten. Münster: Waxmann.

Stamouli, Elena/Brenninger, Rupert/Bossle, Michael/Gruber, Hans (2009): Förderung emotionaler Kompetenz in der Krankenpflege. In: Psych Pflege, 15, 1, S. 2–7.

Traue, Boris (2010): Kompetente Subjekte: Kompetenz als Bildungs- und Regierungsdispositiv im Postfordismus. In: Kurtz, Thomas/Pfadenhauer, Michaela (Hrsg.): Soziologie der Kompetenz. Wiesbaden: VS Verlag für Sozialwissenschaften, S. 49–67.

Weinert, Franz E. (2014): Leistungsmessungen in Schulen. 3., aktualisierte Auflage. Weinheim und Basel: Beltz.

Wittmann, Eveline/Weyland, Ulrike/Warwas, Julia (2020): Bewältigungs- und Kooperationskompetenzen für die Pflegeausbildung modellieren. Der Ansatz des Forschungsprojekts EKGe. In: BWP, 49, H. 2, S. 38–39.

Kompetenzeinschätzung in der generalistischen Pflegeausbildung – eine Herausforderung für Praxisanleitende

Gloria Lange, Alice Munk & Paula Tscharntke

1 Einleitung

Mit dem Wirksamwerden des Pflegeberufegesetzes (PflBG) im Jahr 2020 werden auch Praxisanleitende mit neuen Anforderungen innerhalb der verschiedenen pflegerischen Settings konfrontiert (vgl. Tschupke/Meyer 2020, S. 27). Während der praktischen Ausbildung sind nun mindestens zehn Prozent Praxisanleitung im Orientierungseinsatz, in den drei Pflichteinsätzen und im Vertiefungseinsatz zu gewährleisten (vgl. § 6 PflBG und § 7 Abs. 1 PflBG). Zusätzlich verringert sich der Einsatz beim Träger auf 1.300 Stunden, während die Auszubildenden die restlichen 1.200 Stunden bei anderen Praxispartnern eingesetzt sind (vgl. Lukuc 2021, S. 20). Obwohl die Praxisanleitenden die Kompetenzen der Lernenden sowie deren Entwicklung „[w]ährend des gesamten Ausbildungsverlaufs [...] prüfen und [...] bewerten" (Beratungsstelle Pflegeausbildung Sachsen o. J.) sollen, ergeben sich aufgrund der hohen Anzahl der extern absolvierten Einsatzstunden Herausforderungen bezüglich der kontinuierlichen Begleitung und Einschätzung der Kompetenzentwicklung. Eine reibungslose Kooperation zwischen den Partnern der praktischen Ausbildung ist damit umso bedeutsamer (vgl. ebd.; Dauer et al. 2021, S. 22).

In der vorliegenden qualitativen Studie, welche im Rahmen eines pflegewissenschaftlichen Forschungsprojekts für das Lehramtsstudium an berufsbildenden Schulen mit der Fachrichtung Gesundheit und Pflege an der Technischen Universität Dresden durchgeführt wurde, wird untersucht, inwiefern Praxisanleitende die Einschätzung von Kompetenzen in der praktischen Pflegeausbildung wahrnehmen und welche unterschiedlichen Herausforderungen sich dadurch ergeben. Zudem kommt in den Blick, wie die Kompetenzanbahnung der Auszubildenden aus Sicht der Praxisanleitenden gelingt und welche Faktoren die Kompetenzeinschätzung beeinflussen.

Dieser Aufsatz führt zunächst den Forschungsstand zur Ausgangslage der Weiterbildung von Praxisanleitenden und den theoretischen Hintergrund der Kompetenzeinschätzung auf, gefolgt vom Forschungsdesign sowie der Ergebnisdarstellung und -interpretation, um anschließend die Forschungsfrage zu beantworten. Daraufhin werden diese Forschungsergebnisse diskutiert und in den aktuellen Forschungskontext eingebettet. Zuletzt erfolgt eine Reflexion der Untersuchungen mit anschließendem Fazit.

2 Forschungsstand

2.1 Ausgangslage der Weiterbildung

In der Literatur spiegelt sich die Bedeutung der Vorbildfunktion sowie die institutionelle und kollegiale Stellung der Praxisanleitenden wider als auch deren neue Aufgaben, welche auch in der gesetzlichen Neuregelung der Pflegeausbildung zum Vorschein treten (vgl. Lukuc 2021, S. 19). Durch die Vorgaben der Pflegeberufe-Ausbildungs- und Prüfungsverordnung (PflAPrV 2018) steigt die Weiterbildungszeit nach § 4 Absatz 3 auf 300 Stunden an. Außerdem müssen sich Praxisanleitende in Zukunft berufspädagogisch mindestens 24 Stunden pro Jahr fortbilden (vgl. Bensch 2020, S. 19). Die aktuelle Fort- und Weiterbildungsqualifizierung zur Praxisanleitung erfolgt weiterhin außerhalb des Hochschulbereichs. Daraus resultiert, dass eine wissenschaftlich fundierte Kompetenzentwicklung von Praxisanleitenden unter Einbindung „aktueller pflegepädagogischer Diskurse […] (noch) eher eine Leerstelle darstellt" (Tschupke/Meyer 2020, S. 31). Laut Tschupke und Meyer ist es allerdings unumgänglich, dass Praxisanleitende die Wichtigkeit „der wissenschaftlich fundierten Kompetenzentwicklung als Teil des Pflegeverständnisses (an)erkennen" (ebd., S. 28), damit sie eine kompetenzförderliche Lernumgebung in Anleitungssituationen gestalten können. In diesem Zusammenhang erlangt das veränderte Berufs- und Pflegeverständnis, das mit der neuen Pflegeausbildung einhergeht, eine zentrale Bedeutung für die Strukturierung der Kompetenzen innerhalb der praktischen Ausbildung. Aus dem Rahmenausbildungsplan ergeben sich fünf Kompetenzbereiche, die dem Situationsprinzip sowie der Handlungslogik folgen und die Kompetenzorientierung konsequenter in den Blick nehmen (vgl. Fachkommission 2020). Darüber ergeben sich an Praxisanleitende erweiterte Anforderungen bezüglich der Kompetenzeinschätzung.

2.2 Theoretischer Hintergrund zur Kompetenzeinschätzung

Zur Kompetenzeinschätzung zählt das Erkennen des Zusammenwirkens der Oberflächen- (wahrnehmbarer Anteil der Performanz) und Tiefenstruktur (nicht wahrnehmbarer Anteil der Performanz), wodurch sich die Kompetenzen bilden, die es in der praktischen Ausbildung zu beurteilen gilt. Dadurch, dass ein gewisser Teil stets im Verborgenen bleibt, kann eine ganzheitliche Kompetenzeinschätzung der Auszubildenden nur idealisiert werden (vgl. Walter/Bohrer 2020, S. 53). Darüber hinaus befindet sich die Beurteilung der Kompetenzen durch die Praxisanleitenden in einem „Spannungsfeld zwischen ‚objektiver Messbarkeit' und ‚subjektiven Vorstellungen'" (vgl. ebd.). Die Vorbereitung der Praxisanleitenden auf diese komplexe Aufgabe wird bspw. in der Weiterbildungsverordnung des Freistaates Sachsen[1] unterschiedlich angestrebt. Innerhalb der Weiterbildungsverordnung für Praxisanleitende beträgt die Gesamtstundenanzahl für das Selbststudium und die Präsenzzeit 450 Stunden (vgl. Beratungsstelle Pflegeausbildung Sachsen o. J.). Für das Modul vier „Prüfen und Bewerten" ist ein Arbeitsaufwand im Umfang von insgesamt 60 Stunden vorgesehen, was einem Anteil von 13,3 % an der gesamten Weiterbildungszeit entspricht. In der Modulübersicht ist die Beurteilung der Kompetenzentwicklung von Auszubildenden mithilfe von Bewertungsinstrumenten ein wesentlicher Bestandteil der Weiterbildung. Praxisanleitende sollen befähigt werden, eigene Kriterien zur Leistungsbewertung zu entwickeln und diese hinsichtlich ihrer pflegepädagogischen Perspektive zu diskutieren (vgl. ebd.). Nicht zuletzt zeigt die Komplexität der Kompetenzeinschätzung, dass in der Berufspraxis der Praxisanleitenden Aushandlungsprozesse zwischen den bewertenden Personen bedeutsam sind, um die unterschiedlichen Dimensionen der Kompetenzen von Auszubildenden in der Pflegeausbildung erfassen zu können (vgl. Walter/Bohrer 2020, S. 54).

3 Vorstellung der Forschungsstudie

3.1 Forschungsfrage und Zielsetzung

Die vorliegende Forschung zielte darauf ab, Veränderungen in der pädagogischen Rolle von Praxisanleitenden sowie die damit einhergehenden erweiterten Aufgabenbereiche im Hinblick auf die Kompetenzeinschätzung der Auszubildenden zu erfassen. Es wird erhoben, inwieweit die Kompetenzeinschätzung in der pflegeberuflichen Praxis erfolgt und welche Chancen und Grenzen durch die erweiterten Aufgaben der Praxisanleitung zum Vorschein treten. Dazu wurde folgende Forschungsfrage formuliert: *Wie erleben (werdende) Praxisanleitende die Einschätzung der Kompetenzentwicklung von Auszubildenden in der generalistischen Pflegeausbildung?*

3.2 Forschungsdesign

Die methodische Vorgehensweise beruhte im Wesentlichen auf drei Schritten: der Erstellung eines leitfadengestützten Interviews, der Forschungsdurchführung und Transkription von sieben Interviews sowie der zusammenfassenden

1 Der Bezug auf die Weiterbildungsqualifizierung für Praxisanleitende im Freistaat Sachsen begründet sich dadurch, dass die vorliegende Forschungsstudie in Mittel- und Ostsachsen durchgeführt wurde.

Inhaltsanalyse und induktiven Kategorienbildung von insgesamt fünf Interviews. Im Folgenden soll das Forschungsdesign näher erläutert werden.

Der Interviewleitfaden entstand anhand von thematischen Vorüberlegungen der Forscherinnen in Verbindung mit Einsichten aus der Literatur. Dadurch wurden vier Interviewkategorien gebildet, die Fragen zu den Themen „Unterschiede zur vorherigen Ausbildung", „Bewertung von einrichtungsspezifischen Hilfsmitteln", „Rolle der Lernenden" und „Chancen und Grenzen der Neuregelung" aufgreifen. Die Überprüfung des Leitfadens erfolgte in einem Pretest und anschließend wurde eine Anpassung vorgenommen.

Das Sampling für unsere Forschung erfolgte einerseits gezielt, andererseits liegt eine Gelegenheitsstichprobe vor. Somit konnten Teilnehmende eines Weiterbildungskurses von Praxisanleitenden rekrutiert werden, welche kurz vor ihrer Abschlussprüfung standen. Vier Interviews wurden mit diesen im Juli 2023 durchgeführt. Eine Forscherin hatte selbst die Weiterbildung zur Praxisanleiterin absolviert und konnte über persönliche Kontakte weitere Interviewpartnerinnen anfragen. Diese Interviews fanden anschließend im Zeitraum von Juli bis Oktober 2023 statt. Nichtsdestotrotz war ein zentrales Einschlusskriterium für die Teilnahme die aktuelle Tätigkeit als Praxisanleitende:r in einer pflegerischen Einrichtung. Außerdem sollte die Forschung möglichst unterschiedliche Pflegesettings und Positionen innerhalb der Praxisanleitung darstellen. Die Samplingstrategie entspricht daher einer Kombination zwischen dem Konzentrations- und Streuungsprinzip (vgl. Akremi 2022, S. 415). Folglich wird eine homogene Gruppe bezüglich der Praxisanleitendentätigkeit betrachtet, welche sich jedoch durch die unterschiedlichen Einsatzbereiche unterscheidet.

Die Interviews wurden im Raum Mittel- und Ostsachsen durchgeführt und beschränken sich auf eine Dauer zwischen 23 bis 43 Minuten. Nach der Transkription erfolgte eine Selektierung, wodurch zwei Interviews verworfen werden mussten. Gründe dafür sind eine unzureichende Beantwortung der Forschungsfrage sowie eine für den zeitlichen Rahmen von zwei Semestern zu große Datenmenge. Die Beschreibungen der einzelnen Interviewpartner:innen aus den fünf ausgewerteten Interviews sind der Tabelle 1 zu entnehmen.

Tabelle 1: Stichprobenbeschreibung der interviewten Personen (eigene Darstellung)

Pseudonym	Position	Setting
Emma	werdende Praxisanleiterin	ambulanter Pflegedienst
Gabriela	dezentrale Praxisanleiterin	stationäre Akutpflege (pädiatrische Station)
Mia	zentrale Praxisanleiterin	stationäre Akutpflege
Susanne	werdende Praxisanleiterin	stationäre Langzeitpflege
Tino	werdender Praxisanleiter	stationäre Langzeitpflege (außerklinische Intensivpflege)

Die Volltranskriptionen der Interviews wurden eigens oder mithilfe der Datenauswertungssoftware MAXQDA erstellt. Für die anschließende Überprüfung und Anpassung wurden die Transkriptionsregeln nach Kuckartz (2014) angewendet (vgl. Fuß/Karbach 2019, S. 30). Die Datenauswertung erfolgte anschließend mithilfe der qualitativen Inhaltsanalyse nach Mayring (2022). Die Kategoriendefinition und Richtung der Analyse orientierte sich dabei vorrangig an der Forschungsfrage. Bei der Kategorienbildung wurde induktiv vorgegangen und ein mittleres Abstraktionsniveau verwendet. Hinsichtlich der Analyseeinheiten beziehen sich die Kodiereinheiten auf mehrere Worte mit einem Sinnzusammenhang. Die Kontexteinheit wird jedoch auf mehrere Sätze, welche sich auf den gleichen Inhalt beziehen, innerhalb eines Absatzes beschränkt. Entsprechend wurden die gebildeten Codes abschließend systematisiert und in Oberkategorien zusammengefasst.

3.3 Ergebnisdarstellung

In *Abbildung 1* sind die insgesamt zwölf korrelierenden Oberkategorien dargestellt, welche das Erleben der Kompetenzeinschätzung innerhalb der neuen Pflegeausbildung und die zentralen Problematiken aus Sicht der Praxisanleitenden beschreiben. Im Folgenden sollen diese näher beleuchtet und durch entsprechende Ankerbeispiele ergänzt werden.

Abb. 1: Korrelierende Oberkategorien (eigene Darstellung)

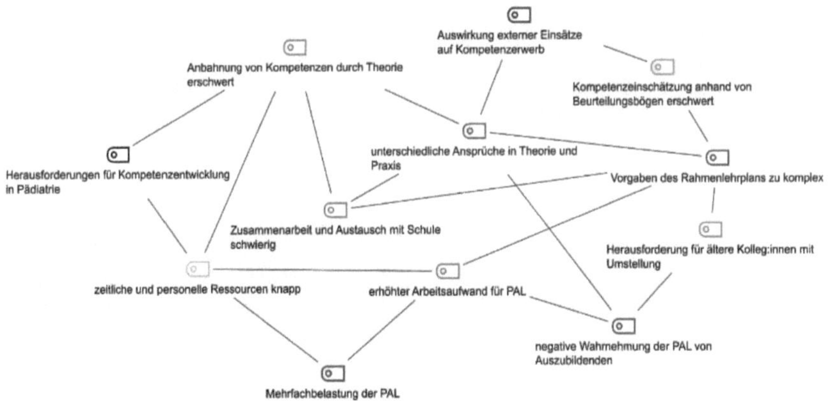

Anbahnung von Kompetenzen durch Theorie erschwert

Diese Kategorie wurde von den Interviewten besonders häufig genannt. Mit der Theorie ist der Lernort Schule gemeint, wo aus Sicht der Praxisanleitenden, die notwendigen Voraussetzungen für die praktische Ausbildung, v.a. hinsichtlich der Auseinandersetzung mit Wissensinhalten, geschaffen werden.

> „Dass die ja das noch gar nicht teilweise hatten. Was wir aber gerade, wenn die jetzt im Ersten da bleiben, in diesem Klinikeinsatz, dann müssen die ja schon Insulin spritzen, dann müssen die Medikamente setzen, dann sollen die auf der Zwei einen Verband machen. Aber da hatten die das ja bei weiten alles noch nicht in der Schule." (Mia, Pos. 84)

Praxisanleitende sehen sich somit vor die Herausforderung gestellt, diese Wissensinhalte mit zusätzlichem Aufwand in der Praxis zu wiederholen, bspw. durch Theorieunterricht in der Praxis. Somit fehlen Wissensgrundlagen, auf welche die praktischen Inhalte nicht ausreichend aufgebaut werden können. Hinzu kommt, laut Aussage der Praxisanleitenden, dass die Auszubildenden auch eine herausfordernde Sicht auf die schulische Wissensvermittlung haben:

> „Wenn die (.)[2] zwar Wissen vermittelt bekommen haben, aber (.) sagen OK, gut, ich habe es jetzt nicht verstanden, ich weiß nicht, wie ich das anwenden soll, mir fehlt der Praxisbezug." (Tino, Pos. 97)

Auch aus den weiteren Interviews geht hervor, dass die Anleitenden den Eindruck haben, in der Schule stehe oft die Quantität über der Qualität, beispielsweise durch viele thematische Ausarbeitungen, ohne dass ausreichend Zeit für eine vertiefende Bearbeitung gegeben ist.

Unterschiedliche Ansprüche in Theorie und Praxis

Aus dieser korrelierenden Kategorie wird ersichtlich, dass die Praxisanleitenden auch häufig höhere Ansprüche an das theoretische Vorwissen der Auszubildenden haben.

> „Also was sie jetzt für die Praxis brauchen, das Theoriewissen ist nicht mehr da. [...] Das ist ja auch nicht mehr gefordert. Wo man sich ja sehr umstellen muss. Und da denke ich schon, dass wir jetzt noch den höheren Anspruch haben [...] Ja, dafür sind sie auch Klinikschüler, sag ich mal. Und wer in der Klinik ist, muss schon auch das Hintergrundwissen irgendwo (.) wenigstens ein bisschen haben" (Mia, Pos. 78-79).

Durch die Formulierung „nicht mehr" schwingt ein gewisser Vergleich zur eigenen Ausbildung mit. Häufig besteht ein fehlendes Verständnis für die

2 vgl. Transkriptionsregeln nach Kuckartz (2014) zur Kennzeichnung von Sprechpausen.

Strukturierung der generalistischen Ausbildung, v. a. aufgrund einer anders erlebten Pflegeausbildung. Dieser Aspekt führt zur nächsten Kategorie.

Zusammenarbeit und Austausch mit Schule schwierig

Das Vorwissen und die anzubahnenden Kompetenzen sind aufgrund einer herausfordernden Zusammenarbeit und eines mangelnden Austauschs mit den Schulen für die Praxisanleitenden schwer zu erfassen. Hervorzuheben sind die Hindernisse, welche Praxisanleitende bezüglich der Kooperation und der Kommunikation wahrnehmen.

> „Ich hatte auch schon mal an der Schule angefragt, um in das Curriculum einzusehen, also da gibt es keine Möglichkeit, entweder haben sie es noch nicht fertig (..) kann ich jetzt nicht so sagen. Also das wurde mir da ein bisschen verwehrt" (Susanne, Pos. 42).

Durch eine fehlende Kooperation entsteht ein mangelnder Überblick über Lehr- und Lerninhalte. Den Praxisanleitenden ist der aktuelle theoretische Wissensstand unbekannt und Kompetenzen können nicht auf dessen Grundlage beurteilt werden. Selbst wenn Treffen mit den Schulen durchgeführt werden, wird die Kommunikation als nicht ausreichend beschrieben.

> „Ja, und die Kommunikation muss, muss mehr sein. Also wir sehen uns in der speziellen Schule einmal im halben Jahr. (.) Da werden so Kleinigkeiten besprochen. Ansonsten viel über E-Mails, Telefonate, (.) aber das ist immer so (.) so kurze faktenbasierende Sachen und dann ist das auch wieder gut." (Tino, Pos. 100-101)

Der Wunsch nach individuelleren Absprachen über einzelne Auszubildende wird hierdurch erkennbar.

Vorgaben des Rahmenlehrplans zu komplex

Verständnisprobleme treten vorrangig mit den Kompetenzformulierungen und den zugehörigen Unterpunkten aus dem Rahmenlehrplan[3] (vgl. Fachkommission 2020) auf.

> „Aber wenn ich so diesen Kompetenzbereich 1 die sind, das ist ja wirklich mit der größte. Und wenn ich dann diese vielen Unterpunkte lese, diese Schachtelsätze und

3 Im Folgenden wird hierbei allgemein Bezug auf die Rahmenpläne der Fachkommission nach § 53 PflBG genommen, welche sich aus dem Rahmenlehrplan für den Lernort Schule und dem Rahmenausbildungsplan für den Lernort Praxis zusammensetzen.

> diese, diese (..) das ist so schwierig für die Schüler zu greifen. Selbst für uns ist es ja, wir müssen das dreimal lesen, bis wir den Kern verstanden haben." (Tino, Pos. 134-135)

Es wird deutlich, dass aus Sicht der Anleitenden auch die Auszubildenden die zu erreichenden Kompetenzen kennen müssen. Wenn diese jedoch nicht auf allen Seiten einheitlich verstanden werden, hat das Auswirkungen auf die Kompetenzeinschätzung. Ein fehlendes Kompetenzverständnis hindert die Praxisanleitenden in der Bewertung. Als Konsequenz kommt es zu einer unterschiedlichen Umsetzung der Vorgaben aus den Rahmenplänen. Konkret bezieht sich dies auf das Erstellen und Verwenden von Beurteilungsbögen.

Kompetenzeinschätzung anhand von Beurteilungsbögen erschwert

Die ungleichen Bewertungsmaßstäbe werden anhand Mias Sicht deutlich:

> „Wie gesagt, es ist auch vieles, wo man sagt, was will ich hier bewerten? Was soll ich jetzt hier bewerten? Darum haben wir das ja versucht, jetzt schon ein bisschen dort raus zu (.) raus zu (.) puzzeln, eine Formulierung zu finden, was einfach hilfreich ist für die Kollegen. Am schlimmsten fand ich das jetzt bei den Abschlussprüfungen. Da überhaupt nichts Greifbares mehr zu haben. Und niemand einem sagt, nehmt das und geht danach. Das ist einfach alles bloß Bauchgefühl geworden im Grunde." (Pos. 31)

Obgleich Mia das Verständnis bei ihren Kolleg:innen zu fördern versucht, räumt sie ein, dass es auch für sie herausfordernd ist, eine objektive Kompetenzeinschätzung zu ermöglichen. Zudem erscheint hier auch das Bedürfnis nach einheitlichen Vorgaben durch eine höhere Institution.

Erhöhter Arbeitsaufwand für die Praxisanleitenden (PAL)

In den Interviews wurde diese Kategorie durch eine hohe Menge an schriftlichen und organisatorischen Aufgaben beschrieben, welche zu bewältigen sind.

> „Wir müssen ja viel mehr Protokolle für die Schüler, die Aufgaben erstellen und so weiter. Also wir müssen jetzt erstmal sozusagen […] Ja, erstmal so ein Grundgerüst, dass man immer dann was Greifbares hat, ja für jeden Schüler. […] Ja, das ist schon Mehrarbeit für uns als Praxisanleiter." (Susanne, Pos. 49-50)

Susanne spricht dabei von der ersten Erarbeitung der Strukturierungsmittel für die praktische Ausbildung, beispielsweise Beobachtungsprotokolle und Bewertungsbögen. In weiteren Interviews wurde besonders der Aufwand mit der

Erstellung des Praxiscurriculums als auch der Beurteilungsbögen erwähnt. Häufig steht diese Erarbeitung in den Einrichtungen noch aus. Als Orientierung werden Strukturen aus der Schule herangezogen oder auch bisher verwendete Beurteilungsbögen übernommen.

> „Weil so diese alten Bögen mit mit, die haben wir jetzt ehrlicherweise immer noch genommen, mit Fachkompetenz, Methodenkompetenz, die geben natürlich genau das Gleiche her, was was ich mir für eine Zensur erfahrungsgemäß (.) im Kopf habe." (Mia, Pos. 58)

Hierbei zeigt sich eine Bewältigungsstrategie für den Umgang mit dem Mehraufwand, den Praxisanleitende mit den Anforderungen der generalistischen Ausbildung erleben. Darüber hinaus zeichnet sich auch ein Unverständnis für die Neuerungen innerhalb der generalistischen Pflegeausbildung ab.

Auswirkungen externer Einsätze auf den Kompetenzerwerb

Eine individuelle Einschätzung der Auszubildenden wird zudem durch die Organisation der Pflichteinsätze innerhalb der generalistischen Ausbildung erschwert.

> „Und die, die jetzt gleich dableiben, sind ja ewig lange weg. Die kommen dann erst im dritten wieder. Die gehen Ende erstes und kommen irgendwann November drittes Lehrjahr wieder ins Haus. Sodass ich manche hier anderthalb Jahre nicht sehe. Und wie die sich in der Zwischenzeit machen, sehe ich lediglich auf Beurteilungen [...]" (Mia, Pos. 19)

Die Praxisanleitenden sind folglich auf die Beurteilungen ihrer Kolleg:innen angewiesen, um wiederum selbst die Kompetenzentwicklung der Auszubildenden einzuschätzen. Darüber hinaus beschreiben die Interviewten, dass sich die generalistische Struktur der längeren externen Einsätze auch in der Leistung der Auszubildenden bemerkbar macht.

> „Und das, denke ich, hat sich vielleicht jetzt hier in unseren Ergebnissen niedergeschlagen. Ist nicht so, dass die woanders nichts lernen, das will ich damit nicht sagen. Aber nicht in dem in der Intensität sicherlich." (Mia, Pos. 115)

Weiterhin wird erwähnt, dass sich der häufige Wechsel der Einsatzorte ebenfalls auf die Auszubildenden auswirkt. Einerseits erkennen die Praxisanleitenden die damit verbundene Anstrengung, andererseits haben sie auch eine gewisse Haltung gegenüber den Auszubildenden der generalistischen Pflegeausbildung.

Negative Wahrnehmung der PAL von Auszubildenden

Insbesondere wurden die Eigenschaften der Höflichkeit und des Respekts der Auszubildenden als mangelhaft wahrgenommen und als fehlendes professionelles Bewusstsein interpretiert.

> „Oder (.) viele Sechzehn-, Siebzehnjährige sind da noch nicht belastbar genug, dass man sagt, OK, was machst du, wenn du in 3 Jahren fertig bist und dann was passiert, was Krasseres passiert." (Tino, Pos. 35-36)

Außerdem kritisieren die Befragten teilweise fehlende Organisations- und Planungsfähigkeiten sowie unzureichende schulische Leistungen der Auszubildenden. Anhand solcher Äußerungen ist erkennbar, dass stellenweise negative Meinungen gegenüber den Auszubildenden vorherrschen. Das Bemühen um eine objektive Einschätzung von Kompetenzen kann für Praxisanleitende aufgrund dieser voreingenommenen Wahrnehmung erschwert sein.

Herausforderung für ältere Kolleg:innen mit Umstellung

Innerhalb der Interviews beschrieben die Befragten auch die Situation ihrer älteren Kolleg:innen.

> „Also das hat einfach glaube ich auch grundsätzlich was mit der Ausbildung zu tun, wer welche Ausbildung genossen hat. Also wenn ich jetzt so die älteren Kollegen habe. Die natürlich damals dieses straight Ausbildungsformen hatten und sowas, die tun sich da schon schwerer was diese ganzen Kompetenzbereiche angeht." (Gabriela, Pos. 51)

Durch das Einführen von Kompetenzbereichen entstand eine grundlegende Veränderung innerhalb der Pflegeausbildung. Die Befragten beschreiben diese explizit für ältere Kolleg:innen und Praxisanleitende als schwer nachvollziehbar. Teilweise entwickelte sich dabei auch das Gefühl, nicht mehr gut genug zu sein, um Auszubildende als Praxisanleitende zu betreuen. Wie oben bereits aufgeführt wurde, ist das Verstehen der Kompetenzen für das Einschätzen der Lernenden relevant.

Zeitliche und personelle Ressourcen knapp

Für die Kompetenzeinschätzung sind auch zeitliche und personelle Mittel bedeutsam, weil sie den Praxisanleitenden ermöglichen, die Auszubildenden innerhalb ihrer Praxiseinsätze kennenzulernen und zu beurteilen. Aufgrund der hohen Anzahl an Auszubildenden und dem Mangel an Praxisanleitenden wird die individuelle Betreuung allerdings problematisch.

> „Also wir haben das jetzt auch schon mitbekommen, gerade Akutpflege sind viele Praxisanleiter nicht vor Ort. (.) Wo die Azubis ihre Stunden nicht kriegen [...].“ (Emma Ergänzungen, Pos. 22).

Infolgedessen ist es nicht immer möglich, die gesetzlich vorgegebene Anzahl an Anleitungsstunden zu erfüllen und es kommt zu Anleitungen, die „zwischen Tür und Angel“ (Tino, Pos. 16) stattfinden. Auch auf die Unterstützung von Kolleg:innen ohne entsprechende Weiterbildung sind die Praxisanleitenden angewiesen. Eine gezielte, transparente und bewusste Kompetenzbeurteilung aus Sicht der geschulten Praxisanleitenden wird durch diese Faktoren erschwert.

Mehrfachbelastung der PAL

Praxisanleitende haben nicht nur die Aufgabe, Auszubildende zu begleiten, sondern arbeiten parallel auch selbst in der Pflege. Es wird innerhalb der Befragungen deutlich, dass Fachkräfte in der pflegerischen Versorgung fehlen, sobald sie Tätigkeit der Praxisanleitenden erfüllen. Auch Tino konkretisiert diese Herausforderung:

> „Personalmangel, Urlaubszeit, krank, das ist überall das gleiche, aber (..) wenn wir jetzt bei den Schülern Abstriche machen, was soll unterm Strich hinten herum rauskommen?“ (Pos. 119).

Obwohl die Betreuung der Auszubildenden hier Priorität hat, zeigt sich, dass es eine Schwierigkeit darstellt, alle Aufgaben gleichermaßen zufriedenstellend zu bewältigen. Hierbei besteht eine Korrelation zu der vorangegangenen Kategorie, da die Mehrfachbelastung auch aufgrund des Personalmangels sowie fehlender Zeit entsteht. Somit wird die Kompetenzeinschätzung der Auszubildenden negativ beeinflusst.

Herausforderungen für Kompetenzentwicklung in Pädiatrie

Eine besondere Stellung hatte innerhalb der Interviews wiederholt die Pädiatrie. Die Befragte Gabriela sieht die unzureichende Vorbereitung der Auszubildenden sowie einen zu kurzen Einsatz als zentrale Probleme an.

> „Ja, also das ist definitiv eine zu große Lücke, die man in dieser Kürze des Einsatzes nicht (..) schließen kann. Man kann (.) Vorerfahrungen den Schülern mitgeben. Man kann den Kindern (.) bestimmte Entwicklungsstände, Zeiten aufzeigen, aber für dieses ganz große, umfassende Thema ist in diesen drei bis vier Wochen gar nicht machbar.“ (Pos. 67)

Die Kompetenzeinschätzung von Auszubildenden im Bereich der Pädiatrie ist problematisch, weil Lernende eine zu geringe Wissensgrundlage aus der Schule mitbringen und dadurch eine spezifische Weiterentwicklung im pädiatrischen Bereich kaum möglich ist. Andere Befragte kritisieren insbesondere den pädiatrischen Pflichteinsatz der Auszubildenden in Kindertagesstätten. Hierdurch wird die Kompetenzeinschätzung der Lernenden nicht mehr miteinander vergleichbar.

4 Diskussion der Ergebnisse

Innerhalb der Befragung hat sich herausgestellt, dass die Praxisanleitenden insbesondere die Auseinandersetzung mit Fachwissen seitens der Pflegeschulen als mangelhaft wahrnehmen und die Kompetenzanbahnung dadurch insgesamt erschwert sehen. Eine Ursache dafür kann die mangelnde Kooperation und Kommunikation mit den Lehrenden am Lernort Schule darstellen, welche ebenso innerhalb der Interviews betont wurde. Praxisanleitende scheinen somit nicht ausreichend darüber informiert zu sein, auf welchem Stand sich die Auszubildenden in der Theorie befinden und können dadurch die Kompetenzen nur bedingt einschätzen und deren Weiterentwicklung unterstützen. Grundsätzlich ist festzuhalten, dass die Praxisanleitenden die Erwartungshaltung haben, dass die Wissensgrundlagen in der theoretischen Ausbildung am Lernort Schule angebahnt werden, um diese in der praktischen Ausbildung weiterzuentwickeln. Dies stellt jedoch den Trugschluss dar, dass Wissen stets dem Handeln vorausgehen muss (vgl. Bohrer 2013, S. 65). Stattdessen sollte entsprechend der Neuregelung anerkannt werden, dass die unterschiedlichen disziplinären Wissensgrundlagen an beiden Lernorten gleichsam angebahnt werden. Somit steht die Verknüpfung von Erleben und Handeln der Lernenden im Vordergrund, dessen Gelingen einen Austausch zwischen den Lernorten Pflegepraxis und Schule fordert (vgl. ebd., S. 66). Das Gefühl, dass die Auszubildenden über eine Thematik nicht genügend Wissen in der Schule vermittelt bekommen haben, kann auch das Resultat eines fehlenden Austauschs darstellen. Darüber hinaus deuten die unterschiedlichen Ansprüche der Lehrenden am Lernort Schule und der Praxisanleitenden am Lernort Praxis einerseits auf die mangelhafte Lernortkooperation hin. Andererseits zeigt sich hier, dass sich curriculare Arbeit als Aufgabenbereich der PAL noch zu wenig im Selbstverständnis der PAL widerspiegelt.

Mit der neuen Pflegeausbildung sind die pädagogischen Aufgaben der Praxisanleitenden bedeutsamer geworden. Die entsprechende Verantwortung und erlebten Herausforderungen der Praxisanleitenden zeigen jedoch, dass die derzeitige Weiterbildung den aktuellen Anforderungen nicht gerecht wird. Bezogen auf das Curriculum der Weiterbildung für PAL in Sachsen bestehen trotz eines Umfangs von 60 Stunden im Modul „Prüfen und Bewerten“ weiterhin Lernbedarfe von Praxisanleitenden bei der Beurteilung von Kompetenzen sowie bei der Erstellung der Beurteilungsbögen. Somit wird deutlich, dass die bisherige Stundenzahl in diesem Modul unzureichend ist. Der Deutsche Bildungsrat für Pflegeberufe (DBR) empfiehlt eine weitergehende Qualifizierung zur Praxisanleitung, die über die gesetzlich festgelegten Anforderungen hinausgeht. Im Jahr 2020 plädierte der DBR für eine akademische Weiterbildung in Form eines berufspädagogischen Masterstudiums (vgl. 2020, S. 11).

Die Mehrfachbelastung, der erhöhte Arbeitsaufwand für Praxisanleitende sowie die knappen zeitlichen und personellen Ressourcen stellen weitere Herausforderungen dar, welche sich in besonderer Weise bedingen. Mamerow zeigt, dass Akteur:innen[4] der Pflegeausbildung große Erwartungen an Praxisanleitende haben (vgl. 2021, S. 3 f.). Es scheint selbstverständlich zu sein, dass PAL für alle Akteur:innen der Pflegeausbildung als Ansprechpartner:innen agieren. Der Aufgabenbereich der Praxisanleitenden ist bislang nicht klar abgegrenzt, dadurch übertragen Vorgesetzte sowie Schulen zahlreiche Verpflichtungen an sie (vgl. ebd.). Eine Verdi-Befragung zeigt, dass 43 Prozent der Auszubildenden selten oder nie durch Praxisanleitende begleitet werden (vgl. Rohde 2023, S. 24). Dies bestätigt, dass zu wenig Zeit und Personal für die Praxisanleitung und folglich für die Auszubildenden vorhanden sind. Angesichts der hohen Bedeutung der Praxisanleitung liegt es an den Verantwortlichen auf organisatorischer Ebene, Freiräume für diese Aufgaben zu schaffen (vgl. ebd.). Dabei stellt sich die Frage, inwiefern gesetzlich geregelte Abminderungsstunden für die Praxisanleitenden ermöglicht werden könnten.

Die Verständnisprobleme hinsichtlich der Kompetenzformulierungen aus den Rahmenplänen werden durch die mehrperspektivische Studie von Wesselborg et al. (2023) bekräftigt. Daraufhin entstand die Intention zur Überarbeitung der Rahmenpläne der Fachkommission nach § 53 PflBG. Aktuell wurden die Rahmenausbildungspläne überarbeitet und konkretisiert (Fachkommission 2023, S. 5 f.). Derzeit ist jedoch unklar, ob die Überarbeitung bereits in allen Institutionen übernommen wurde und eine Hilfestellung für das Verstehen der Kompetenzen leisten kann.

5 Limitationen der Forschung

Aufgrund der zeitlichen Rahmenvorgaben des Studienseminars ergaben sich Limitationen für die Durchführung des Forschungsprojekts. Diese wurden dem Seminarkontext angepasst, um das Projekt innerhalb von zwei Semestern

4 Alle an der Pflegeausbildung beteiligten Berufsgruppen, u. a. Lehrende der theoretischen Ausbildung, zentrale Praxisanleitende, Auszubildende und Pflegeteams in der praktischen Ausbildung.

planen, durchführen und auswerten zu können. Diese kontextuellen Gegebenheiten hatten Auswirkungen auf den Stichprobenumfang. Aufgrund der kleinen Stichprobe konnte keine Datensättigung erreicht werden, wodurch die Repräsentativität nicht sichergestellt ist. Des Weiteren ergaben sich Limitationen hinsichtlich der Kategorienbildung. Wenngleich das Gütekriterium der Interkoderübereinstimmung innerhalb des Forschungsprojekts erfüllt wurde (vgl. Mayring/Fenzl 2022, S. 695), kann eine vorhandene subjektive Sichtweise der Forschenden nicht komplett ausgeschlossen werden. Abgesehen davon, dass das Medium der Sprache stets Raum für Subjektivität lässt, haben die Forscherinnen aufgrund von eigenen Erfahrungen bereits Vorannahmen mitgebracht, welche eventuell unterbewusst die Erhebung sowie die Bearbeitung des Materials beeinflusst haben könnten.

Die Intrakoderübereinstimmung fand innerhalb der qualitativen Inhaltsanalyse weniger Beachtung. Aufgrund der knappen zeitlichen Ressourcen war es nicht möglich, die Formulierung der Ober- und Unterkategorien erneut zu beginnen. Dadurch könnte die Reliabilität der Analyse beeinträchtigt sein (vgl. ebd.).

6 Fazit und Ausblick

Es lässt sich festhalten, dass die befragten Praxisanleitenden vielseitige Herausforderungen in der aktuellen Pflegeausbildung erleben. Besonders hervorgehoben wurde dabei die erschwerte Anbahnung von Kompetenzen durch die Theorie, die zu komplexen Vorgaben der Rahmenpläne und knappe zeitliche und personelle Ressourcen innerhalb der Praxisanleitung. Die Ergebnisse zeigen außerdem, dass strukturelle und curricular-didaktische Weiterentwicklungen zur Professionalisierung der PAL erforderlich sind, um die Auszubildenden am Lernort Praxis professionell begleiten zu können. In der Diskussion wird deutlich, dass die zentralen Herausforderungen nicht isoliert voneinander betrachtet werden können, sondern stets mit anderen korrelieren und dadurch eine vielfältige Betrachtung der Bewältigungs- und Problemlösestrategien erforderlich ist. Die herausgestellten Faktoren stellen bedeutsame Voraussetzungen für eine gelungene Kompetenzeinschätzung dar. Für diese konnte eine besondere praktische Relevanz gezeigt werden, welche im wissenschaftlichen Diskurs berücksichtigt und genauer untersucht werden sollte. Darüber hinaus wurde die Rolle der Pädiatrie innerhalb der Generalistik von den Befragten als problematisch hervorgehoben. Es bestehen hinsichtlich der Kompetenzentwicklung Herausforderungen, denn die Praxisanleitenden in der Pädiatrie begegnen der Schwierigkeit, das Mittelmaß zwischen der Generalistik und der Vertiefung zu finden (vgl. Rohde 2023, S. 28). In diesem Bereich besteht weiterer Forschungsbedarf. Schlussfolgernd bedarf es einer mehrperspektivischen Betrachtung der untersuchten Thematik. Hierzu sollten weiterführend Sichtweisen der Auszubildenden und Lehrenden sowie des Managements eingeholt werden, da die Gestaltung einer kompetenzförderlichen Lernumgebung u. a. auch von der Bereitstellung von Unterstützungsleistungen beeinflusst wird.

Literatur

Akremi, Leila (2022): Stichprobenziehung in der qualitativen Sozialforschung. In: Baur, Nina; Blasius, Jörg (Hrsg.): Handbuch Methoden der empirischen Sozialforschung. Wiesbaden: Springer VS, S. 405-424. www.doi-org.wwwdb.dbod.de/10.1007/978-3-658-37985-8_26.

Bensch, Sandra (2020): Lehrer- und Anleiterqualifizierung in der Pflege. Herausforderungen und Chancen mit dem Pflegeberufegesetz. In: Qualifizierung in der Pflege. Zeitschrift des Bundesinstituts für Berufsbildung. Jg. 49, H. 2, S. 17–21.

Beratungsstelle Pflegeausbildung Sachsen (Hrsg.) (o. J.): Module des Weiterbildungskonzeptes. Modul 04 Prüfen und Bewerten. Online: https://www.beratung-pflegeausbildung-sachsen.de/bereich-fort--und-weiterbildung-praxisanleitung (Abruf: 23.05.2024).

Bohrer, Annerose (2013): Selbstständigwerden in der Pflegepraxis. Eine empirische Studie zum informellen Lernen in der praktischen Pflegeausbildung. Berlin: Wissenschaftlicher Verlag Berlin, S. 65–66.

Brand-Hörsting, Birgit (2021): Wie die Generalistik die Anleitung verändert. In der Praxis Praxisanleitung ermöglichen. In: CNE Pflegemanagement. Schwerpunkt Praxisanleitung managen. 01/2021. Stuttgart: Georg Thieme, S. 4–9.

Deutscher Bildungsrat für Pflegeberufe (DBR) (Hrsg.) (2020): Empfehlung zur Musterweiterbildungsordnung für Pflegeberufe. Strategien für die pflegeberufliche Weiterbildung. Online: https://www.bildungsrat-pflege.de/konzepte-positionen-stellungnahmen/ (Abruf: 23.05.2024).

Deutscher Bildungsrat für Pflegeberufe (Hrsg.) (2017): Pflegeausbildung vernetzten gestalten – ein Garant für Versorgungsqualität. Online: https://www.bildungsrat-pflege.de/konzepte-positionen-stellungnahmen/ (Abruf: 23.05.2024).

Fachkommission nach § 53 PflBG (2020): Rahmenpläne der Fachkommission nach § 53 PflBG. Online: www.bibb.de/dienst/publikationen/de/16560 (Abruf: 12.12.2023).

Fachkommission nach § 53 PflBG (2023): Rahmenpläne der Fachkommission nach § 53 PflBG. Rahmenausbildungspläne für die praktische Ausbildung. 1. Aktualisierung. November 2023 Online: https://www.bibb.de/dokumente/pdf/AB26_Rahmenausbildungsplaene_aktualisiert_11-2023.pdf.

Fuß, Susanne/Karbach, Ute (2019): Grundlagen der Transkription. Eine praktische Einführung. 2. Auflage. Stuttgart/Opladen/Toronto: UTB Barbara Budrich.

Lukuc, Sarah (2021): Generalistik: Ausbildung mit hohem Aufwand. Auswirkungen der Generalistik aus Managementsicht. In: Pflege Zeitschrift, Jg. 74, H. 10, S. 19–21.

Mamerow, Ruth (2021): Praxisanleitung in der Pflege. 7. Auflage. Berlin: Springer.

Mayring, Philipp (2022): Qualitative Inhaltsanalyse. Grundlagen und Techniken. Weinheim und Basel: Beltz, S. 118–124.

Mayring, Philipp/Fenzl, Thomas (2022): Qualitative Inhaltsanalyse. In: Baur, Nina/Blasius, Jörg (Hrsg.): Handbuch Methoden der empirischen Sozialforschung. Wiesbaden: Springer VS. www.doi-org.wwwdb.dbod.de/10.1007/978-3-658-37985-8_26. S. 691-706 (Abruf: 03.02.2024).

Rohde, Katrin S. (2023): Praktische Ausbildung in der pflegerischen Versorgung von Kindern und Jugendlichen gestalten. In: JuKiP – Ihr Fachmagazin für Gesundheits- und Kinderkrankenpflege: Praktische Ausbildung gestalten. 12 (01). Stuttgart: Georg Thieme Verlag, S. 23–28. DOI: 10.1055/a-1979–2342.

Tschupke, Sandra/Meyer, Ingo (2020): Professionalisierung von Praxisanleitenden in der Pflege. Ein Fall für die wissenschaftliche Weiterbildung?! In: Zeitschrift Hochschule und Weiterbildung. 2, S. 27-33. DOI: 10.25656/01:21365.

Walter, Anja/Bohrer, Annerose (2020): Die neue Pflegeausbildung gestalten – eine Handreichung für Praxisanleiterinnen und Praxisanleiter. Cottbus: Brandenburgische Technische Universität Cottbus-Senftenberg. S. 53–54. DOI: https://dx.doi.org/10.26127/BTUOpen-5161.

Wesselborg, Bärbel/Wiedemann, Regina/Kuske, Silke/Frey, Patrick/Riewoldt, Christina/Bartoszek, Gabriele/Stephan, Astrid (2023): Rahmenpläne der Fachkommission nach § 53 Pflegeberufegesetz – eine mehrperspektivische Studie zur Rezeption an Pflegeschulen und Praxiseinrichtungen. In: Bundesinstitut für Berufsbildung (Hrsg.): Bildung und Versorgung in der Pflege gemeinsam gestalten. Abstractband zum Forschungskongress am 25. und 26. Mai 2023. Forschung zur Pflegebildung und zum Pflegeberuf. Bonn: Barbara Budrich. S. 58–59.

Prüfen und Bewerten – ein pflegedidaktisches Handlungsfeld der Praxisanleitung

Stefan Burba

1 Einführung

Seit dem 1. Januar 2020 wird die nunmehr generalistische Pflegeausbildung in Deutschland durch das Pflegeberufegesetz (PflBG) geregelt. Viele Praxisanleiter:innen realisierten erst einige Monate nach In-Kraft-Treten des Gesetzes, dass sich die Anforderungen an die praktische Ausbildung verändert haben. Insbesondere neue Aufgaben im Zusammenhang mit *Prüfen und Bewerten* führten (und führen bis heute) zu Herausforderungen (vgl. Hänel et al. 2024, S. 429; vgl. Kany 2020). Obwohl im Zuge der Ausbildungsreform auch der Stundenumfang für die Weiterbildung der Praxisanleiter:innen von 200 auf 300 Stunden erhöht wurde und die jährliche Fortbildungsverpflichtung im Umfang von 24 Stunden zum ersten Mal in der Pflegeberufe-Ausbildungs- und Prüfungsverordnung (PflAPrV) festgeschrieben ist, wird weiterhin die Frage gestellt, inwiefern Praxisanleiter:innen ihren anspruchsvollen Aufgaben im Kontext von *Prüfen und Bewerten* gerecht werden können (vgl. Bonse-Rohmann 2023, S. 465; vgl. Glodek et al. 2024, S. 14).

In diesem Beitrag wird daher das pflegedidaktische Handlungsfeld *Prüfen und Bewerten* mit Blick auf die Praxisanleitung näher beleuchtet. Es werden Aufgaben und damit verbundene Herausforderungen, mit denen sich Praxisanleiter:innen beinahe täglich auseinandersetzen, aufgezeigt und Impulse für das pädagogische Handeln abgeleitet.

Der erste Teil des Beitrags widmet sich den Kernaufgaben von Praxisanleitenden im Kontext von *Prüfen und Bewerten*. Dem schließt sich eine pflegedidaktische Einordnung an. Anschließend werden aktuelle Herausforderungen thematisiert. Im zweiten Teil wird der Fokus auf die Gestaltung von Beurteilungs- und Bewertungssituationen in der praktischen Pflegeausbildung gerichtet. Zunächst wird der Diskussionsstand skizziert und aufgezeigt, wie Praxisanleiter:innen Beurteilungsprozesse gestalten können. Im Anschluss werden Möglichkeiten und Grenzen der Beurteilung von Kompetenzen sowie die damit verbundene Bedeutung beruflicher Handlungssituationen diskutiert. Der Beitrag schließt mit einem Ausblick, in dem weiterführende Fragen formuliert werden.

2 Aufgaben im Handlungsfeld Prüfen und Bewerten – eine pflegedidaktische Einordnung

Praxisanleiter:innen sind für eine Reihe von Kernaufgaben im pflegedidaktischen Handlungsfeld *Prüfen und Bewerten* verantwortlich (vgl. Burba/Walter/Werner 2020, S. 21 f.). Sie planen und gestalten Leistungsüberprüfungen sowie Abschlussprüfungen und erstellen qualifizierte Leistungseinschätzungen. Diese Kernaufgaben lassen sich der geplanten und strukturierten Praxisanleitung gemäß § 4 PflAPrV zuordnen (vgl. Klein et al. 2021, S. 16 f.). Praxisanleiter:innen beobachten und beurteilen die Auszubildenden aber auch beiläufig im Verlauf der Praxiseinsätze.

Die Kernaufgaben werden nachfolgend im Überblick vorgestellt (Kap. 2.1). Daran schließt sich eine pflegedidaktische Einordnung des Handlungsfelds *Prüfen und Bewerten* an (Kap. 2.2). Abschließend erfolgt eine Darstellung aktueller Herausforderungen, mit denen sich Praxisanleiter:innen im Handlungsfeld Prüfen und Bewerten auseinandersetzen (2.3).

2.1 Aufgaben von Praxisanleitenden im pflegedidaktischen Handlungsfeld Prüfen und Bewerten

Im Verlauf der Praxiseinsätze beobachten Praxisanleiter:innen die Auszubildenden gezielt, aber auch beiläufig: bei der Arbeit, in Pausengesprächen und anderen Situationen. Sie beobachten, wie die Auszubildenden mit zu pflegenden Menschen und Teammitgliedern interagieren und kommunizieren, wie sie Pflegehandlungen gestalten oder Arbeitsprozesse strukturieren. Die Beobachtungen werden in situativen und geplanten Gesprächen mit den Auszubildenden analysiert und reflektiert. Durch regelmäßiges Feedback und Reflexionsimpulse regen Praxisanleiter:innen die Auszubildenden an, Verantwortung für den eigenen Lernprozess zu übernehmen, sich selbst einzuschätzen und selbstständig zu handeln (vgl. Löwenstein 2022, S. 42; Mamerow 2021, S. 281). Aus ihren Beobachtungen und den Ergebnissen der Gespräche ziehen Praxisanleiter:innen Rückschlüsse auf die Persönlichkeits- sowie die Lern- und Kompetenzentwicklung der Auszubildenden. Auf diese Weise beurteilen und bewerten sie den Entwicklungsstand und identifizieren Lernbedarfe (vgl. Hofmann/Gieseler 2019, S. 101). Beobachtungen und Beurteilungen münden schließlich in *qualifizierte Leistungseinschätzungen* ein (vgl. Gloedek et al. 2024, S. 7). Sie werden am Ende jedes Praxiseinsatzes mit den Auszubildenden ausgewertet. Die Pflegeschulen ziehen diese Leistungseinschätzungen heran, um eine Note für die praktische Pflegeausbildung zu bilden und auf den Jahreszeugnissen auszuweisen (vgl. Arens 2019, S. 12). In den Praxiseinsätzen planen und gestalten Praxisanleiter:innen darüber hinaus benotete Leistungsüberprüfungen und Prüfungen (vgl. Klein et al. 2021, S. 16f.). Dazu gehört die praktische Prüfung im Vertiefungseinsatz des dritten Ausbildungsdrittels.

In *Tabelle 1* werden Aufgaben der Praxisanleiter:innen im Kontext von *Prüfen und Bewerten* im Überblick dargestellt. Sie gründen auf Vorgaben des PflBG und der PflAPrV.

Tab. 1: Aufgaben im Kontext von Prüfen und Bewerten (eigene Darstellung)

Aufgaben der Praxisanleiter:innen im Kontext von Prüfen und Bewerten in der beruflichen Pflegeausbildung
Praxisanleiter:innen...
1. erstellen qualifizierte Leistungseinschätzungen für die Praxiseinsätze. Sie erläutern diese den Auszubildenden am Ende eines Praxiseinsatzes (§ 6 (2) PflAPrV).
2. beteiligen sich je nach Landesregelung bzw. Festlegungen der Pflegeschulen an den Zwischenprüfungen (§ 7 PflAPrV).
3. beteiligen sich als Mitglieder der Prüfungsausschüsse an den staatlichen Prüfungen (§ 10 (1) PflAPrV).
4. formulieren die Prüfungsaufgabe für die praktische Prüfung in Abstimmung mit den Fachprüfenden aus der Pflegeschule (§ 16 (3) PflAPrV).
5. nehmen die praktische Prüfung mit einer oder einem Fachprüfer:in aus der Pflegeschule ab und benoten sie (§ 16 (6) PflAPrV).
6. dokumentieren den Verlauf der praktischen Prüfung (Verlaufsprotokoll als Teil der Niederschrift) (§ 18 PflAPrV).

Um die Aufgaben erfolgreich und zielführend ausüben zu können, müssen Praxisanleitende die Zusammenhänge von Lernvoraussetzungen, Lernumgebungen sowie Lernprozessen und Lernergebnissen erkennen und gestalten können (vgl. Mörschel 2020, S. 55). An der vierten Aufgabe in Tabelle 1 wird bspw. deutlich, dass Praxisanleiter:innen ihr Verständnis von *Pflege* und *Pflegeausbildung* vor dem Hintergrund der eigenen Berufsbiografie reflektieren sollten (ebd.). Denn berufsbiografische Erfahrungen und das Pflegeverständnis prägen die Erwartungen, Perspektiven und Deutungsmuster der Praxisanleitenden. Sie beeinflussen, welche Anleitungs- und Prüfungsgegenstände als relevant erachtet und in den Blick genommen werden. Folgen Praxisanleiter:innen (und Lehrer:innen) etwa einem medizinischen Verständnis von Pflege, dann wählen sie ggf. Pflegesituationen[1]

1 Als *Pflegesituationen* werden im Kontext der praktischen Prüfung ausgewählte zu pflegende Menschen verstanden, deren Pflegeprozesse von den Auszubildenden geplant, gestaltet und evaluiert werden. Die Pflegesituationen zeichnen sich durch soziale Interaktion aus. Sie sind von längerer Dauer und beinhalten unterschiedliche, geplante und situative Aufgaben, die aus dem individuellen Pflegebedarf und der ggf. erforderlichen (medizinischen) Therapie resultieren.

für die praktische Prüfung, in denen ärztlich verordnete Tätigkeiten überbetont werden, obwohl die vorbehaltenen Tätigkeiten im Mittelpunkt der Prüfung stehen sollen (§ 4, PflBG, § 16 PflAPrV).

Der Zusammenhang verdeutlicht, wie wichtig es ist, dass Praxisanleiter:innen das eigene pädagogische Handeln reflektieren. Pflegedidaktische Erkenntnisse bieten den Reflexionsprozessen Resonanzräume, indem sie bspw. dazu auffordern, Routinen in Frage zu stellen, subjektive Deutungsmuster zu prüfen und Handlungsalternativen zu entwickeln.

2.2 Pflegedidaktische Einordnung

Praxisanleiter:innen handeln berufspädagogisch und pflegedidaktisch, wenn sie Anleitungssituationen planen und gestalten oder an praktischen Prüfungen teilnehmen und die Leistungen der Auszubildenden bewerten (vgl. Burba/Walter/Werner 2020, S. 16 ff.). Diese Kernaufgaben lassen sich in pflegedidaktische Handlungs- und Reflexionsfelder einordnen (vgl. Ertl-Schmuck/Fichtmüller 2009, S. 16–20; Walter/Dütthorn 2019, S. 17), die seit einigen Jahren von der pflegedidaktischen Wissenschaftsgemeinschaft diskutiert und empirisch untersucht werden. Die Handlungs- und Reflexionsfelder werden in drei Ebenen eingeordnet: Die Mikro- und die Mesoebene beinhalten originäre pflegedidaktische Handlungsfelder. Dazu gehört bspw. die Gestaltung von Lehr-Lernsituationen (Anleitungssituationen) und Prüfungssituationen in der Mikroebene sowie die Curriculumentwicklung (betriebliche Ausbildungsplanung) und die Lernortkooperation in der Mesoebene (vgl. Walter/Dütthorn 2019, S. 17 f.). In die Makroebene werden gesundheits-, berufs- und bildungspolitische Entwicklungen sowie wissenschaftliche Diskurse eingeordnet (ebd.). Entscheidungen und Entwicklungen auf der Makroebene wirken oftmals direkt auf die pflegedidaktischen Handlungs- und Reflexionsfelder der Meso- und der Mikroebene ein, während Impulse aus der Mikroebene dagegen nur langsam (oder gar nicht) in die Makroebene gelangen und dort aufgenommen werden (Ertl-Schmuck/Fichtmüller 2009, S. 18). *Tabelle 2* fasst ausgewählte pflegedidaktische Handlungs- und Reflexionsfelder sowie Entwicklungen im Zuge der Pflegeberufereform auf allen drei Ebenen zusammen. Ihnen wurden typische Handlungssituationen zugeordnet, mit denen Praxisanleiter:innen regelmäßig konfrontiert sind (vgl. Burba/Walter/Werner 2020, S. 16 ff.).

Tab. 2: Handlungs- und Reflexionsfelder im Kontext von Prüfen und Bewerten (modifiziert nach: Burba/Walter/Werner 2020, S. 17 f.; Walter/Dütthorn 2019, S. 17 f.).

	Pflegedidaktische Handlungs- und Reflexionsfelder	Handlungssituationen (Beispiele)
Makroebene	**Berufs- und Bildungssystem** (Gesetze, Verordnungen, Rahmenpläne) Neuausrichtungen: Pflege-, Berufs- und Ausbildungsverständnis, vorbehaltene Aufgaben, Ausbildungsziel und berufsspezifische Kompetenzprofile Ausfinanzierung der praktischen Pflegeausbildung sowie der Fort- und Weiterbildung der Praxisanleiter:innen Anforderungen an die Fort- und Weiterbildung der Praxisanleiter:innen Anforderungen an die praktische Ausbildung und an die Lernortkooperation Anforderungen an Leistungseinschätzungen sowie kompetenzorientierte Prüfungen und damit verbundene Aufgaben der Prüfer:innen Bundeseinheitliche Empfehlungen für die zeitliche und sachliche Strukturierung der praktischen Ausbildung (Rahmenpläne der Fachkommission)	Rechtliche Vorgaben verstehen, für eigene Argumentationen verwenden und pädagogisches Handeln damit begründen.
	Wissenschaft und Forschung Pflegedidaktische Befunde zum Lernen und zu Bildungsprozessen in der Pflegepraxis und zur Praxisanleitung Empfehlungen aus wissenschaftlichen Begleitprojekten auf Bundes- und Landesebene	Pflegedidaktische Theorien und Modelle verstehen und für die Begründung pädagogischer Entscheidungen nutzen.
	Pflegedidaktische Handlungs- und Reflexionsfelder (Fortsetzung)	**Handlungssituationen (Beispiele)**
Mesoebene	**Curriculumentwicklung/betriebliche Ausbildungsplanung** Organisation und Gestaltung der betrieblichen Ausbildungsplanung **Lernortkooperation** Vernetzung mit Pflegeschulen und Praxiseinrichtungen, Konzeptentwicklung, Informationsaustausch	Betriebliche Ausbildungspläne erstellen Übungs- und Prüfungsphasen planen Prüfungskonzepte mit anderen Praxisanleiter:innen und Lehrer:innen entwickeln (auch für den dritten Lernort)
Mikroebene	**Lehr-Lernsituationen gestalten** Anleitungssituationen theoriegeleitet planen, gestalten und reflektieren (auch am dritten Lernort). **Prüfen und Bewerten** Leistungen der Auszubildenden in Anleitungssituationen, im Verlauf der Praxiseinsätze und in Prüfungen beurteilen und bewerten (auch am dritten Lernort).	Lernstände und Lernbedarfe in Ausbildungsgesprächen und im Einsatzverlauf ermitteln Lern- und Kompetenzentwicklung der Auszubildenden einschätzen

Das pflegedidaktische Handlungsfeld *Prüfen und Bewerten* wird der Mikroebene zugeordnet (vgl. Ertl-Schmuck/Fichtmüller, 2009, S. 19), da sich die immanenten pädagogischen Aufgaben (z. B. Leistungen der Auszubildenden bewerten und benoten) direkt auf die Planung, Gestaltung und Evaluation der

Praxisanleitung – also auf das pädagogische Handeln der Praxisanleitenden – beziehen.

2.3 Herausforderungen im Kontext von Prüfen und Bewerten

Die pflegedidaktischen Handlungs- und Reflexionsfelder bergen Anforderungen und Rahmenbedingungen sowie Reflexionsanlässe, mit denen sich Praxisanleiter:innen in konkreten Handlungssituationen auseinandersetzen. So erleben sie sich oftmals in einem Spannungsfeld zwischen Bildungs- und Versorgungsauftrag: Auf der einen Seite sind die Anforderungen an die praktische Pflegeausbildung durch das PflBG und die PflAPrV deutlich gestiegen, während sich Personal- und Zeitmangel in den Versorgungssektoren weiter verschärfen (vgl. Schawe 2023, S. 23 f.). Zum Beispiel erfordert die Auseinandersetzung mit den rechtlichen Vorgaben und den Rahmenplänen der Fachkommission nach § 53 Pflegeberufegesetz Zeit, die aufgrund der Arbeitsverdichtung in den Versorgungssektoren knapp bemessen ist.

Für die Bewältigung pädagogischer Handlungssituationen benötigen Praxisanleiter:innen außerdem Kompetenzen, die sie sich in berufspädagogischen Fort- und Weiterbildungen oder in pädagogischen Handlungssituationen aneignen. Sie sind bspw. laut § 10 PflAPrV als Fachprüfende an den praktischen Prüfungen beteiligt. In der ehemaligen Altenpflegeausbildung nahmen sie dagegen beratend an den Prüfungen teil. Die Änderungen der PflAPrV (Makroebene) führen seit 2020 dazu, dass sich Praxisanleiter:innen in der stationären Langzeitpflege (und in weiteren Versorgungsbereichen) umfassend mit ihren Aufgaben im Rahmen der praktischen Abschlussprüfung auseinandersetzen müssen (vgl. Arens 2019). Bielefeldt und Edelkraut (2023, S. 34) betonen u. a., dass Praxisanleiter:innen ein Verständnis von den neuen Kompetenzprofilen (Anlage 1 und 2 PflAPrV) entwickeln müssen, wenn sie die Kompetenzentwicklung der Auszubildenden einschätzen wollen. Hänel et al. weisen jedoch darauf hin, dass sich Praxisanleiter:innen unsicher fühlen, wenn sie kompetenzorientierte Anleitungssituationen planen und die Leistungen der Auszubildenden einschätzen (vgl. Hänel et al. 2024, S. 429 ff.). Die Unsicherheiten resultieren oftmals aus der zu leistenden „Übersetzungsarbeit“: Praxisanleiter:innen müssen geeignete berufliche Handlungssituationen für die geplante Praxisanleitung auswählen und die inbegriffenen Einzelhandlungen in Bezug auf die anzubahnenden bzw. weiter zu entwickelnden Kompetenzen analysieren (ebd., S. 437). Ebenso verhält es sich, wenn Pflegesituationen und Arbeitsprozesse für Leistungsüberprüfungen oder praktische Prüfungen ausgewählt werden. Die zum Teil abstrakten Kompetenzen der PflAPrV müssen mit konkreten beruflichen Handlungssituationen und Einzelhandlungen in Verbindung gebracht werden (vgl. Bielefeldt/Edelkraut 2023, S. 34). Dabei ist darauf zu achten, dass diese für den Beruf bedeutsam wie auch typisch (exemplarisch) sind (vgl. Kaufhold/Weyland 2024, S. 332 f.) und dass sie den Auszubildenden das bewusste Handeln im Rahmen des Pflegeprozesses ermöglichen (vgl. Brühe 2024, S. 94 ff.).

Erschwerend kommt hinzu, dass es bisher an empirisch und pflegedidaktisch begründeten Kompetenzmodellen und darauf aufsetzenden Kompetenzbeurteilungsinstrumenten mangelt (vgl. Darmann-Finck/Glissmann 2011, S. 200; Weyland et al. 2023, S. 482). Erwähnt sei hier das vom BIBB geförderte Projekt KoprA. Das Projekt zielte u. a. darauf, ein Instrument für die Beurteilung der Kompetenzen (Anlagen 2-4 PflAPrV) in der praktischen Abschlussprüfung zu entwickeln (vgl. Raschper/Wrona 2024). Als Grundlage wurde das von Wittmann et al. (2014, S. 55 ff.) entwickelte TEMA-Kompetenzmodell verwendet. Das Instrument ermöglicht eine Indikatoren- und Punktebasierte Kompetenzbeurteilung für alle Prüfungsteile, vom Pflegeplanungsprozess bis zum Reflexionsgespräch (vgl. Nauerth et al. 2024). Dennoch bestehen weiterhin große Forschungs- und Entwicklungsbedarfe[2] bzgl. der Instrumente zur Kompetenzbeurteilung in der Pflegeausbildung (vgl. Bonse-Rohmann 2023, S. 475).

Aufgrund der aufgezeigten Herausforderungen verwundert es nicht, dass Praxisanleitende die Fortbildungsthemen „Auszubildende beurteilen" und „An praktischen Prüfungen mitwirken" sehr stark nachfragen (vgl. Stahl 2021, S. 51 ff.). Ein Blick in die Ausbildungspraxis zeigt außerdem, dass die Praxisanleitung häufig ungeplant und situativ stattfindet (vgl. Hofmann/Gieseler 2019, S. 101), wodurch Ziel- und Kompetenzorientierung in der praktischen Ausbildung aus dem Blick geraten könnten.

Insbesondere benotete Beurteilungssituationen sollten stets geplant werden. Denn einerseits müssen Praxisanleitende sicherstellen, dass die Auszubildenden die ggf. einzuschätzenden beruflichen Handlungen üben konnten (vgl. Burba/Walter/Westphal 2022, S. 9). Andererseits müssen geeignete Beurteilungskriterien

---

2 Das BIBB veröffentlichte im Jahr 2021 eine *Handreichung für die Pflegeausbildung am Lernort Praxis* (vgl. Jürgensen/Dauer 2021). Darin stellen Anke Jürgensen und Bettina Dauer ein „Kompetenzentwicklungsmodell" und eine Checkliste für die Kompetenzeinschätzung vor. Das Modell beinhaltet zehn Kompetenzkategorien und vier Kompetenzentwicklungsstufen. Inzwischen wird es in einigen Publikationen rezipiert und z. T. von Praxisanleiter:innen verwendet. Eine kritische Betrachtung blieb bisher weitestgehend aus und kann hier nicht geleistet werden. Eine Anmerkung ist dennoch wichtig: Jürgensen und Dauer beschreiben, dass sie die Kompetenzkategorien und -entwicklungsstufen gewonnen haben, indem sie die Kompetenzprofile (Anlage 1 und 2 PflAPrV) einer qualitativen Inhaltsanalyse unterzogen haben. Da zum Entwicklungsprozess der Kompetenzprofile aber kaum etwas bekannt ist – sie haben vermutlich normative und empirische Wurzeln – sollten Ausbildungs- und Beurteilungsprozesse mit großer Vorsicht an dem vorgeschlagenen Modell ausgerichtet werden. Es handelt sich schließlich nicht um ein empirisch begründetes Modell, das die Kompetenzentwicklung der Auszubildenden in der praktischen Pflegeausbildung zu beschreiben vermag.

im Vorfeld ausgewählt, begründet und den Auszubildenden transparent gemacht werden (vgl. Mamerow 2021, S. 271 ff.).

3 Prüfungs- und Bewertungssituationen gestalten

Für die Pflegeausbildung liegen inzwischen einige Diskussionsbeiträge, Handlungsempfehlungen und Forschungsarbeiten vor, die sich mit der Gestaltung von Prüfungs- und Bewertungssituationen befassen. In *Abbildung 1* wird der Versuch unternommen, die Kernthemen der Beiträge zu systematisieren. Es zeigt sich ein vielschichtiges und komplexes Bild, das einen Einblick in die Prüfungs- und Bewertungspraxis ermöglicht.

Abb. 1: Kernthemen im Kontext von „Prüfen und Bewerten" (eigene Darstellung)

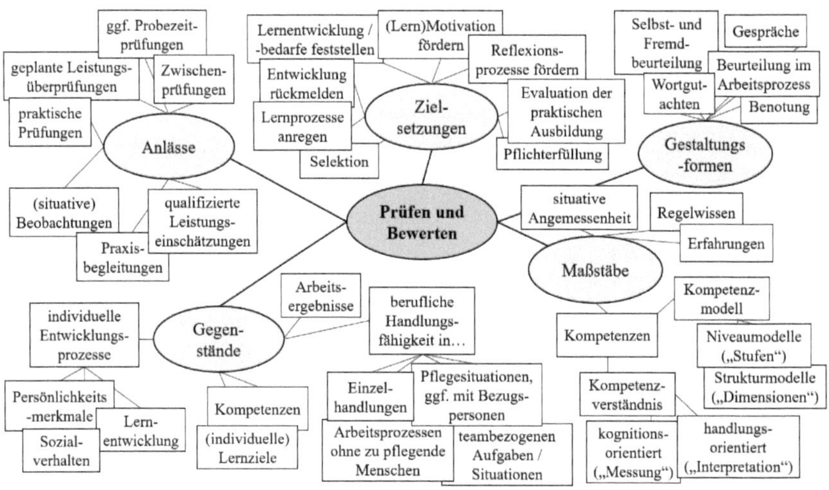

Fünf Kernthemen werden besonders häufig diskutiert bzw. empirisch untersucht. In der *Abbildung 1* werden sie differenziert dargestellt, doch im Kontext von Prüfen und Bewerten sind sie eng miteinander verzahnt.

Zu den *Anlässen* von Prüfen und Bewerten gehören in erster Linie die oben aufgezeigten, formal geregelten Prüfungen oder Leistungseinschätzungen. Praxisanleiter:innen greifen diese Anlässe stets mit einer konkreten *Zielsetzung* auf. Sie beobachten die Auszubildenden bspw. geplant und situativ im Arbeitsprozess, um ihre Lernentwicklung einzuschätzen und Lernbedarfe zu identifizieren (vgl. Mamerow 2021, S. 260). Sie regen Auszubildende regelmäßig dazu an, den eigenen Lernstand einzuschätzen und Lernprozesse zu initiieren (vgl. Ulferts 2023, S. 50). Dazu können bspw. Situationen aufgegriffen werden, in denen Auszubildende mit Handlungsproblemen oder Widersprüchen konfrontiert waren. Als *Gestaltungsformen* werden meist Beurteilungen im Arbeitsprozess gewählt (z. B. praktische Prüfung), womit annähernd der Pflegerealität entsprochen (vgl. Schneider 2011, S. 24) und dadurch das Ideal der kompetenzorientierten Prüfung weitestgehend erfüllt wird (vgl. Euler 2011, S. 55). Eine häufige Gestaltungsform stellt außerdem das Gespräch mit Auszubildenden dar, in dem eine Selbst- und Fremdeinschätzung bspw. nach einer zuvor durchgeführten Anleitung oder Leistungsüberprüfung möglich ist (vgl. Jürgensen/Dauer 2021, S. 61). Auszubildende können aufgefordert werden, das eigene Situationserleben und Handeln zu erinnern und zu beschreiben. Praxisanleiter:innen eröffnen anschließend ihre Perspektive auf die beobachtete Situation. Die Einschätzung wird u. a. mit Instrumenten (Kompetenzräder oder -netze etc.) gestützt, die den Lern- bzw. Kompetenzzuwachs visualisieren sollen (vgl. Jürgensen/Dauer 2021, S. 61; Löwenstein 2022, S. 42 ff.).

Als *Gegenstände* von Prüfen und Bewerten werden an erster Stelle die Kompetenzen der PflAPrV diskutiert (vgl. Bonse-Rohmann 2023, S. 459 ff.). Aus einer eher funktionalen Perspektive beurteilen Praxisanleiter:innen die berufliche Handlungsfähigkeit der Auszubildenden (vgl. Kaufhold/Weyland 2024, S. 331 f.; vgl. Glodek et al. 2024, S. 6) etwa in ausgewählten Pflegesituationen oder anhand von Einzelhandlungen, in denen Auszubildende ihre Kompetenzen „zeigen" müssen (vgl. Weyland et al. 2023, S. 480). Aus einer subjektorientierten Perspektive beurteilen sie die individuelle Entwicklung (von Persönlichkeitsmerkmalen etc.) der Auszubildenden im Einsatz- und Ausbildungsverlauf (vgl. Kaufhold/Weyland 2024, S. 331 f.). Beide Perspektiven sollten eingenommen werden, wenn Auszubildende im Einsatz- und Ausbildungsverlauf beurteilt werden (vgl. Löwenstein 2022, S. 48). Dadurch können Persönlichkeits- und Kompetenzentwicklung, wie im Ausbildungsziel vorgesehen, gleichermaßen im Ausbildungsprozess gefördert werden. Schmal gibt zu bedenken, dass die Persönlichkeitsentwicklung bei einer Benotung nicht genügend berücksichtigt werden kann. Er empfiehlt die Verwendung von Wortgutachten, in denen die Persönlichkeitsentwicklung und das Sozialverhalten beschrieben werden können (vgl. Schmal 2023, S. 275). In der qualifizierten Leistungseinschätzung könnten Praxisanleitende bspw. ein schriftliches Wortgutachten formulieren, wenn die Beurteilungsbögen dies ermöglichen (vgl. Glodek et al. 2024, S. 15).

Als *Maßstäbe* werden in Beurteilungssituationen die Kompetenzen der PflAPrV herangezogen (vgl. Darmann-Finck/Glissmann 2011, S. 195), wodurch Praxisanleiter:innen mit den in Abschnitt 2.3 beschriebenen Herausforderungen konfrontiert sind. Kompetenzen können somit als Gegenstände (Was soll beurteilt werden?) und als Maßstäbe (Welches Leistungsniveau soll beurteilt werden?) der Beurteilung dienen. Regelwissen dient als Maßstab, wenn z. B. Einzelhandlungen oder Prozesse (Fertigkeiten und damit verbundene Kenntnisse) beurteilt werden (Medikamente stellen, eine Entlassung aus der Klinik vorbereiten und durchführen). Dazu nutzen Praxisanleiter:innen zum Beispiel Handlungsbewertungslisten

(Beurteilungschecklisten) mit ausgewiesenen Handlungsschritten (vgl. Rösner 2012, S. 78 ff.). Die Listen werden u. a. auf der Grundlage von Experten- und Einrichtungsstandards erstellt (ebd.). Insbesondere in der praktischen Prüfung beobachten Praxisanleiter:innen die Auszubildenden über mehrere Stunden, wie sie Einzelhandlungen (z. B. eine Injektion vorbereiten und verabreichen) und komplexe Pflegesituationen (z. B. einen Menschen mit ausgeprägter Bewegungseinschränkung in den Rollstuhl transferieren und bei der Körperpflege unterstützen) gestalten. Die anschließende Beurteilung der Kompetenzen und summative Bewertung der Prüfungsleistung fußt somit auf Situationen, die nach klaren Kriterien beurteilt werden können und auf solchen, die hinsichtlich ihrer situativen und fachlichen Angemessenheit interpretiert werden müssen (vgl. Bohrer/Walter 2020, S. 53 f.).

Im nachfolgenden Abschnitt wird der bereits angerissene Zusammenhang von Beobachten, Beurteilen und Bewerten vertieft. Dem schließt sich eine Auseinandersetzung mit der Kompetenzdebatte an, da sie für alle Kernthemen in der Abbildung 1 Fragen nach sich zieht.

3.1 Beobachten, Beurteilen und Bewerten

Praxisanleitende verwenden die Begriffe Beurteilen und Bewerten häufig synonym (vgl. Auer/Beil 2024, S. 23 f.). Die beiden pädagogischen Handlungen basieren auf spontanen und/oder systematischen Beobachtungen.

Praxisanleitende beobachten in einer Anleitungssituation oder in einer praktischen Prüfung bestimmte Handlungen, Verhaltensweisen oder Ereignisse (vgl. Arzberger et al. 2016, S. 60). Sie nehmen ihre Beobachtungen möglichst ohne Bewertung auf und beschreiben sie detailliert (vgl. Burba/Walter/Westphal 2022, S. 19). Schneider empfiehlt, die Beobachtungen in einem Protokoll zu erfassen, um sie anschließend interpretieren und der Beurteilung zuführen zu können (vgl. Schneider 2012, S. 25). Je länger die Auszubildenden beobachtet werden, desto mehr Informationen stehen für den nachfolgenden Beurteilungsprozess zur Verfügung. Dadurch nimmt die Präzision der Beurteilung zu (vgl. Mamerow 2021, S. 267 ff.). Sie wird bspw. unabhängiger von Einzelsituationen, in denen Auszubildende Höchstleistungen zeigen oder sich mit Herausforderungen auseinandersetzen müssen (vgl. Arzberger et al. 2016, S. 63). Die gesammelten Informationen (Beobachtungsnotizen) werden in einem anschließenden Schritt abgewogen und beurteilt (ebd., S. 61). Praxisanleitende schätzen somit ein bestimmtes Kriterium ein (Auer/Beil 2024, S. 23 f.). Schewior-Popp (2014, S. 189) merkt dazu an, dass die Handlungen der Auszubildenden als mehrdimensionale Leistungen zu betrachten sind, in denen praktische Fähigkeiten, theoretische Kenntnisse, individuelle Einstellungen miteinander verschränkt werden. In der Pflegeausbildung hat sich in dem Zusammenhang der Begriff Kompetenzeinschätzung etabliert.

Praxisanleiter:innen bewerten die beobachtete Performanz und die zugrunde liegenden Kompetenzen gemäß Anlage 1 bzw. Anlage 2 PflAPrV, indem sie alle damit verbundenen Leistungen mit einem Maßstab vergleichen und in ein Bewertungssystem einordnen (Arzberger et al. 2016, S. 64). Als Bewertungssystem dient meist die Notenskala, obwohl sich komplexe Ausbildungsleistungen, Entwicklungsstände und Kompetenzen nicht so einfach in Noten übersetzen lassen (vgl. Schmal 2023, S. 274).

3.2 Kompetenzentwicklung beurteilen

Eine Kompetenz stellt zunächst ein theoretisches Konzept dar, das zur Hilfe genommen wird, um das individuelle Handeln einer Person in sozialen Kontexten in den Blick zu nehmen (vgl. Kossack/Ludwig 2015, S. 208). In der beruflichen Bildung wird ein handlungsorientiertes Kompetenzverständnis vertreten (vgl. Zlatkin-Troitschanskaia/Seidel 2011, S. 223). Kompetenzen umfassen demnach die von Schewior-Popp benannten Kompetenzdimensionen, über die eine Person verfügt, sowie deren Zusammenwirken in sozialen Situationen (vgl. Kossack/Ludwig 2015, S. 209 ff.). Kompetenzen stellen somit personengebundene Voraussetzungen (Dispositionen) der Auszubildenden dar, mit denen sie situative Anforderungen des beruflichen Handlungsfelds bewältigen und kreativ gestalten können (vgl. Fachkommission 2019, S. 12). Kompetenzen verändern und entwickeln sich im Ausbildungsprozess (vgl. Kaufhold/Weyland 2024, S. 328), wodurch die Beurteilung ihrer Ausprägung immer vor dem Hintergrund des Ausbildungsstandes erfolgen muss (ebd.).

Eine Herausforderung besteht jedoch darin, dass sich Kompetenzen nicht direkt beobachten lassen. Sie zeigen sich im beruflichen Handeln (in der Performanz) der Auszubildenden, von dem auf die Kompetenzen geschlossen wird (vgl. Bohrer/Walter 2020, S. 52 ff.). Euler schlägt deshalb vor, Kompetenzen bspw. während der Bewältigung realer beruflicher Aufgaben oder anhand von Handlungsergebnissen zu beurteilen (vgl. Euler 2011, S. 57 f.). In Leistungsüberprüfungen und praktischen Abschlussprüfungen werden diese beiden Gestaltungsformen miteinander kombiniert, wenn in den Beurteilungsprozess Beobachtungsnotizen zu gestalteten Pflegehandlungen (z. B. ein durchgeführtes Informationsgespräch) sowie Handlungsergebnisse (z. B. ein erstellter Pflegeplan, Zufriedenheit der zu pflegenden Menschen) aufgenommen werden. Während die Performanz der Auszubildenden beobachtet werden kann, bleiben Motive und Begründungszusammenhänge eher im Verborgenen (vgl. Darmann-Finck/Glissmann 2011, S. 199) und können ggf. nur in einem Reflexionsgespräch offengelegt werden.

Für die Kompetenzbeurteilung werden geeignete Instrumente benötigt, die auf einem Kompetenzmodell basieren (vgl. Zlatkin-Troitschanskaia/

Seidel 2011, S. 224). Die Nachfrage nach handhabbaren Kompetenzerfassungsinstrumenten (Bewertungsbögen) ist seit vielen Jahren groß, wobei das Ziel hauptsächlich darin besteht, die Ausprägungsniveaus der Kompetenzen exakt zu beurteilen und zu bewerten (Kossack/Ludwig 2015, S. 211 f.). Da es sich bei den pflegespezifischen Kompetenzmodellen und Beurteilungsinstrumenten noch weitestgehend um pflegedidaktische Forschungs- und Entwicklungsdesiderate handelt (vgl. Bonse-Rohmann 2023, S. 475; Weyland et al. 2023, S. 482), fußen Beurteilungen des Kompetenzniveaus und der -entwicklung häufig darauf, Auszubildende in vielzähligen beruflichen Handlungssituationen mit wechselnden Anforderungen zu beobachten (vgl. Löwenstein 2022, S. 41). Ohnehin greifen messmethodische Beurteilungsverfahren – wie die von Knappich (2019) vorgeschlagene Operationalisierung der Kompetenzen in Form messbarer Lernziele – für breite, handlungsorientierte Kompetenzkonzepte zu kurz. Nach Kossacks und Ludwigs (2015, S. 212) Auffassung sind dafür qualitativ-interpretative Ansätze passender.

Bohrer und Walter (2020, S. 53) weisen außerdem darauf hin, dass anhand der situativ gezeigten Performanz nur ein Ausschnitt der Kompetenzen „sichtbar“ wird. Eine vollständige Erfassung der Kompetenzen im Sinne operationalisierter Indikatoren ist nicht möglich. Mit der Operationalisierung der Kompetenzen soll meist den psychometrischen Gütekriterien Objektivität, Reliabilität und Validität in Beurteilungssituationen Rechnung getragen werden (vgl. Knappich 2019). Doch in Ermangelung pflegespezifischer Kompetenzmodelle und der sehr stark eingeschränkten Standardisierung pflegerischer Handlungen lassen sich diese Gütekriterien in Frage stellen. Zudem merkt Schneider an, dass Beobachtungen der Prüfenden stets subjektiv geprägt sind, weil sie ihr Wissen, ihre Erfahrungen und Gefühle nicht ausblenden können (vgl. Schneider 2011, S. 24). Bonse-Rohmann schlägt daher vor, dass Prüfungen von mehreren Prüfenden abgenommen werden und die Beurteilungskriterien abgestimmt werden (Interpretationsobjektivität). Prüfungs- und Beurteilungssituationen sollten ferner einen größtmöglichen Pflegerealitätsbezug aufweisen (Validität) und die Prüfenden sollten mit präzisen Instrumenten zu ähnlichen Ergebnissen gelangen (Interrater-Reliabilität) (vgl. Bonse-Rohmann, 2023, S. 467).

3.3 Die Bedeutung beruflicher Handlungssituationen

Praxisanleiter:innen können sich den dargestellten Zusammenhang zwischen personengebundenen Kompetenzen und situationsbezogener Performanz (vgl. Fachkommission 2019, S. 12) zunutze machen, wenn sie Auszubildende anhand von Einzelhandlungen und komplexen beruflichen Handlungssituationen (vgl. Bielefeldt/Edelkraut 2023, S. 35) beurteilen wollen. Sie können sich bspw. fragen:

- In welchem Ausbildungsabschnitt befinden sich die Auszubildenden und wie stellt sich ihr Lernstand dar?
- Wie komplex sollten demnach die gewählten beruflichen Handlungssituationen sein? Mit welchen situativen Anforderungen können die Auszubildenden konfrontiert werden (vgl. Fachkommission 2019, S. 18 f.)?
- Sollen Einzelhandlungen und/oder zusammenhängende Pflegesituationen bzw. Arbeitsprozesse und die damit verbundenen Kompetenzen betrachtet werden? Um welche Beurteilungsgegenstände geht es?
- Welche Form der Bewertung ist geplant? Wie differenziert und auf welchem Niveau sollte der Maßstab für die Beurteilung gestaltet werden?

Die Antworten auf diese Fragen helfen bei der Wahl geeigneter Beurteilungsgegenstände, -maßstäbe und Gestaltungsformen (siehe Abb. 1).

Im Ausbildungsverlauf werden die Auszubildenden bspw. anhand von Einzelhandlungen in einer geplanten Anleitungssituation beurteilt. Verlaufen diese Einzelhandlungen nach einem relativ standardisierten Handlungsplan (bspw. eine Blutdruckmessung durchführen), so können die gezeigten Leistungen anhand eindeutiger Kriterien beurteilt werden (Bohrer/Walter 2020, S. 53).

Führen die Auszubildenden dagegen ein Anamnesegespräch, so können zwar allgemeine Beurteilungskriterien herangezogen werden, doch es lässt sich kein vollständiges Set mit Beurteilungskriterien zusammenstellen. Die Planung der Situation (soweit möglich) unterstützt die Beurteilung, doch das Anamnesegespräch kann auf unterschiedliche Weisen angemessen und zielführend gestaltet werden. Praxisanleitende müssen ihre Beobachtungen in dem Fall also eher interpretieren (Bohrer/Walter 2020, S. 54).

Im Gegensatz zu geplanten Einzelhandlungen lassen sich praktische Prüfungen aufgrund der Dauer und der Eigendynamik der beruflichen Handlungssituationen nur sehr begrenzt planen, z. B. indem die Rahmenbedingungen gestaltet werden (vgl. Darmann-Finck/Glissmann 2011, S. 199). Bei der Auswahl der Prüfungssituationen sollten Praxisanleitende zum Beispiel darauf achten, dass pflegeprozesshafte und für das Setting typische Aufgaben von den Auszubildenden eingefordert werden. Außerdem sollten die Prüfungssituationen das Potenzial beinhalten, dass bei der Gestaltung der Pflege möglichst viele Kompetenzen gezeigt werden können (vgl. Burba/Walter/Westphal 2022, S. 11 f.).

Die retrospektive Beurteilung der Kompetenzen stellt zudem eine Herausforderung dar. Im Prüfungsverlauf werden mehrere antizipierte und spontane Handlungssituationen beobachtet und im Verlaufsprotokoll dokumentiert. Im abschließenden Beurteilungs- und Bewertungsprozess ordnen Praxisanleiter:innen ihre dokumentierten Situationsbeschreibungen den zu prüfenden Kompetenzen zu (vgl. Mörschel 2020, S. 56). Detaillierte Beschreibungen gezeigter Handlungen können Aufschluss über den Ausprägungsgrad (Dimensionierungen) der zugrunde liegenden Kompetenzen geben (vgl. Bohrer/Walter 2020,

S. 54). Bohrer und Walter (ebd.) weisen aber darauf hin, dass diese Dimensionierung nur beispielhaft für eine Kompetenz vorgenommen werden kann. Ein Beispiel soll dies verdeutlichen:

Auszubildende könnten in der praktischen Prüfung den Anlass für ein Assessment zur Einschätzung der Mundgesundheit erkennen. In der Handlung verbinden sich vorrangig Kompetenzen aus den Kompetenzbereichen I, II und IV laut Anlage 2 PflAPrV. Die Kompetenz I.1.c) steht besonders im Vordergrund. Die Dimensionierung dieser Kompetenz könnte sich situativ, wie in Tabelle 3 dargestellt, zeigen.

Tab. 3: Beispiel für die Dimensionierung einer Kompetenz (eigene Darstellung)

Dimensionierung mit Bezug zu § 17 PflAPrV	**Kompetenz I.1.c):** Die Absolvent:innen nutzen allgemeine und spezifische Assessmentverfahren bei Menschen aller Altersstufen und beschreiben den Pflegebedarf unter Verwendung von pflegediagnostischen Begriffen.
sehr gut (1)	Auszubildende erkennen den Anlass für ein Assessment. Sie berücksichtigen bei der Durchführung alle Kriterien des Expertenstandards[3], gehen systematisch und situativ angemessen vor und dokumentieren den ermittelten Pflegebedarf differenziert mit Fachbegriffen.
gut (2)	Auszubildende erkennen den Anlass für ein Assessment. Sie berücksichtigen bei der Durchführung alle Kriterien des Expertenstandards, gehen situativ angemessen vor und dokumentieren den ermittelten Pflegebedarf mit Fachbegriffen.
befriedigend (3)	Auszubildende erkennen den Anlass für ein Assessment. Sie berücksichtigen bei der Durchführung die meisten Kriterien des Expertenstandards und dokumentieren den ermittelten Pflegebedarf mit Fachbegriffen.
ausreichend (4)	Auszubildende erkennen den Anlass für die Ermittlung des Pflegebedarfs. Sie orientieren sich bei der Erhebung an ihnen bekannten Kriterien, dokumentieren den ermittelten Pflegebedarf nur oberflächlich und nur zum Teil mit Fachbegriffen.
mangelhaft (5)	Auszubildende nehmen den Anlass für die Ermittlung des Pflegebedarfs wahr, erfassen diesen aber unsystematisch und lückenhaft. Sie dokumentieren den Pflegebedarf unvollständig und/oder fehlerhaft mit eigenen Worten.
ungenügend (6)	Auszubildende nehmen den Anlass für die Ermittlung des Pflegebedarfs nicht wahr oder gehen dem Anlass nicht nach.

Das Beispiel in Tabelle 3 zeigt einen Ansatz der Kompetenzdimensionierung auf, der öfter in der Ausbildungspraxis gewählt wird: Als Beurteilungskriterien werden vorrangig die Elemente einer Kompetenz herangezogen, die sich (deutlich) in der Performanz der Auszubildenden beobachten lassen, zum Beispiel:

3 Gemeint sind hier die Assessmentkriterien, die von Pflegenden für die Einschätzung der Mundgesundheit in den Blick genommen werden.

1. Die Auszubildenden (er)kennen die Merkmale, die auf eine Notwendigkeit für die Einschätzung der Mundgesundheit hinweisen (Handlungsanlass).
2. Sie greifen den Handlungsanlass auf.
3. Sie kennen und wählen ein geeignetes Assessmentinstrument/geeignete Assessmentkriterien.
4. Sie wenden das Assessmentinstrument systematisch und sicher an.

Die Beurteilungskriterien fokussieren hier in der Prüfung also vordergründig das zweckmäßige Wissen und Handeln der Auszubildenden, während die Kompetenzelemente Handlungsmotive, Werte und Haltungen eher vernachlässigt werden. Die Beurteilung zielt außerdem (zu) stark auf das regelgeleitete Handeln der Auszubildenden ab; das Verstehen der individuellen Situation des zu pflegenden Menschen droht in den Hintergrund zu treten. Das hat insbesondere dann Konsequenzen, wenn Auszubildende und Prüfende bspw. die Notwendigkeit für eine Einschätzung der Mundgesundheit in der Pflegesituation unterschiedlich bewerten oder Vorstellungen zur Verwendung der Assessmentkriterien voneinander abweichen. Aus diesem Grund sollten Praxisanleitende die Handlungsmotive der Auszubildenden in einem Reflexionsgespräch erfragen und reflektieren, warum sie die Pflegesituation ggf. anders als die Auszubildenden einschätzen.

Wenn Auszubildende über einen längeren Zeitraum (in der praktischen Prüfung) beobachtet werden, müssen Praxisanleitende außerdem bedenken, dass sich die Kompetenz I.1.c) in weiteren Situationen oder ggf. auch nur in einer einzigen Situation zeigen kann. Gründet eine Kompetenzbeurteilung lediglich auf einer Beobachtung, dann handelt es sich eher um eine unsichere Beurteilung. Ebenso müssen Praxisanleiter:innen hinterfragen, warum sich eine Kompetenz ggf. nicht im Handeln der Auszubildenden gezeigt hat. Wurde der Handlungsanlass nicht erkannt? Wurde der Handlungsanlass erkannt, aber nicht aufgegriffen? Gab es keinen Anlass dafür, die Kompetenz in ihrer Performanz zu zeigen? Wurde die Handlung aufgrund von Unaufmerksamkeit nicht beobachtet? Entsprechend differenziert muss die Leistung der Auszubildenden dann beurteilt und bewertet werden.

4 Zusammenfassung und Ausblick

Praxisanleiter:innen übernehmen anspruchsvolle Aufgaben im pflegedidaktischen Handlungsfeld Prüfen und Bewerten. Die damit verbundenen Herausforderungen und Reibungspunkte sollten als Chance angesehen und als Gegenstände in berufspädagogischen Fort- und Weiterbildungen sowie in der pflegedidaktischen Forschung aufgegriffen werden.

Zukünftig könnte der Blick stärker auf das Handeln der Praxisanleitenden in Prüfungssituationen gelenkt werden. Wie erleben und gestalten sie ihre Aufgaben und wie behaupten sie sich gegenüber anderen, an der Prüfung beteiligten

Akteur:innen? Welche Gemeinsamkeiten und Unterschiede lassen sich hier bspw. zwischen freigestellten und nicht freigestellten Praxisanleitenden ermitteln?

In dem Zusammenhang sollte auch die Entwicklung der Aufgaben in der Praxisanleitung insgesamt untersucht werden. Diesbezüglich zeichnet sich seit einigen Jahren eine enorme Diversifizierung ab und so könnte gefragt werden, ob freigestellte Praxisanleiter:innen und Ausbildungsbeauftragte überhaupt noch Praxis anleiten und inwiefern sie prüfen und bewerten können und sollten. Womöglich haben sich ihre Kompetenzen und das Selbstverständnis in eine andere Richtung weiterentwickelt.

Einen weiteren Schwerpunkt bildet die Gestaltung praktischer Prüfungssituationen, die in der Versorgungsrealität verankert sind und nicht inszeniert mit „Prüfungsbewohner:innen oder -patient:innen" ablaufen sollten. Die Erfahrungen aus Begleitprojekten zur Ausbildungsreform[4] zeigen, dass sich hier tradierte, meist unbegründete Relikte der abgelösten Ausbildungen in der praktischen Pflegeausbildung halten (z. B. drei ärztlich verordnete Maßnahmen in der Prüfung durchführen), während originäre Pflegeaufgaben im Kontext des Pflegeprozesses noch zu zaghaft in den Mittelpunkt der Prüfung gerückt oder sogar abgewertet werden. Diesbezüglich sind die folgenden Fragen relevant: Welche Prüfungsgegenstände werden von Praxisanleiter:innen in Beurteilungssituationen in den Blick genommen und wie begründen sie diese Auswahl? Wie können Praxisanleitende dabei unterstützt werden, ihre Perspektive für die Auswahl der Prüfungsgegenstände zu weiten oder zu verändern? Wie können sie in dem Zusammenhang möglichen Widerständen aus dem eigenen beruflichen Handlungsfeld begegnen?

Mit Blick auf die zurückliegenden Jahre seit dem In-Kraft-Treten des Pflegeberufegesetzes lässt sich hier als Zwischenfazit eines Entwicklungsprozesses festhalten, dass die Praxisanleiter:innen mit ihren Aufgaben im Kontext von Prüfen und Bewerten (selbst)kritisch, kreativ und verantwortungsbewusst umgehen. Dennoch birgt das pflegedidaktische Handlungsfeld viele, aber bisher wenig beachtete Reflexionsanlässe und Forschungsgegenstände.

---

4 Der Reformprozess der Pflegeausbildung wurde im Bundesland Brandenburg in der Zeit von 2018 bis 2024 vom Projekt Neksa („Neu kreieren statt addieren" – die neue Pflegeausbildung im Land Brandenburg curricular gestalten) begleitet. Das Projektteam führte u. a. Inhouse-Beratungen und berufspädagogische Fortbildungen mit Praxisanleitenden durch und wirkte in den Prüfungsgruppen der Landesbehörde an der Entwicklung der schriftlichen Prüfungsarbeiten mit. Die Projektaktivitäten fokussierten pflegedidaktische Handlungs- und Reflexionsfelder auf allen drei Ebenen, z. B. Unterstützung der Praxisanleitenden bei der Entwicklung kompetenzorientierter Anleitungssituationen, Unterstützung bei der Entwicklung betrieblicher Ausbildungspläne und Veröffentlichung von Handreichungen für die Gestaltung der Prüfungen.

Literatur

Arens, Frank (2019): Das wird von Praxisanleitern ab 2020 erwartet. In: Pflegezeitschrift 72 (8), S. 10–13.

Arzberger, Paul et al. (2016): Prüferhandbuch. Online: www.pruefungswesen-igbce.de/wp-content/uploads/2018/03/Pru%cc%88ferhandbuch.pdf (Abruf: 21.04.2024).

Auer, Angelika/Beil, Carmen (2024): Basics Praxisanleitung Band I. Hannover: VINCENTZ.

Bielefeldt, Birgit/Edelkraut, Torsten (2023): Die Bewertung von Kompetenzentwicklung. In: Pflegezeitschrift 76, S. 34–37.

Bohrer, Annerose/Walter, Anja (2020): Die neue Pflegeausbildung gestalten – eine Handreichung für Praxisanleiterinnen und Praxisanleiter. Herausgegeben im Rahmen der Projekte NEKSA & CURAP. Online: www.dx.doi.org/10.26127/BTUOpen-5161 (Abruf: 21.04.2024).

Bonse-Rohmann, Mathias (2023): Kompetenzorientierte Prüfungsgestaltung in den Gesundheitsfachberufen. In: Darmann-Finck, Ingrid/Sahmel, Karl-Heinz (Hrsg.): Pädagogik im Gesundheitswesen. Berlin: Springer, S. 459–477.

Brühe, Roland (2024): Vorbehaltsaufgaben und Pflegebildung. In: Think Tank Vorbehaltsaufgaben/Deutsche Gesellschaft für Pflegewissenschaft e. V. (Hrsg.): Vorbehaltsaufgaben der Pflege – Pflegewissenschaftliche und pflegerechtliche Grundlegung und Einordnung, S. 93-104. Online: https://dg-pflegewissenschaft.de/wp-content/uploads/2024/03/Vorbehaltsaufgaben-_Broschuere-DGP-1.pdf (Abruf: 22.07.2024).

Burba, Stefan/Walter, Anja/Werner, Jana (2020): Ein Modellcurriculum für die berufspädagogische Zusatzqualifikation zur Praxisanleiterin/zum Praxisanleiter und ein Konzept für die berufspädagogischen Fortbildungen für Praxisanleiterinnen und Praxisanleiter in der Pflegeausbildung im Land Brandenburg. Online: www.b-tu.de/fg-bildungswissenschaften-gesundheit/forschung/neu-kreieren-statt-addieren/materialien#c276234 (Abruf: 21.04.2024).

Burba, Stefan/Walter, Anja/Westphal, Andrea (2022): Kompetenzorientierte praktische Prüfungen gestalten. Eine Handreichung für Lehrende und Praxisanleitende in der Pflegeausbildung. Online: www.b-tu.de/fg-bildungswissenschaften-gesundheit/forschung/neu-kreieren-statt-addieren/materialien#c276234 (Abruf: 21.04.2024).

Darmann-Finck, Ingrid/Glissmann, Gerlinde (2011): Kompetenzdiagnostik im Berufsfeld Pflege. In: Pflege 24 (3), S. 195–204.

DNQP – Deutsches Netzwerk für Qualitätsentwicklung in der Pflege (Hrsg.) (2023): Expertenstandard Förderung der Mundgesundheit in der Pflege. Osnabrück.

Ertl-Schmuck, Roswitha/Fichtmüller, Franziska (2009): Pflegedidaktik als Disziplin. Eine systematische Einführung. Weinheim und München: Juventa.

Euler, Dieter (2011): Kompetenzorientiert prüfen. In: Severing, Eckart/Weiß, Reinhold (Hrsg.): Prüfungen und Zertifizierungen in der beruflichen Bildung. Bonn, S. 55–66. Online: https://www.bibb.de/dienst/publikationen/de/6552 (Abruf: 29.07.2024).

Fachkommission nach § 53 Pflegeberufegesetz (2019): Rahmenpläne der Fachkommission nach § 53 PflBG. Online: www.bibb.de/dienst/publikationen/de/16560 (Abruf: 21.04.2024).

Glodek, Andrea/Deufel, Katharina/Superina, Doris/Reuschenbach, Bernd (2024): Qualifizierte Leistungseinschätzung in der Pflegeausbildung. Online: https://www.bibb.de/dienst/publikationen/de/19760 (Abruf: 22.07.2024).

Hänel, Jonas/Küttner, Claudia/Strauß, Lucie (2024): Herausforderung Praxisanleitung. Zur Konzeption bedarfsgerechter Beratungs- und Unterstützungsansätze in der praktischen Pflegeausbildung. In: Brühe, Roland/von Gahlen-Hoops, Wolfgang (Hrsg.): Handbuch Pflegedidaktik I. Bielefeld: Transcript, S. 429–449.

Hofmann, Jan/Gieseler, Sabrina (2019): Pädagogische Diagnostik in der Pflegepraxis. In: PADUA 14 (2), S. 99–103.

Jürgensen, Anke/Dauer, Bettina (2021): Handreichung für die Pflegeausbildung am Lernort Praxis. Online: https://www.bibb.de/dienst/publikationen/de/17175 (Abruf: 29.07.2024).

Kany, Anke (2020): Kompetenzen kompetent bewerten – ein Konzept aus der Praxis für die Praxis. In: Sahmel, Karl-Heinz (Hrsg.): Die praktische Pflegeausbildung auf dem Prüfstand. Stuttgart: Kohlhammer, S. 170–180.

Kaufhold, Marisa/Weyland, Ulrike (2024): Prüfen und Bewerten im Kontext kompetenzorientierter Lehr-/Lernprozesse in der Pflegeausbildung. In: Brühe, Roland/von Gahlen-Hoops, Wolfgang (Hrsg.): Handbuch Pflegedidaktik I. Bielefeld: Transcript, S. 319–344.

Klein, Zoé et al. (2021): Empfehlungen für Praxisanleitende im Rahmen der Pflegeausbildung nach dem Pflegeberufegesetz (PflBG). Fachworkshop-Empfehlungen zur Umsetzung in der Praxis. Online: www.bibb.de/dienst/publikationen/de/17241 (Abruf: 21.04.2024).

Knappich, Thomas (2019): Valide Leistungstests in der Pflegeausbildung. In: Pflegezeitschrift 72, S. 45–47.

Kossack, Peter/Ludwig, Joachim (2015): Kompetenz und Qualifikation. In: Dinkelaker, Jörg/von Hippel, Aiga (Hrsg.): Erwachsenenbildung in Grundbegriffen. Stuttgart: Kohlhammer, S. 207–214.

Löwenstein, Mechthild (2022): Wege in die generalistische Pflegeausbildung. Berlin: Springer.

Mamerow, Ruth (2021): Praxisanleitung in der Pflege. 7. Auflage. Berlin: Springer.

Mörschel, Andrea (2020): Pädagogisches Handeln im Kontext der Praxisanleitung. In: Nobles, Sabine (Hrsg.): Pflege – praktisch anleiten. Hamburg: Verlag Dr. Felix Büchner – Verlag Handwerk und Technik, S. 29–65.

Nauerth, Annette/Raschper, Patrizia/Wrona, Kamil Joseph et al. (2024): Abschlusstagung Projekt KopA – Entwicklung (digital-gestützter) kompetenzorientierter praktischer Abschlussprüfungen. Online: https://www.bibb.de/dokumente/pdf/AB26_KoprA_PPT_Abschlusstagung.pdf (Abruf: 26.09.2024).

Raschper, Patrizia/Wrona, Kamil Joseph (2024): KoprA. Entwicklung (digital-gestützter) kompetenzorientierter praktischer Abschlussprüfungen. Online: https://www.hsbi.de/inbvg/projekte/bildungsforschung/kopra (Abruf: 26.09.2024).

Rösner, Sandra (2012): Bewertungslisten für Praxisanleiter erstellen. In: PADUA 7 (2), S. 78–84.

Schawe, Kira (2023): Praxisanleitung nach dem Pflegeberufegesetz. In: Heilberufe 75, S. 22–25.

Schewior-Popp, Susanne (2014): Lernsituationen planen und gestalten. Handlungsorientierter Unterricht im Lernfeldkontext. 2., überarbeitete Auflage. Stuttgart: Georg Thieme.

Schmal, Jörg (2023): Unterrichten und Präsentieren in Gesundheitsfachberufen. 2. Auflage. Berlin: Springer.

Schneider, Kordula (2011): Praktische Prüfungen – Eine Herausforderung für Lehrende und Lernende. In: PADUA 6 (1), S. 24–27.

Stahl, Hendrik (2021): Was brauchen Praxisanleitungen? In: PADUA 16 (1), S. 51–56.

Ulferts, Timo (2023): Selbsteinschätzung: Gewinn und Chance. In: Pflegezeitschrift 76, S. 49–51.

Walter, Anja/Dütthorn, Nadin (Hrsg.) (2019): Fachqualifikationsrahmen Pflegedidaktik. Online: www.dg-pflegewissenschaft.de/wp-content/uploads/2019/03/2019_02_20-FQR-Ver%C3%B6ffentlichung_ES.pdf (Abruf: 21.04.2024).

Weyland, Ulrike/Wittmann, Eveline/Kaufhold, Marisa (2023): Herausforderungen in Bezug auf Konstrukt und Erfassbarkeit von beruflicher Handlungskompetenz im Gesundheitsbereich. In: Darmann-Finck, Ingrid/Sahmel, Karl-Heinz (Hrsg.): Pädagogik im Gesundheitswesen. Berlin: Springer, S. 479–488.

Wittmann, Eveline/Weyland, Ulrike/Nauerth, Annette et al. (2014): Kompetenzerfassung in der Pflege älterer Menschen – Theoretische und domänenspezifische Anforderungen der Aufgabenmodellierung. In: Seifried, Jürgen/Faßhauer, Uwe/Seeber, Susan (Hrsg.): Jahrbuch der berufs- und wirtschaftspädagogischen Forschung 2014. Opladen: Verlag Barbara Budrich, S. 53–66.

Zlatkin-Troitschanskaia, Olga/Seidel, Jana (2011): Kompetenz und ihre Erfassung – das neue „Theorie-Empirie-Problem" der empirischen Bildungsforschung? In: Zlatkin-Troitschanskaia, Olga (Hrsg.): Stationen Empirischer Bildungsforschung. Traditionslinien und Perspektiven. Wiesbaden: VS Verlag für Sozialwissenschaften, S. 218–233.

Synopse und Ausblick

Roswitha Ertl-Schmuck & Linda Hommel

In der Zusammenschau des zweiten Bandes wollen wir aufscheinende Phänomene in den originären Handlungsfeldern der Praxisanleitenden auf der Meso- und Mikroebene sowie Zugangs- und Begründungsweisen berufsdidaktischen Handelns und deren konkrete Ausgestaltung in unserer Reflexion in den Blick nehmen. Dabei wird unsere Sichtweise von folgenden Grundannahmen geleitet: Wir gehen davon aus, dass Bildung im Medium des Berufs stattfindet und die Perspektive der Lernenden in ihrem gesellschaftlichem Eingebundensein in den Blick kommt. Eine weitere Perspektive ist die Anbahnung beruflicher Handlungskompetenz und beruflicher Identität, die eine theoretische Rahmung erfordert, die sich über die Spezifik des jeweiligen beruflichen Handelns begründet. Beide Perspektiven werden in ihrem Spannungsgefüge in einem berufsdidaktischen Rahmen miteinander verschränkt, um darüber die Lerngegenstände beruflicher Bildung zu legitimieren.

Ein zentrales Phänomen, das in allen Beiträgen aufscheint, ist das Spannungsfeld der Praxisanleitenden zwischen Versorgungs- und Bildungsauftrag unter unzureichenden Rahmenbedingungen. Dem Lernen in der beruflichen Praxis wird zwar eine hohe Bedeutung in der Kompetenzentwicklung der Lernenden zugewiesen, allerdings in einem System, in dem die fortschreitenden Professionalisierungsprozesse der Gesundheitsberufe nur bedingt aufgenommen werden. Das Gesundheitssystem hinkt immer noch diesen Anforderungen hinterher. Cornelia Lüderitz verweist in ihrem Beitrag auf vielfältige konkrete institutionelle Faktoren, die Praxisanleitende in ihrem Handeln zwar unterstützen können, dennoch bedarf es in der beruflichen Praxis entsprechender systemischer Rahmenbedingungen zur Umsetzung und Ausgestaltung der Rolle als Praxisanleitende:r.

Weiterhin wird eine enge Vernetzung der einzelnen Lernorte gefordert, in der Praxisanleitende ein zentrales Bindeglied darstellen. Der Lernortkooperation kommt somit eine bedeutende Rolle zu. Die klassische Dualität bzw. Trias der Lernorte Schule/Hochschule, SkillsLab und Praxis wird in den Beiträgen zur Lernortkooperation infrage gestellt und neue Formen der Lernortkooperation werden skizziert, in denen Lern- und Erfahrungsräume ineinandergreifen. In diesem Verständnis wird das traditionelle Transferkonzept aufgehoben, da explizites und implizites Wissen zusammenspielen und ein einseitiges Transferverständnis für die Entwicklung beruflicher Handlungskompetenz nicht zielführend ist (Heese; Klätte/Hellmers).

Theoretische Zugänge und Begründungszusammenhänge der Lernortkooperation finden sich in den Beiträgen mit unterschiedlichen Akzentuierungen.

Zum einen wird ein bildungstheoretischer Rahmen aufgespannt, in dem ein Subjekt- und Systembezug das Wesen der Sache im beruflichen Handeln erschließt (Klätte/Hellmers). Die beiden Autorinnen verweisen darauf, sich im Rahmen von Studiengangentwicklung mit „bildenden Aspekten" des Studiengangs auseinanderzusetzen. In dieser Perspektive richtet sich der Blick auf die dialektischen Wechselbeziehungen zwischen Bildung und Ausbildung, die für den Rahmen der Lernortkooperation nutzbar gemacht werden. In einer übergreifenden berufsdidaktischen Perspektive nehmen Andrea Klätte und Claudia Hellmers die „Pflegedidaktische Kategorialanalyse" nach Ulrike Greb (2010) mit dem zugrundeliegendem „kritischen Bildungsbegriff" als ein geeignetes Instrument auf, „um die enge Verzahnung und die wechselseitigen Bestimmungen von fachwissenschaftlich begründeter Hebammenarbeit mit gesamtgesellschaftlichen, ökonomischen, rechtlichen, ethischen sowie politischen Elementen bewusst in einen strukturierten Reflexions- und Analyseprozess zu bringen, sich die innewohnenden Spannungsfelder und Widersprüche zu vergegenwärtigen, didaktisch zu fundieren und somit bildungstheoretisch zu begründen" (vgl. Klätte/Hellmers in diesem Band).

Zum anderen wird ein konstruktivistischer Zugang und Begründungsrahmen sichtbar. Im Mittelpunkt stehen vielfältige Lernangebote, in denen Raum für Fragen des selbstbestimmten Lernens gegeben wird. Im integrativ-lernerzentrierten Ansatz zur Lernortkooperation nimmt ein ‚starkes' Lernsubjekt, das sich in aktiv mitgestaltenden Lernsituationen selbstbestimmt konstituiert, den Bezugsrahmen in der Gestaltung der Lernortkooperation ein (Heese). In einer kritisch bildungstheoretischen Rahmung ist dieser Zugang durchaus problematisch, da berufliche Kompetenzentwicklung auch der Unterstützung der Lehrenden bei den zu verhandelnden Lerngegenständen, die immer schon gesellschaftlich vermittelt sind, erfordert (vgl. Ertl-Schmuck 2022, S. 185 f.; Dütthorn 2024, S. 514). Die Legitimation der Lerngegenstände in der beruflichen Praxis bedarf der Begründung, die in konstruktivistischen Ansätzen nur bedingt in den Blick kommt und das Normativitätsproblem beruflicher Bildung unzureichend Eingang findet. Normative Bildungsziele sind jedoch nicht nur hinsichtlich der Stärkung der Auszubildenden bzw. der Studierenden zu legitimieren, sondern diese sind vor dem Hintergrund der Spezifik beruflichen Handelns zu begründen (vgl. Altmeppen 2022).

Markus Flentje und Lennart Meyer zeigen in ihrem Beitrag auf, wie sehr Anleitungssituationen von der Spezifik des jeweiligen Berufes bestimmt werden. Im prähospitalen Setting (Rettungsdienst) ergeben sich aufgrund der Besonderheiten des Handlungsfeldes andere Formen des Lernens. Im Rettungsdienst sind Situationen durch einen hohen Handlungsdruck gekennzeichnet, in denen festgelegte Algorithmen das Handeln bestimmen und Aushandlungsprozesse das Leben der zu versorgenden Menschen eher gefährden. Hinzu kommt, dass Lernende in kaum festen Teams arbeiten, meist in 2-Personen Teams, in dem sich eine besondere Nähe zu Praxisanleitenden entwickeln kann und Machtfragen die Anleitungssituationen überformen können. Hier bedarf es einer Sensibilität sowohl der Praxisanleitenden als auch der Lernenden, mit diesem Phänomen kompetent umgehen zu können, wodurch sich ein eigener Lerngegenstand ergibt. Weiterhin wird deutlich, dass das was in realen Situationen gelernt werden kann, häufig dem Zufall überlassen wird, sodass Simulationen wesentlich das Lernen bestimmen, um bestimmte Handlungen einzuüben. Dies erfordert eine enge Abstimmung zwischen den Lehrenden der Schule und den Praxisanleitenden.

Dem Phänomen des Theorie-Praxis-Transfers widmen sich zwei Beiträge. Roswitha Ertl-Schmuck nimmt eine theoretische Rahmung vor, in der ein eindimensionales Transferverständnis vor dem Hintergrund der Spezifik beruflichen Handelns infrage gestellt wird. Die empirischen Ergebnisse von Valentin Mühlberg und Paul Dombrowski machen jedoch deutlich, wie sehr sich die Verständnisweisen der Praxisanleitenden zum Theorie-Praxis-Transfer unterscheiden. Zum einen wird ein Verständnis beschrieben, in dem theoretisches Wissen dem Handeln vorausgeht. Zum anderen richtet sich das Verständnis darauf, dass erst in der konkreten Handlung Wissen entsteht. In diesem Prozess nehmen Erfahrungen, Gefühle und Emotionen einen wesentlichen Anteil ein und machen auf mehrdimensionale Transformationsverständnisse aufmerksam. Dennoch verbleiben diese in den Forschungsergebnissen noch vage und verdeutlichen, dass der geführte pflegedidaktische Diskurs in der Praxis kaum angekommen ist. Insbesondere wird die Spezifik der Leibbezogenheit, die im Pflege- und Beziehungsprozess bedeutsam ist, kaum als Lern- und Bildungsanlass aufgenommen.

Weiterführend wird auf der Mikroebene in den Beiträgen von Linda Hommel, Gloria Lange, Alice Munk und Paula Tscharntke sowie Stefan Burba deutlich, dass Praxisanleitung als ein wesentliches Element im Prozess der Entwicklung pflegeberuflicher Handlungskompetenz bei den Auszubildenden herausgestellt werden kann. Im Pflegeberuf zeigt sich dies insbesondere in der nach § 6 Abs. 3 PflBG geforderten Anleitung im Umfang von mindestens 10 % der während eines Einsatzes zu leistenden praktischen Ausbildungszeit. Praxisanleitende nehmen dabei die Aufgabe wahr, Auszubildende bei ihrem Kompetenzerwerb sowie ihrer individuellen Kompetenzentwicklung zu unterstützen und diesen Prozess in regelmäßigen Abständen einer Beurteilung zu unterziehen. Die Ausgestaltung dieser Tätigkeit und die damit verbundene Verantwortung verlangt auf Seiten der Anleitenden eine intensive Auseinandersetzung mit den in der Ausbildungs- und -Prüfungsverordnung ausgewiesenen Kompetenzen (vgl. Anlage 1-4 PflAPrV) sowie deren Einordnung in weitere Bedeutungszusammenhänge wie z. B. der Rahmenausbildungspläne (vgl. Fachkommission 2024). In diesem Zusammenhang ist ein dispositionales Kompetenzverständnis leitend, d. h. Kompetenzen sind als Tiefenstrukturen immer auch an das Individuum gebunden und weisen eine Kontextabhängigkeit auf. Daraus folgt, dass erst die Performanz die Wahrnehmung und Einschätzung von Kompetenzen ermöglicht.

Zudem nehmen Praxisanleitende im Rahmen der Kompetenzeinschätzung und -bewertung Aufgaben wahr, welche über die Anleitung der Auszubildenden in einer konkreten pflegerischen Handlungssituation hinausgehen. So müssen sie die Lern- und Erfahrungsstände der Auszubildenden erfassen und auf dieser Basis kompetenzorientierte Ziele für den jeweiligen Einsatz entwickeln. Hinzu kommen die Gestaltung einer förderlichen Lernumgebung, die Formulierung von Arbeits- und Lernaufgaben sowie Abstimmungen mit anderen, an der Ausbildung beteiligten Akteur:innen, wie z. B. der Pflege-/Hochschule oder den Mitgliedern des Pflegeteams. Genannte Anforderungen führen bei den Praxisanleitenden nicht selten zu Herausforderungen, welche sich in einer erschwerten Zusammenarbeit mit der Pflege-/Hochschule, nicht vorhandenen Bewertungsinstrumenten oder Verständnisproblemen hinsichtlich der vorhandenen Ausbildungsdokumente zeigen können. Ungünstig auf die Arbeit der Anleitenden wirken sich zudem strukturelle Defizite – wie Ressourcenknappheit oder Mehrfachbelastungen aus. Diese Verflechtungen zu erkennen und entsprechend zu reflektieren, ist ebenfalls als notwendige Aufgabe von Praxisanleitenden anzusehen. Kompetenzen sind per se wertoffene Konstrukte, die gerade deshalb einer bildungstheoretischen Rahmung bedürfen. Fehlt ein solcher Orientierungs- und Begründungsrahmen, besteht zum einen die Gefahr, die eigene Eingebundenheit in übergeordnete Macht- und Herrschaftsstrukturen nicht zu erkennen sowie zum anderen, Auszubildende/Studierende auf den bloßen Erwerb von Kompetenzen zu reduzieren. Bildungstheorien können – gemeinsam mit (pflege- und gesundheits)didaktischen Theorien und Modellen – zudem dabei unterstützen, auch die Persönlichkeitsentwicklung der Lernenden zu fokussieren und stärker die Elemente des beruflichen Handelns (z. B. den Pflegeprozess) in Prüfungsabläufe zu integrieren.

Abschließend lässt sich in der Zusammenschau der beiden Bände festhalten, dass der Gegenstandsbereich der Praxisanleitung weiterer wissenschaftlicher Ausdifferenzierungen und berufspolitischer Diskurse bedarf. Auf der *Makroebene* sind die Themen Praxisanleitung und Qualifizierung von Lehrenden in den Betrieben[1] verstärkt in berufspolitische Diskurse einzubringen, um Bedarfe gesetzlicher Änderungen voranzubringen. Berufsfeldwissenschaftliche Forschungen zu den Handlungsfeldern der Praxisanleiter:innen sind dabei vonnöten, um zu klären, welche Qualifikationen betriebliches Lehrpersonal benötigt, um Studierende primärqualifizierender Studiengänge und Auszubildende berufsbildender Schulen im jeweiligen beruflichen Praxisfeld kompetenz- und bildungsorientiert begleiten zu können.

---

1 Für zukünftige Diskurse halten wir die Bezeichnung *Lehrende in den Betrieben* für angemessen, denn der Begriff *Praxisanleiter:in* ist zu eng, da dieser zu sehr den Blick auf Anleitungssituationen richtet und das komplexe Aufgabenfeld der Praxisanleitenden unzureichend widerspiegelt.

Auf der *Mesoebene* gilt es weiterhin regionale und überregionale Netzwerkarbeit zu leisten, damit Praxisanleitende in ihren Handlungsfeldern sichtbar werden. Die von Andrea Klätte und Claudia Hellmers bildungstheoretisch fundierte Theorie der Lernortkooperation könnte auch für andere Gesundheitsberufe ausdifferenziert und in die curriculare Arbeit überführt werden. Damit verbunden sind zukünftige Transformationsprozesse und deren Implikationen für Lern- und Bildungsprozesse, in denen Differenzerfahrungen Eingang finden, um sich den Sachzwängen begründet entgegenzustellen und Möglichkeiten zu erkunden, um im Verständnis von Adorno eine *vernünftigere Praxis* mitgestalten zu können (Ertl-Schmuck 2022, S. 166 f.).

Auf der *Mikroebene* interessiert vor allem die Frage, wie im Praxisfeld Transformationsprozesse, in denen implizites Wissen und die Haltungen der jeweiligen Praxisgemeinschaft in der Verknüpfung mit explizitem Wissen für Lern- und Bildungsprozesse sichtbar gemacht werden können. Zudem ist zur Einschätzung der Entwicklungsprozesse der Auszubildenden/Studierenden bislang kaum etwas bekannt, zumindest liegen keine validen Modelle dazu vor. In den Beiträgen zeigt sich, dass zur Kompetenzeinschätzung weitgehend ‚Checklisten' genutzt werden (vgl. Burba in diesem Band). Forschungen dazu sind anzuregen.

Übergreifend stellt sich das Normativitätsproblem nicht nur für die Lerngegenstände der praktischen Ausbildung, sondern auch für die Qualifizierung der Praxisanleitenden. Mit dem gesellschaftlichen Wandel und der zunehmenden Komplexität gesundheitlicher Versorgung steigen auch die Anforderungen an Praxisanleitende in der Lernprozessbegleitung und Anbahnung beruflicher Handlungskompetenz, um Lernende auf die Bewältigung der hochkomplexen Versorgungs- und Betreuungsprozesse in den jeweiligen Berufen vorzubereiten (vgl. u. a. Leibig/Löser-Priester/Sahmel 2020; Tschupke/Meyer 2020). Zudem werden drängende gesellschaftlich relevante Fragen zu Migration, Heterogenität, Umwelt- und Nachhaltigkeitsdiskursen, Digitalisierung, Künstlicher Intelligenz und Fragen zum Menschlichen, Fragen zu einer zunehmenden Öffnung für eine nachhaltige und politische Bildung, die mit einer gemeindenahen beruflichen Bildung für alle Gesundheitsberufe einhergeht, neue curriculare Herausforderungen nicht nur für den Lernort Schule, sondern auch für die Lernorte der jeweiligen Gesundheitseinrichtungen bringen, in denen die Praxiseinsätze stattfinden. Diese Herausforderungen erfordern eine Netzwerkarbeit und ein berufspolitisches Engagement von allen an der beruflichen Bildung beteiligten Akteur:innen. Für die praktische Ausbildung und die Qualifizierung der Praxisanleitenden bedeuten unsere Überlegungen, sich mit den Perspektiven einer kritischen Berufsbildungstheorie und der Spezifik des jeweiligen beruflichen Handelns intensiver auseinander zu setzen und diese für Lern- und Bildungsprozesse in der beruflichen Ausbildungspraxis auszudifferenzieren.

Literatur

Altmeppen, Sandra (2022): Identität – Beruf – Bildung. Wie Auszubildende den Pflegeberuf biografisch einbetten und berufliche Identitätsarbeit leisten. Eine quantitative Studie. Weinheim und Basel: Beltz Juventa.

Dütthorn, Nadin (2024): In Beziehung lernen. Konzept relationalen Lehrens und Lernens in der europäischen Pflegebildung. In: Brühe, Roland/von Gahlen-Hoops, Wolfgang (Hrsg.): Handbuch Pflegedidaktik II. Pflegedidaktisch denken. Bielefeld: Transcript, S. 489–523.

Ertl-Schmuck, Roswitha (2022): Subjektorientierte Pflegedidaktik. In: Ertl-Schmuck Roswitha/Hänel Jonas (Hrsg.): Theorien und Modelle der Pflegedidaktik. 2., überarbeitete und erweiterte Auflage. Weinheim und Basel: Beltz Juventa, S. 155–201.

Fachkommission nach § 53 Pflegeberufegesetz (2024): Rahmenausbildungspläne der Fachkommission nach § 53 PflBG. 1. Aktualisierung. o. O. Online: https://www.bibb.de/dienst/publikationen/de/20123 (Abruf: 04.06.2025)

Greb, Ulrike (2010): Die Pflegedidaktische Kategorialanalyse. In: Ertl-Schmuck, Roswitha/Fichtmüller, Franziska (Hrsg.): Theorien und Modelle der Pflegedidaktik. Eine Einführung. Weinheim und München: Juventa, S. 124–165.

Leibig, Armin/Löser-Priester, Ingeborg/Sahmel, Karl-Heinz (2020): Akademisierung der Praxisanleitung – eine Notwendigkeit. In: Sahmel, Karl-Heinz (Hrsg.): Die praktische Pflegeausbildung auf dem Prüfstand. Herausforderungen und Perspektiven. Stuttgart: Kohlhammer, S. 181–193.

Tschupke, Sandra/Meyer, Ingo (2020): Professionalisierung von Praxisanleitenden in der Pflege. Ein Fall für die wissenschaftliche Weiterbildung?! In: Zeitschrift Hochschule und Weiterbildung (2), S. 27-33. DOI: 10.25656/01:21365

Die Autor:innen

Burba, Stefan, ist akademischer Mitarbeiter an der Brandenburgischen Technischen Universität Cottbus-Senftenberg. Seit 2020 befasst er sich im Projekt Neksa mit Fragen zum Lernen in der Pflegepraxis, darunter Herausforderungen bei der Gestaltung kompetenzorientierter Anleitungs- sowie Beurteilungs- und Bewertungssituationen. Zudem als Dozent in der Fort- und Weiterbildung der Praxisanleitenden in der Pflege aktiv.

Dombrowski, Paul, Diplom-Berufspädagoge, examinierter Gesundheits- und Krankenpfleger, arbeitete nach seiner Ausbildung auf einer internistischen Normalstation. Das Lehramtsstudium absolvierte er an der Technischen Universität Dresden in der Fachrichtung Gesundheit und Pflege sowie dem Fach Ethik und Philosophie. Aktuell unterrichtet er als Lehrer an der Carus Akademie des Universitätsklinikums Carl Gustav Carus in Dresden im Fachbereich der generalistischen Pflegeausbildung. Aktueller Forschungsschwerpunkt ist der Transfer von Wissen im Anleitungsprozess innerhalb der generalistischen Pflegeausbildung.

Ertl-Schmuck, Roswitha, Prof.in Dr.in phil. (i. R.), war Professorin für Gesundheit und Pflege/Berufliche Didaktik im „Lehramtsbezogenen Studiengang berufsbildende Schulen, Fachrichtung Gesundheit und Pflege" an der Technischen Universität Dresden. Arbeits- und Forschungsschwerpunkte: Hochschuldidaktik in der Lehrer:innenbildung in den Berufsfeldern Gesundheit und Pflege, Weiterentwicklung Subjektorientierter Pflegedidaktik und konzeptuelle Weiterentwicklung der Praxisanleitung.

Flentje, Markus, Dr. Priv.-Doz, ist als Oberarzt für Anästhesiologie an der Medizinischen Hochschule Hannover für den Bereich Aus-, Fort-und Weiterbildung zuständig. Als Lehrrettungsassistent war er vor und während seines Studiums in der prähospitalen Versorgung tätig. Seine Forschungsschwerpunkte liegen in den Trainingsmöglichkeiten von Nicht-technischen Fähigkeiten für interprofessionelle und interdisziplinäre Teams und der Kompetenzentwicklung von erweiterten Maßnahmen für prähospital tätiges Personal.

Heese, Renate, Prof.in Dr.in phil, ist Professorin für Pädagogik mit Schwerpunkt Bildungs- und Beratungsprozesse in der Pflege an der HSZG. Ihre Arbeitsschwerpunkte sind Geschichte u. a. der Pflege und der Bildung sowie Pflegepädagogik, Flexibilisierung des Studiums und Distance Education, Didaktik und Methodik u. a. Praxisanleitung, simuliertes Lernen, neue Medien & KI, sowie Pflegeberatung.

Hellmers, Claudia, Prof.in Dr.in, langjährige Berufserfahrung in verschiedenen Tätigkeitsfeldern als Hebamme. Studium der Pflegepädagogik an der Universität Osnabrück, im Bereich Gesundheitswissenschaften/Maternal Health promoviert und seit 2009 als Professorin für Hebammenwissenschaft an der Hochschule Osnabrück tätig. Seit 2011 ist sie Studiengangbeauftragte für den Bachelorstudiengang Midwifery und seit 2012 Gastprofessorin an der Universität Witten-Herdecke. Seit 2019 ist sie verantwortliche Studiengangbeauftragte für die konzeptionelle und curriculare Entwicklung eines primärqualifizierenden Bachelorstudiengangs Hebammenwissenschaft für die akademische Qualifikation zur Hebamme. Ihre Forschungsschwerpunkte liegen im Bereich der Familiengesundheit.

Hommel, Linda, Diplom-Berufspädagogin, ist wissenschaftliche Mitarbeiterin und Doktorandin an der Professur für Gesundheit und Pflege/Berufliche Didaktik der Technischen Universität. Arbeits- und Forschungsschwerpunkte: Gestaltung von Fort- und Weiterbildungen im Bereich Praxisanleitung, berufliches Lernen in virtuellen Gemeinschaften, Künstliche Intelligenz im Rahmen des pflegebezogenen Lehramtsstudiums.

Lange, Gloria, Dipl.-Berufspädagogin, studierte bis Juli 2024 Lehramt für berufsbildende Schulen mit der Fächerkombination Gesundheit/Pflege und Englisch an der Technischen Universität in Dresden. Derzeit arbeitet sie als freie Dozentin für Medienbildung und Englisch. Beginn des Referendariats in Sachsen im März 2025.

Lüderitz, Cornelia, Diplom Medizinpädagogin und Physiotherapeutin, ist Leiterin des Bildungszentrums der Akademie für berufliche Qualifizierung am Universitätsklinikum Leipzig und leitet u. a. die Weiterbildung Praxisanleitung sowie die berufspädagogischen Qualifizierungen für Praxisanleitende; leitete die Projektgruppe zur Erstellung des Curriculums für die praktische Ausbildung der Pflegefachpersonen und aktuell der Hebammen. Weitere Schwerpunkte: Führungskräfteentwicklung sowie Anerkennungsmaßnahmen für internationale Mitarbeiter:innen in den Gesundheitsfachberufen.

Meyer, Lennart, M. A. Pädagogik und Erwachsenenbildung in Gesundheitswirtschaft, ist als Notfallsanitäter, Praxisanleiter und Lehrender an der Akademie der Rettungsdienst-Kooperation in Schleswig-Holstein (RKiSH) gGmbH in der Ausbildung von Notfallsanitäter:innen tätig. Seine Forschungsschwerpunkte liegen in der Entwicklung einer beruflichen Handlungskompetenz, fachpraktischem Unterricht am Lernort Schule, Simulation als Lehr-Lern-Methode und die Teamarbeit in High Responsibility Teams.

Mühlberg, Valentin, Diplom-Berufspädagoge, examinierter Gesundheits- und Krankenpfleger, arbeitete nach seiner Ausbildung auf einer neurochirurgischen Intensivstation. Das Lehramtsstudium absolvierte er an der Technischen Universität Dresden in der Fachrichtung Gesundheit und Pflege sowie dem Fach Ethik und Philosophie. Aktuell unterrichtet er als Lehrer an der Carus Akademie des Universitätsklinikums Carl Gustav Carus in Dresden im Fachbereich der generalistischen Pflegeausbildung. Aktueller Forschungsschwerpunkt ist der Transfer von Wissen im Anleitungsprozess innerhalb der generalistischen Pflegeausbildung.

Munk, Alice, Diplom-Berufspädagogin, staatlich examinierte Gesundheits- und Krankenpflegerin, studierte bis Juli 2024 Lehramt für berufsbildende Schulen mit der Fächerkombination Gesundheit/Pflege und Deutsch an der Technischen Universität in Dresden. Derzeit Lehrerin für Pflegeberufe am Asklepios Bildungszentrum für Gesundheitsfachberufe Sachsen.

Tscharntke, Paula, staatlich examinierte Gesundheits- und Krankenpflegerin, studierte Lehramt für berufsbildende Schulen an der Technischen Universität Dresden mit der Fächerkombination Gesundheit/Pflege sowie Ethik/Philosophie und war als studentische Hilfskraft im Modellprojekt Beratungsstelle Pflegeausbildung Sachsen an der Professur für Gesundheit und Pflege/Berufliche Didaktik an der Technischen Universität Dresden tätig.

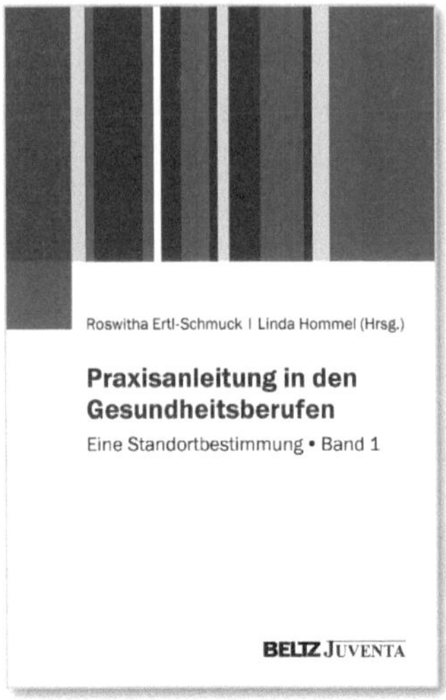

Roswitha Ertl-Schmuck | Linda Hommel (Hrsg.)
Praxisanleitung in den Gesundheitsberufen
Eine Standortbestimmung. Band 1
2025, 269 Seiten, broschiert
ISBN: 978-3-7799-7904-3
Auch als E-BOOK erhältlich

Das Lernen in der beruflichen Praxis hat eine hohe Bedeutung für die Entwicklung beruflichen Könnens. Die Nachhaltigkeit der dort stattfindenden Lernprozesse wird in aktuellen Forschungsstudien vielfach betont. Dennoch können Lehrende als auch Teilnehmer:innen, die sich für die Praxisanleitung qualifizieren, auf keine systematisch aufgearbeitete Publikation zur Praxisanleitung zurückgreifen. Der vorliegende Band nimmt diese Problematik auf und führt in das Handlungsfeld der Praxisanleitung ein. In den Beiträgen spiegeln sich aktuelle und herausfordernde Transformationsprozesse in einem berufs- und bildungspolitisch vernachlässigten Handlungsfeld.

www.ingramcontent.com/pod-product-compliance
Ingram Content Group UK Ltd.
Pitfield, Milton Keynes, MK11 3LW, UK
UKHW021420091026
15624UKWH00010B/285

9 783631 703557